中医基础与临床

主　编　梁湛聪

副主编　喻清和　刘义海　梁敏之

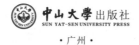中山大学出版社
·广州·

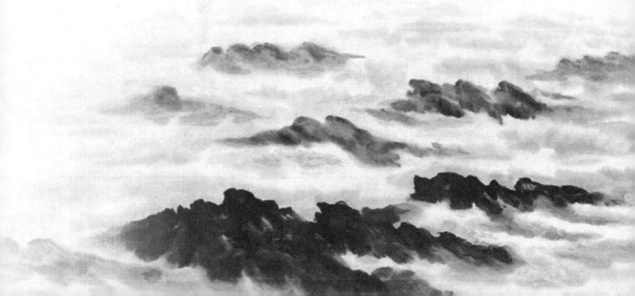

图书在版编目（CIP）数据

中医基础与临床/梁湛聪主编；喻清和，刘义海，梁敏之副主编. —广州：中山大学出版社，2018.9

ISBN 978 - 7 - 306 - 06314 - 4

Ⅰ. ①中… Ⅱ. ①梁… ②喻… ③刘… ④梁… Ⅲ. ①中医医学基础 ②中医临床 Ⅳ. ①R22 ②R24

中国版本图书馆 CIP 数据核字（2018）第 048634 号

ZHONGYI JICHU YU LINCHUANG

出 版 人：王天琪
策划编辑：谢贞静　刘爱萍
责任编辑：谢贞静
封面设计：刘　犇
责任校对：邓子华
责任技编：何雅涛
出版发行：中山大学出版社
电　　话：编辑部 020 - 84110771，84113349，84111997，84110779
　　　　　发行部 020 - 84111998，84111981，84111160
地　　址：广州市新港西路 135 号
邮　　编：510275　传　　真：020 - 84036565
网　　址：http://www.zsup.com.cn　E-mail：zdcbs@mail.sysu.edu.cn
印 刷 者：佛山市浩文彩色印刷有限公司
规　　格：787mm×1092mm　1/16　17.25 印张　400 千字
版次印次：2018 年 9 月第 1 版　2018 年 9 月第 1 次印刷
定　　价：60.00 元

序

  中医学具有独特的理论体系,是中华文化的瑰宝。中医理论博大精深,临床疗效卓著,几千年来为中华民族的繁衍昌盛保驾护航。党的十九大报告中提出:"坚持中西医并重,传承和发展中医药"。中医学在防病方面早已提出"未病先防,已病防变"的"治未病"思想;在调养身体方面提出"法于阴阳,和于术数,食饮有节,起居有常,不妄作劳,故能形与神俱,而尽终其天年,度百岁乃去"的秘诀。中医独特的丰富多样的治疗方法,往往可以去陈疾、起沉疴,让疾病远离,让健康回归。中医学理论古老但理念先进,包括整体观、平衡观、恒动观、治未病观等,实质上是一门整合医学,引领着未来医学发展的方向,将在健康中国战略中发挥越来越重要的作用。

  《中医基础与临床》一书是我校几代中医人的心血之作。梁教授曾是我校中医学教研室副主任、内科学教授,从事中西医结合临床工作40余年,治学严谨,经验丰富,可谓学贯中西,融会贯通。由他主编的本书,行文讲解深入浅出,言简意赅,突出中医理论核心,理论联系实践,基础与临床紧密结合,以理法方药串联,一气呵成。书中善用图表,归纳总结,让深奥的中医理论变得易学易懂,是我国现行中医学系列教材的有益补充。

  梁教授拿出珍藏手稿和学校中青年教授一起编写本书,以飨广大中医人,体现了他对中医药学的热爱,对中医药人才培养的赤诚之心。《中医基础与临床》是一本难得的好书,故乐为之序。

教授,广州医科大学校长、
博士研究生导师

2018 年 7 月

前　言

中医学理论博大精深，上通天文，下及地理，运用阴阳五行之理论，晓意致用；中医学源于中国，学术影响巨大，是祖国优秀文化遗产之一。学好中医，用好中医，必将为人民健康福祉作出重大贡献。中医学被认为是难学的学科之一，由于其文化内涵深邃，理论深奥难明，许多理论的形成历时久远，后人难于理解，更别说应用于临床和指导养生。学习中医需要有好的悟性，悟其道，悟其理，悟其法，悟其药；理法方药，一脉贯通，药到病除，方显成效；更需要一本好的用书，传经送宝，启迪智慧，开启未来。

本书遵循中医基础理论与临床实践相结合，突出中医核心理论：中医整体观和辨证论治，以中医基础理论为引导，重点讲述各类中医辨证方法，突出中医辨证分析及论治，彰显中医理法方药，一气呵成。

本书核心内容在于辨证论治，从生理到病理，从病机分析到治则治法，从方药运用到药物分析进行阐述，条理清晰，易学易明。作者用了大量篇幅归纳总结，并以图表形式展示，执简御繁，纲举目张，一目了然。

本书介绍的辨证论治包括八纲辨证，病因证治，气、血、津液证治，脏腑病证治以及热性病证治。重点为心肝脾肺肾、胆胃大肠小肠膀胱的证治。热性病证治主要介绍了六经、卫气营血、三焦辨证。各类型的辨证主要内容介绍了主症、病机、治则治法、方药以及方解，方后均列出方歌，便于学习和掌握。

期望本书的出版能成为中医学教材有益补充，有助于致力于学习中医的有识之士成长，以促进我国中医药事业的发展与进步，从而为人民健康造福祉。

该书在策划、统稿、定稿过程中，得大了广州医科大学中西医临床医学系李泽丽、陈曦霞、邓小雯、李慧芳、吴木莲同学的大力支持，在此表示感谢！

限于编者水平，本书难免有疏漏与不足之处，恳请广大读者在使用过程中提出宝贵意见，以便作进一步修订和提高。

编　者

2018 年 6 月

目　　录

第一章 绪 论

中医学是我国劳动人民几千年来与疾病作斗争的经验总结，是我国劳动人民创造的优秀民族文化遗产的一部分。它在古代朴素的唯物论和自发的辩证法思想指导下，通过长期的医疗实践，逐步形成了以整体观念为指导思想，以脏腑经络学说为理论核心，以辨证论治为诊疗特点的学术理论体系，有效地指导着临床实践。中医学是一个伟大的宝库，蕴藏着丰富的防病治病的实践经验和理论知识，这些经验和理论长期以来有效地保障了全国各族人民的健康，并对人类医学的发展进步作出了巨大贡献。中医学对中华民族的繁衍昌盛有着不可磨灭的历史功绩。

中医学的基本特点，可概括为整体概念和辨证论治两个方面。

第一节 整体概念

中医学把人体看成是一个以脏腑经络为内在联系的有机整体，把人和自然界一切事物都看成为阴阳对立统一的两个方面，认为疾病的发生发展是阴阳失调、邪正斗争的过程，非常重视机体的内因作用，但也不忽视外因的影响。

一、人体是有机的整体

人体是由皮毛、肌肉、经络、筋骨、精髓、气、血、津液及脏腑等所组成的一个有机整体。中医学认为，人体的各部分是有机联系在一起的，这种相互联系的关系，是以五脏为中心，通过经络的作用而实现的。它体现在脏腑与脏腑，脏腑与体表组织器官之间的生理、病理各个方面。如心主血脉，与小肠相表里，开窍于舌；肺主皮毛，与大肠相表里，开窍于鼻；脾主肌肉、四肢，与胃相表里，开窍于口；肝主筋，与胆相表里，开窍于目；肾主骨，与膀胱相表里，开窍于耳等。此外，中医学运用五行学说的生克关系来说明脏腑组织之间生理功能的内在联系。如肾（水）之精以养肝，肝（木）藏血以济心，心（火）之热以温脾，脾（土）化生水谷精微以充肺，肺（金）清肃下降以助肾水。肺（金）清肃下降，可以抑制肝阳上亢，肝（木）的条达，可以疏泄脾土壅郁，脾（土）的运化，可以制止肾水泛滥，肾（水）的滋润，可以防止心火亢旺，心（火）的阳热，可以制约肺金清肃太过。（图1-1）

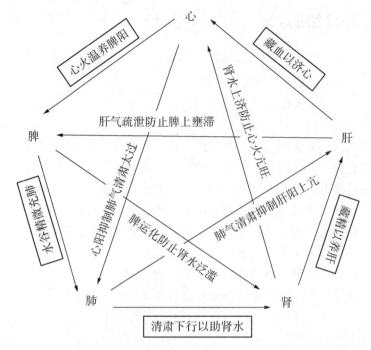

图 1-1　五脏在生理上相互资生、相互制约示意

由于脏腑与脏腑、脏腑与组织之间存在以上的内在关系，所以，脏腑的功能失常，可以通过经络反映于体表组织与孔窍，体表组织器官有病，可以通过经络影响到所属脏腑，脏腑之间也通过经络和相互之间的生克关系而相互影响。因此，在诊治疾病时，可以通过五官、形体、面色、舌质、脉象等外在变化，而了解体内脏腑的虚实和气血的盛衰，以及正邪的消长。

在临床上有用清心泻小肠之火的疗法，治疗口舌糜烂；用清肝的疗法，治疗暴发火眼；用清胃的疗法，治疗实火牙痛；用宣肺的疗法，治疗感冒咳嗽。对各种皮肤病、疮疡等外科病证，采用托里、内消等疗法，获得较好的成效，这都说明了人体是一个不可分割的有机整体。从整体观念出发，不但重视局部，而且更重视全身，恰当地处理局部和整体的关系。

中医学还从脏腑相关的整体观念出发，对病证进行全面辨证论治，当某脏虚弱时，除直接补益该脏外，还可用以补益与其关系密切的其他脏腑的方法，如肺气亏虚时，可以用补脾的方法以"培土生金"；肝阴不足时，可以用滋肾的方法以"滋水涵木"等。

总之，只有树立了整体观念，才能正确地认识疾病，取得治疗的主动权，达到治疗疾病的目的。

二、人和自然的关系

人所需的空气、饮食都来源于自然界。在长期的生活实践中，人类适应了自然界四季气候的变化，人体对自然界的转变，必然会发生生理或病理上的反应。一旦气候环境条件的变化超越了人体的适应机能，或由于人体的调节机能失常，不能对外界变化作出适应性的调节时，就会发生疾病，特别是一些季节性的多发病和流行病，更是受自然环境的影响。某些慢性病，如痹症、哮病等，往往在气候变化或天气剧变时，病情加重。有些疾病还可因昼夜变化使病情发生改变，如哮病在中午及下午时病情较轻，夜间及凌晨加重。但疾病的发生与否，根本原因取决于人体内环境的稳定程度，和他的抗病能力。人体是一个有机整体，体内各脏腑的机能稳定，是通过脏气来表现的。气虚的脏腑较易受病邪的侵害，从而表现出该脏或腑的证候特点。

我国地域辽阔，南北气候相差很大。一般说北方气候比较寒冷，南方气候比较温暖，地区不同，生活习惯不一样，人们的体质就有差异，药物应用也有区别。因此，在临床诊治疾病时，要考虑地区的差异，是十分必要的。

人体固然受自然环境的影响而发病，但人类也有改造自然的能力，从而有效地防治疾病。这一点对指导临床实践是有一定意义。此外，还可以主动地增强自己对自然环境的适应能力，通过锻炼或药物，使机体的内环境稳定性加强，脏气不致偏盛偏衰，阴阳平衡，增强抗病能力，使之不发病或少发病。医者应注意观察和研究自然环境与人体的关系，并逐渐地掌握它的规律性，做好疾病的预防和治疗。

第二节 辨 证 论 治

辨证论治是中医学的重要特点。中医治病，一般均以辨证论治为原则。它既不同于现代医学的"辨病治疗"，也与一般的"对症治疗"有着本质的区别。辨证论治是根据多方面的各种因素，过去与现在的种种情况，制订出不但能解决当前，而且有利于今后的治疗方法。辨证论治的过程，实际上就是认识疾病和解决疾病的过程，也是中医的理、法、方、药在临床上的具体运用。其主要内容包括四诊、八纲辨证、辨证分类、审证求因、治疗总则和常用治疗方法等六个部分。

在一般情况下，中医治病都是运用四诊来掌握病因、症状和转归，并根据辨证的法则（八纲、六经、三焦、卫气营血、脏腑、经络等），结合地方、时令、气候及患者的体质、年龄、性别、职业等情况进行具体分析和归纳，从而找出疾病的本质，然后根据不同的病况确定治疗方法。

一、辨证

辨证的"证",就是证候的简称,证不只是一个症状,或一个综合症候群,而是疾病发展阶段中病因、病机、发病部位、疾病性质、邪正双方力量对比等方面的概括,也是对与其相应疾病所反映的各种症状的概括。因此,它与疾病过程中所反映出来的个别的、表面的现象(症状)的概念不能混为一谈。

通常对证的说法有:一是以八纲名证,如表证、里证、寒证、热证、虚证、实证、阴证、阳证;互相结合而又成为表实证、里实证、表虚证、里虚证、表寒证、里寒证、表热证、里热证等。二是以方名证,如桂枝汤证、麻黄汤证、葛根汤证、大青龙汤证,小青龙汤证、小柴胡汤证等。这两种称法虽有不同,但都反映出生理病理变化,标明辨证结果和治疗大法。如表寒证,即知道恶寒发热,头痛身痛,鼻塞流涕,项背酸强,舌苔薄白,脉浮紧,这就是寒邪犯表,肺气被遏。因此,治疗应解表散寒。三是以脏腑名证,如"脾虚泄泻证",它既说明病变部位在脾,个体反应属虚,临床突出的症状是泄泻,致病因数可能是湿邪(因"脾喜燥恶湿",湿困脾阳则出现泄泻),从而指出治疗方向,应该是"健脾燥湿"。

症则只是症状的意思,如头痛、咳嗽、发热等,都是一个症状;症亦含有病的意思,如头痛既是一个症,又是一个病。但只知头痛,还不能进行治疗,必须辨明其病因和病理,也就是辨清是什么证,才能进行治疗。症与证截然不同。症的本身不能起到如上所说证的作用。而证却是许多症的综合分析归纳的结果。

所谓"辨",就是分析。我们的客观世界,客观事物,是千差万别的。不通过分析,就无法对任何矛盾的特殊性有所认识,更无法着手解决矛盾。治疗疾病,也是对具体患者作出具体分析和具体处理方法。

姜春华老中医曾举一个案例:一个有二十多年哮喘病史的患者,某年在北京发作时非常怕冷,天气略变冷,即易促使发作,并咯泡沫样痰。经北京的中医医师辨证,认为是属寒喘,给以温性的小青龙汤(麻黄、桂枝、芍药、细辛、干姜、半夏、五味子、甘草)而见效。第二年到上海后,路途劳累,发汗不止,自行处方仍服小青龙汤,不但无效,气喘反而更甚。诊视患者面色苍白,语音低怯,疲倦乏力,稍一行动即气喘,喘时呼吸急促。认为气虚喘促,给以补中益气汤(黄芪、人参、白术、当归、陈皮、升麻、柴胡、甘草)加减而制止了发作。在两个月内,气喘未发,体力也转强健,但又因闻及煤气及受艾熏,而引起哮喘发作,患者仍自行按补中益气汤服用,并无效果。诊视患者,面色红润,并诉说口干、胸痛、头痛,情况显然有变,而为热性表现。乃给以桑叶、菊花、钩藤等辛凉之剂,服一剂后,气喘即平。以后以六味地黄汤(熟地、山茱萸、山药、茯苓、牡丹皮、泽泻)加减调理,观察数月未有发作。

从这个例子可以看出,即使在同一个人身上,同样出现气喘的症状,但由于前后时期不同,发病环境及诱因的不同,而先后表现为寒喘、气虚喘、热喘等,通过仔细的辨证论治,才能得到确切的疗效。这就说明辨证论治的必要性,也说明"证"不同于"症"，而是综合各方面的条件、病因，以及人体反应表现出来的现象。辨别不同情况，予以不同处理，这就是辨证论治的特点。

辨证论治可具体地分为以下几个方面：

（一）辨患病的人

当接触到患者时，应该获得一个初步的概念，仔细地辨患者的性别、年龄、大小、形态、肥瘦、皮肤色泽是否苍白、萎黄或灰滞、目光有神或无神、动作敏捷或迟钝、语音洪亮或低怯，并从语言中辨别南北风土之不同，谈吐举止中又可以看出这患者的文化程度、生活劳逸、嗜好习惯、性格开朗或忧郁等。因为中医治疗对象是具体的人，而这些观察辨别又和辨证有密切关系。如肥胖的人较多气虚或阳虚痰湿，瘦削的人较多阴虚火旺。多思虑会伤脾，暴怒会伤肝等。此外，还要结合地方、时令、季节等方面去进行分析归纳。

（二）辨疾病的部位

主要是根据患者感觉机体什么部位有病，是身体的浅表或内里，是在身体的上部或下部，是在胸或在腹，在胸部又须分左右，在腹部除分左右外，还须分上中下部。如此从症状来观察病的所在部位，亦可从而考虑大概那一脏腑发病，但要注意跟现代医学所说的脏器不尽相同。

（三）辨疾病的原因

一般说来，疾病可分为外感六淫和内伤杂病两类。如头痛的原因众多，治疗的方法也甚广，但只有找到原因，才能进行根本的治疗，否则就成为头痛医头，脚痛医脚的对症治疗。头痛有因外感风寒，有因气虚、血虚、阴虚、阳虚、痰浊、火旺、阳亢等原因引起，这就需要仔细辨别。因此，中医的病因常是结合了病理反应的综合名称，与证候难以截然划分。临床上常按"治证即治因"进行处理。

（四）辨疾病的性质

这里主要是指八纲的运用。症状的表现虽是错综复杂，但都可以有共同的证型，中医学以阴阳、表里、寒热、虚实作为辨别疾病性质的纲领，它是临床诊断中的重要过程。例如，表证和里证均有虚实的不同，有表虚里实，或表实里虚；又可有表里俱虚，表里俱实。表证又可分为表寒与表热，里证亦可分为里寒与里热。亦可有表热里寒，表寒里热；又有表里俱寒，表里俱热。有虚证，有实证；有虚中夹实，有实中夹虚；有真热假寒，有真寒假热，还有真虚假实、真实假虚；等等。

进行疾病性质的辨别时，需要结合所述的辨人、辨病位、辨病因，掌握充分数据，才可以对疾病的性质作出结论。

（五）辨疾病的机理

对疾病的症状，不但要看到其现在，还必须了解其过去，同时要预测其未来。所以医者必须明确患者的现在、过去以及未来，对疾病要有预见性。例如，温热病是按卫、气、营、血四个不同发展阶段而进行辨证的。正像清代叶天士的《温热论》说的"卫之后方言气，营之后方言血。在卫汗之可也；到气才可清气；入营犹可透热转气；……入血恐耗血动血，直须凉血散血"，采用卫、气、营、血的分类，既说明了温热病的深浅程度，又说明了温热病的发展过程和治疗规律。对内伤杂病，亦需仔细辨别病机。例如，患者出现双胁胀痛，性急易怒，胃纳欠佳，食后腹胀，大便时溏，舌质淡胖，舌苔薄白，脉弦的症状，从病机的分析，这是肝气郁结，肝木乘脾，脾虚失运，肝脾不和之证，同时也指出了患者疾病的发展过程，从而制订出疏肝理气、健脾和胃的治疗方法。如不能认识病机，对疾病的过程没有预见性，便成了随症治疗。所以必须根据患者的目前情况，预见今后的趋势，作出相应的措施，才能阻遏病势的发展。

八纲辨证是中医辨证的基本纲领，一般来说，所有的疾病都可以归属到八纲里面，再进一步分析归纳辨证，分为外感疾病和内伤杂病两类。这些辨证方法，有各自的特点和重点，但在临床实践中又互相联系、互相补充。除了八纲辨证是总纲外，脏腑辨证是各种辨证的基础，气血津液辨证、病因辨证与脏腑辨证密切相关、互相补充，是用以诊断内伤杂病的辨证方法。六经，卫气营血，三焦等辨证，虽然主要是针对外感热性病的辨证方法，但总不能离开八纲与脏腑辨证而存在。

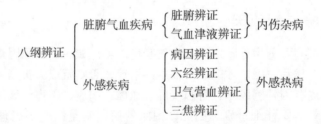

四诊是辨证的最重要一环，是辨证的第一步，只有通过四诊收集数据，才能进行辨证。四诊资料收集是否完整恰当，是否抓住重点，是否符合病情，与辨证能否准确有着极其密切的关系，只有通过四诊，收集准确的资料，才能为辨证提供必要的条件。

二、论治

论治是根据辨证的结果，拟定相应的治疗方案，解决疾病的治疗问题。辨证准确，论治才有可靠的依据，两者关系密切。以四诊方法，通过对人体在致病因素影响下所反映出来的一系列症状和体征进行细致观察，加以综合分析，从而推测和判定疾病的病因、病位、病性、严重程度及邪正盛衰变化等，再结合四季气候节气，患者的精神情绪等因素而定出治法和方药。在治疗时，首先需要定法，有法才有方，而方是由药物组成的，这就是"定治而为法，组药而为方"。"论治"是就是根据辨证的结果确立相应的治疗法则。一般来说，阴阳失调、正邪斗争是决定疾病性质的两个主要因素，疾病的过程也就是正邪斗争的过程。因此，总的来说，"论治"不外乎扶正祛邪、调整阴阳两个方面的内容。"扶正"就是采用各种方法调动和增强人体的抗病能力，"祛邪"就是采取各种治疗方法，消灭或驱除致病因素，限制或停止疾病的发展。在具体治疗时则有先祛邪、后扶正；先扶正，后祛邪；或祛邪与扶正同时进行等，必须根据正邪斗争情况灵活运用，两者不能截然分开。调整阴阳也是根据具体情况而定。此外，还要注意按照标、本、缓、急去进行处理。

同时，我们在辨证论治的过程中掌握同病异治、异病同治的两个法则。在一般情况下，同病是用同一方法治疗的，但也有同一种疾病由于人体反应的不同，或感受病邪不同，其所表现的"证"便不同，治法亦不同。例如，同是感冒，就有"风寒感冒"和"风热感冒"的不同，治法相应有"辛温解表"和"辛凉解表"的区别。

异病是用不同方法治疗的，但有时几种疾病若具有同一性质的"证"，则可以用同一种方法治疗。如虚寒泄泻、脱肛或子宫下垂是不同的病症，但如果均表现为中气下陷，就都可以用补中益气的方法治疗。

在疾病的发展过程中，各种因素会有所变化，而证候类型亦随之而转变。证候类型转变，则治疗方法亦应有所改变。例如，一个阴黄的患者，当他转变为阳黄的时候，就需要按照阳黄治疗，否则就不是"治须随证应机变"。这种治法并不等于消极的随症治疗，它是针对患者的弱点以及病的症结，改变恶劣形势，转化为有利于形势的、积极的和主动的治疗方案。

辨证论治法则是我国人民在长期与疾病作斗争的实践中所积累起来的经验和总结，是中医学理论在临床实践中的具体运用，其优点有：

（1）整体观念。着重从整体情况出发和强调人体内部及人体与周围环境的一致性，重视调整机体功能的偏亢和不足，反对孤立地、片面地、静止地看待和分析人体的疾病变化，反对脱离人而单纯去治病或脱离整体而去治局部。

（2）个体特异。强调因人、因时、因地、因病制宜，既原则又灵活，根据具体情况同病异治。

（3）辨证细致。以咳嗽为例，中医辨证分外感咳嗽、内伤咳嗽，外感中又有风寒咳嗽、风热咳嗽、燥热咳嗽等，辨证论治中亦包含了病因（风、寒、燥、湿等）和相应的治疗法则，如采用疏风散寒、宣肺止咳，疏风清热、宣肺止咳，清热润燥、化痰止咳等。

但是，必须指出，由于社会历史条件的限制，中医的基础理论和对疾病的诊断、防治等方面也有它一定的局限性，我们必须要唯物辩证法为指导思想，运用现代科学的知识和方法进行整理研究，通过反复实践，总结经验，逐步把现代医学和中医学的理论结合起来，创造中西医结合的新医学理论。

第二章　辨证论治的原则

我国人民在长期与疾病作斗争的实践过程中，在认识疾病发生发展的普遍规律的基础上，逐步总结了一套治疗疾病的总原则。中医的治则是以辨证为基础，针对病因、病性、病位以及患者体质上的差异等，制定出不同的治法，以解决各种疾病的矛盾。它具有指导临床处方用药的重要意义。

第一节　医生与患者

唯物辩证法的宇宙观认为，事物发展的根本原因，不是在事物的外部，而是在事物的内部，在于事物内部的矛盾性。外因是变化的条件，内因是变化的根据，外因只有通过内因才能起作用。在治疗疾病的过程中，要正确认识和处理好人与药，以及医生与患者的关系，充分发挥人的主观能动作用。药物是治疗疾病的重要因素，但不是决定的因素，决定的因素是人不是药，因为各种治疗措施是只有通过人才起作用。

发挥人的主观能动作用，就是要充分调动医生与患者两方面的积极性。

从目前中西医结合的经验来看，调动医生与患者两方面积极性，确实在临床治疗上取得了满意的效果。例如对瘫痪患者，除了加强功能锻炼外，还应鼓励患者树立信心；针刺治疗聋哑，除了针刺外，还要着重患者听力与发声的锻炼，这都充分说明医务人员与患者密切合作，调动两方面积极性，对于战胜疾病，加速恢复健康，起到了积极作用。

第二节　局部与整体

局部与整体是密切相关的。治疗疾病不能只看到局部病变而看不见整体。例如眼疾，往往是由于肝脏所致，在治疗上若能从整体出发，从治肝着手，则此类眼疾可获得治愈。口舌生疮常用清心泻火的方药治疗。然而，也不能只看到整体而看不到局部病变，只简单地进行一般的全身数据而忽略了对病作局部的处理。例如，局部痈肿化脓感染，能引起发热的全身中毒症状，一方面需要服清热解毒药作整体治疗，同时也要局部用药外敷，才能加速解毒消痈，消除炎症的作用。

目前，把中西医结合治疗有机地应用到调节整体与局部这种关系上，以提高疗效，将成为我们治疗疾病的一种良好方法。

如对慢性痢疾的治疗，常用相应抗生素，在夜间施行保留灌肠，直接作用于病变部位，以消除局部感染，与此同时中医辨证若属正虚邪恋、虚实夹杂、缠绵难愈的休息痢，治以健脾益气为主，清热化湿为辅。方用四君子汤加白头翁、地榆、黄柏、木香、枳实等。若属脾肾阳虚的虚寒痢，内服真人养脏汤加减温补脾肾、固肠收涩，从整体治疗上促使局部病变更快恢复。又如对单纯性肠梗阻患者，在利用西医胃肠减压、平衡水电解质、控制感染等整体治疗的基础上，又用大承气汤等组方保留灌肠，从局部直接作用于病变部位，促进肠道排气排便，使肠梗阻得到解除。

由此可见，治疗疾病时不能片面地看问题。正确做法是，从整体观念出发，不但重视局部，而且更要重视整体，两者应辨证地结合起来，在方法上既可通过治疗局部而影响整体，又可通过治疗整体影响局部。在中西医结合治疗上，亦可灵活地运用整体与局部疗法。

第三节 治标与治本

标、本是一个相对的概念。在疾病治疗上，主要用来分清疾病的主次先后和病情的轻重缓急，从而确定治疗的方法与步骤。

标本的含义是多方面的，应随具体情况而定标本。一般来说，标是指疾病的现象，本是指疾病的本质。如按人体与疾病来说，人体是本，疾病是标；按邪与正来说，邪气是标，正气是本；按疾病的新与旧来说，旧病是本，新病是标。由于标本所指的内容不同，根据临床上不同情况，从标本方面考虑，大致可有治病求本，急则治标，缓则治本，标本兼治等几个原则。

一、治病求本

"治病必求其本"，就是说治疗疾病，首先必须找出疾病的本质，针对疾病的本质进行治疗，这就是辨证论治中的根本原则。疾病的种类繁多，其发展过程又是个复杂的过程。在治疗疾病时，必须透过现象看本质，抓住疾病本质来治疗，解决了疾病的"本"，疾病的各种现象也就得到解决，从而获得满意的治疗效果。例如湿热泄泻的患者，症见泻下水样大便，腹痛阵发，小便不利等，这些症状都是疾病的现象，而湿热才是疾病的本质，采用清热利湿的药物治疗，清除了大肠的湿热，泄泻、腹痛等症状也就随之而消失。若用涩肠止泻的药物治疗，便会使湿热之邪不去，非但泄泻不除，反而会加重病情。又如壮热不退，烦躁不宁，口渴喜饮，胸腹灼热，而四肢厥冷，这是"真热假寒"之证。四肢厥冷是假象，为病之标，内热过盛引起的壮热、烦躁、口渴等是真象，为病之本，故应积极清其内热，热除之后，阳气得以外达，肢冷自愈，这就是治病求本的意思。

二、急则治标

急则治标，是指标病甚急，可危及患者生命或影响疾病的治疗时所采用的一种急救法则。如大出血的患者，出血仅是现象，引起出血的原因才是本质。在病势较缓的情况下，应该消除出血原因，才符合治病求本的精神，但是，这样大出血的证候，若不及时止血，失血过多，可危及患者的生命，所以应当首先止血，然后再澄本清源，消除出血之因。

三、缓则治本

这是从根本上着手的治法。一般用于病势较缓的慢性病。此类疾病，多属由脏腑功能失调引起。临床上要注意治本，则标证就随之消失。例如肾阳亏虚不能化气行水，以致水湿停蓄而成水肿之证，水肿仅是现象，肾阳亏虚才是本质，投以温阳利水之方，使肾阳得温，气化复常，则水肿自消。又如虚劳内伤，阴虚发热、干咳无痰的患者，发热咳嗽为标，阴虚为本。故在治疗上应用滋阴治本的方法，阴虚好转，则发热咳嗽的症状，也就会自然消失。缓则治本是对急则治标而言，实质上与治病求本的概念基本相同。

四、标本兼治

标本兼治就是在疾病标本俱急的情况下，采取既治标、又治本的方法，这样可以提高疗效，缩短病程。此种治法，应用广泛，仅就以下四方面举例说明。

（一）正气与邪气

正气为本，邪气为标，一般情况下，需要的是急则治标、缓则治本。但在正虚邪实同时存在的情况下，需要标本兼治，才能照顾邪正的双方。如体虚的人患上感冒，其症状表现，既有正虚的一面，亦有邪实的一面。如果只祛其邪，则正气不能支持，只扶其正，则实邪越壅滞，此时只有祛邪与扶正同时并举，用助阳解表之法，方用再造散。

（二）旧病与新病

旧病为本，新病为标，一般是先治新病，后治旧病，但在新病引起旧病复发的情况下，又宜新病与旧病同治，才能顾及新与旧的双方。如原患肾病的患者又复患上外感风寒，出现恶寒无汗、咳嗽胸满、腰痛尿少、全身浮肿等症状，病的本在于旧病的肾虚水泛，病的标在于新病的风寒束肺，两者俱急，此时就该采取解表宣肺与温阳利水同时并举的方法治疗，方用小青龙汤以解决旧病与新病的问题。

（三）病因与症状

病因为本，症状为标，首先应根据治病求本的原则，重点消除致病之因，病因消除，症状自消。但在消除病因的同时，适当地照顾主要症状，标本兼顾，则疗效更佳。如肺寒气逆的寒喘证，肺寒是引起气喘的原因，是病的本源，气喘是肺寒引起的结果，是病的标证，因此在温肺散寒以治疾病之本的前提下，配伍应用降逆平喘药物，照顾到主证，是必要的措施。

（四）内脏与肌表

内脏为本，体表为标。肌表所表现的症状，往往是内脏功能失常的外在反映。根据治病求本的原则，应把调理内脏功能作为治疗重点，在此基础上，适当照顾肌表的症状，对症治疗，亦是不容忽视。如在正虚毒盛的疮疡成脓期，正气较虚，疮形平塌，肿势散漫，化脓迟缓，或溃烂脓水稀薄、局部又坚肿不消时，用补益气血和托毒透脓的药物，如托里消毒散，以扶助正气，托毒消肿。

以上所述的四种情况，虽然形式上是标本兼治，其实仍然有所侧重的，运用时应加注意。

疾病的标本关系，不是绝对一成不变的，在一定条件下，可以互相转化。临床上若标本不明、主次不分，或标本已转化而未觉察，势必影响疗效，甚或延误病情而危及患者生命，应当很好掌握运用，始终抓住疾病的主要矛盾。

第四节　扶正与祛邪

疾病的发生与发展，都是由正邪双方力量的消长而决定的。正胜邪却，即疾病逐步向愈；邪胜正衰，则病情加重。因此，治病的根本目的是改变邪正双方的力量对比，从而使邪去正复，使疾病向痊愈的方向转化。所以说扶正祛邪是临床上的主要治疗原则之一。

扶正，就是使用扶助正气的药方，或采用其他疗法，配合适当的营养与功能锻炼，增强体质，提高机体的抗病能力，以达到祛除邪气、战胜疾病、恢复健康的目的，此法适用于以正虚为主要矛盾的病证。临床上按患者的具体情况，分别运用益气、助阳、补血、滋阴等方法。

祛邪，就是使用驱逐邪气的药方，或采用手术等其他疗法祛除病邪，以达到邪去正复的目的，此法适用于以邪盛为主要矛盾的病证。临床上可根据患者的具体情况，分别采用发汗、攻下、清解、消导、涌吐等方法。

在运用扶正祛邪的原则时，应细致地观察正邪的互相消长和盛衰情况，根据邪正在矛盾中所占的地位，区别主次、先后，灵活地运用。（表2－1）

中医基础与临床

表 2-1 扶正祛邪具体方法及其适应证

治则	适应证	
	病情	主要矛盾
扶正	正虚邪不盛	正虚
祛邪	邪实正不虚	邪实
先扶正后祛邪	正虚邪不甚盛	正虚
先祛邪后扶正	邪盛正不甚虚	邪实
扶正祛邪并用	正虚邪实	正虚为主 { 扶正为主 兼顾祛邪 邪实为主 { 祛邪为主 兼顾扶正

在临床上，根据病情有时需要扶正与祛邪结合治疗，以单用中医或西医方法难于双方兼顾时，可以试用中西医治疗方法解决。如目前在治疗癌症使用化疗或放疗时，患者在不同程度上都会出现一系列虚证，有口腔溃疡、白细胞减少等表现，以致患者不能坚持接受治疗，此时在中医辨证基础上使用扶正方法，采用补益气血、健脾和胃、滋阴增液、固本培元等治则，纠正上述症状，使患者有足够的元气以坚持接受化疗或放疗，往往收到满意的效果。这充分体现了中西医结合的优越性。

第五节　补虚与泻实

疾病有虚实之不同，故治疗亦有补泻之差异。补虚泻实，实质上是扶正祛邪的治疗原则更具体的运用。补虚就是辅助正气，泻实就是祛除邪气。（表2-2、2-3）

表 2-2 虚证用的补法

补法	含义	证候举例	治法
散者收之	精气散耗不能固敛、约束	盗汗、自汗、梦遗、滑精	收敛固涩
燥者润之	体内津液不足	阴虚肺燥、干咳失音、肠燥便秘、皮肤干燥	润燥生津
急则缓之	拘紧挛急	疼痛、筋膜拘急	甘缓
衰者补之	虚衰不足	气虚、血虚、阴虚、阳虚	补益
脆者坚之	脆弱痿软	肢体痿软乏力、软骨病	强健筋骨
下者举之	气虚下陷	脱肛、子宫脱垂、内脏下垂、大便溏泄、崩漏	补气升提 益气固涩
劳者温之	劳损虚弱不足	头晕、心悸、气短、乏力	温补

表 2-3　实证用的泻法

泻法	含义	证候举例	治法
抑者散之	情志抑郁、邪气、气、血、痰郁结	胁痛、癥瘕、积聚	疏散或消散
坚者软之	腹胸腔或肌肉内有坚块	癥瘕积聚、痰核、肿块	软坚或消削
强者泻之	人体正气不虚，邪气盛实	胃肠实热、大便燥结	攻逐或泻下
高者抑之	病气上逆	肝阳上亢之眩晕、胃气上逆之呕恶、肺气上逆之喘息	平抑或降逆
客者除之	感受外邪	风寒、风热、风湿	祛邪或解表
留者攻之	脏腑积滞不能排除	宿食、停饮、蓄水、血瘀、经闭	攻逐或泻下

以上列举的是补虚泻实的常用方法。由于疾病的虚实有时是互相夹杂的，因此在临床上，要根据具体情况，灵活掌握。但基本法则总是虚证用补法，实证用泻法；虚中挟实，应虚实兼顾；大实大虚，先要救其虚，因为从邪正斗争来说，矛盾的主要方面是正气亏虚。

总则是：虚证——补法，实证——泻法，虚中夹实——虚实兼顾，大实大虚——先救其虚。

第六节　正治与反治

一、正治法

正治法是一种常规的治疗方法，也是针对病的"本"而治疗的方法，它是使用与疾病性质相逆的药物进行治疗。如寒证用热药，热证用寒药，实证用泻药，虚证用补药等等。此即所谓"寒者热之""热者寒之""虚则补之""实则泻之"的治疗方法。

二、反治法

本法多用于一些复杂、严重的疾病所表现的某些症状，这些症状与其病的本质不相一致，甚至出现一些假象。它是采用顺从疾病所表现的证候来治疗的方法。如外见寒象用寒药治疗，因其与寒证用热药的正治法相反，故称为反治法。常用的反治法有以下几种。

（一）寒因寒用

如热病在热盛时，口渴，苔黄，脉大，但兼见怕冷，甚至寒战、四肢厥冷，此为热深厥深，疾病本质属热，但在其症状中有寒象（此为假寒），在治疗上应用寒药以治其真热，内热一除，则肢冷寒象自然消失。

（二）热因热用

即外有热象而用热药。如亡阳虚脱的患者，有时出现烦躁、面色红等假热象，此为内真寒外假热的阴盛格阳之证。这些热证的表现是假象，里寒才是本质。治疗时不用清热药而用温热药物来治疗，则假热自退。

（三）通因通用

对一般泻利的病证，多用固涩的方法来治疗，例如腹泻应当止泻，这是正治法。若腹泻是由于肠中积滞，传导失常所致，这时不能单纯强调止泻，应当消除致病之因，以泻下导滞之品去除积滞，使肠道传导复常，则腹泻自止。又如失血之证，常法应当止血，若出血是由于瘀血引起，则可用活血祛瘀之品，祛除瘀血，使出血之病因消除，则出血症状自然消失。这就是"通因通用"。

（四）塞因塞用

塞是闭塞不通。一般对闭塞、胀满的症状，应当用通下或行气等法治疗。这是正治法。如因中气不足、脾阳不运的腹胀，则不能用消积导滞、行气等法治疗，而应该用补中益气、温运脾阳的方法治疗，使脾胃运化功能恢复正常、腹胀自消。又如便秘当用泻下，这是常用方法。但若便秘是由于气虚以致肠道传导无力者，则宜用补中益气的方法治疗，使肠道传导有力，则大便自通。这些都称为"塞因塞用"。

此外，气虚或阳虚发热，采用甘温除热的方法治疗，病情比较复杂的大寒或大热之证，若使用正治法治疗，发生格拒不纳的现象时，在治疗上采用热药中加入少许寒药，寒药中加入少许热药，作为反佐，或热药冷饮，寒药热服等方法，亦都属于反治法的范畴。

从以上可以看出反治法不同于正治法，但它也是针对疾病本质而治的，从治病求本，抓主要矛盾这个意义上说，反治法也就是正治法。

第七节 三 因 制 宜

疾病是复杂多变的，因此，在根据具体病情来考虑运用上述各种基本治疗原则的同时，还要因人、因地、因时而灵活地运用治法和药物，这样才能收到预期的疗效。

一、因人制宜

疾病是通过人体表现出来的，因此治法要根据患者的年龄、性别、体质强弱、生活习惯、精神状态等的具体情况拟定，这就叫作"因人制宜"。如患者年龄已高，气血亏虚的，一般患病多属虚证或正虚邪实，治疗时，虚证当补，但若邪实，亦不可肆意攻伐，以免损伤正气，难以恢复。如为妇女，要注意其经带胎产的情况，一般在经期和妊娠期间，峻剂、破血、有毒药物应慎用或禁用。再如患者年龄幼小，气血未充，脏腑娇弱，病变转化快，治疗须及时，一般忌投峻猛药，治疗过程中特别要注意顾护胃气，以免影响发育。此外，每个人的嗜好、生活习惯都能对疾病的表现与过程发生影响，对药物的治疗反应也不相同。

二、因地制宜

根据不同地区的地理环境特点，指导治疗用药的原则，称为"因地制宜"。同是一种疾病，由于地区不同，用药则有差异。以外感为例，北方多寒，南方多暖，故北方治外感多宜用辛温解表方药，南方治外感多宜用辛凉解表方药。

三、因时制宜

根据不同季节气候特点，指导临床用药的原则，称为"因时制宜"。在不同季节，人体的生理活动和病变特点都有不同，而反常的气候，则更是诱发疾病的重要条件。因此，治疗用药上应有所区别。如外感一病，固然有风寒、风温之别，但在季节上应注意在春天多为风温、夏天为暑且多挟湿，秋季为秋燥，冬季多寒，治疗上亦因此而异，风温可用银翘散以辛凉解表，暑天则宜清暑化湿兼用，例如新加香薷饮，秋燥则宜加上润燥药，到了冬季可考虑用辛温解表之法。

从以上的论点可以看到，因人制宜，是说治疗是不能孤立地看到病证，还要看到患者的整体和反应特点，不同的人有不同的特点。因地、因时制宜，是说治疗时，不仅要看到人的整体，还要看到人与外界自然环境的密切关系。总之，只有全面地看问题，善于因人、因地、因时制宜，才能取得良好的治疗效果。

第八节 同病异治、异病同治

一、同病异治

就是同一疾病，因不同的患者，用不同的方法治疗；或同一疾病，在不同阶段，疾病的性质不同，亦用不同的方法治疗。例如，感冒病，有风寒、风热等不同病因，治疗方法就有辛温解表和辛凉解表等不同；即使都是同一风寒感冒，在它的初起阶段和它进一步入里化热的治疗，亦有解表和清里的区别。笔者也曾因患者之轻重久新，标本缓急以及其体质、病位和证候之异，对腹胀患者治以舟车丸，解决其标证，后以香砂六君子汤，解决其本虚，亦有用胃苓汤加减以标本兼顾，皆获得疗效。类似同病异治之例证甚多，举不胜举，而其要领在审察病机。根据病因之不同，而采用不同的方法处理。

二、异病同治

就是不同的疾病、相同的病因用相同的方法治疗；或不同的疾病，在其发展的过程中，出现了同一性质的证候，也用相同的方法治疗。例如，气虚下陷的脱肛、久痢、崩漏下血和子宫脱垂，是几种截然不同的疾病，但因为它们同是由于中气亏虚所致，所以都可以用补中益气汤来治疗。再如心悸、失眠、妇女月经不调等病证，在它们的病变发展过程中，临床辨证都属于心脾两虚时，就可用补益心脾的同一治疗方法处理。

第九节 治 随 证 变

在疾病的发展过程中，"证"是可以互相转化的。当症状转变时，多数情况是反映了疾病本身的转变。中医是按辨证来施治的，"证"变了，论治的基础就有所改变。医生可以从病证转变中看出阴阳进退、邪正消长。今天出现表证，明天可能出现里证；上午见到热性症状，下午也可能见到寒性症状。这种病证的转变，是在疾病的发展过程中和一定的条件下，如正邪消长、情绪的变化、天气的变异、饮食的不节、用药的错误等而变化的。医生就必须以变化发展的观点，去观察和处理病情，今天所用的方法，可能明天须加改变，甚至今天上午所用的方法，至中午即须改变，主要是看病情的变化、证变则治法随之而变。孤立地、静止地辨"证"是错误的，把证看成是僵化的和一成不变的，亦是错误的。医者必须密切地注视"证"的转化，要果断地、及时地作出新的辨证施治，才不致延误病情。

在治疗上有所谓"持重"和"应机"之法。"持重"是认识到病深，不是在短期内能见效，因而治疗就必须持续这一个方法，这并非是方法迂缓，而是方法的专一，以达到病去证除的目的。"应机"是证候变化，治疗方法随之转变，这并非是医生无定见而追随于证候之后，更不是心无定数而随证乱变。所以持重是常法，是治疗的常规，应机是应变，因病情可有早晚变化不同，则治法就必须有相应的转变。治疗上应既能持重，又能应机，偏于任何一面都会发生错误。不能持重就是胸无定见，不能应机就是用药迂执。有些患者用持重，有些患者用应机，而有些患者须两者灵活运用。例如慢性肾盂肾炎的患者，表现脾肾阳虚者，持重用附桂八味丸或真武汤长期服用以改善体质，而当急性发作表现发热、尿频、尿急、尿痛、腰痛等膀胱湿热等症状时，则须应机采用清热利湿的八正散以制止急性发作。

有人曾比喻："兵无常势、医无常形。能因敌变化而取胜，为之神将；能因病变化而取效，谓之神医。"这就说明治病以变来应变，才能取得良好效果。治病要应变，要能注视"证"的转化，变化的根据在于治病求本，标本缓急，先后轻重等方面来考虑运用。这样，就会出现先寒后热、早补晚泻用药的不同变化，这就是所谓"随证施治""证变则法变"的道理。

第十节　病　证　结　合

所谓辨证，即辨别证候。中医的证，不同于症状，症状是个别的、孤立的临床表现，不能说明疾病的本质，仅是疾病的现象，因而也就不能据此而制定相应的治疗法则。中医学的"证"，可以概括表示疾病的原因、部位、性质以及正邪互相斗争的情况，及其反应的表现，再通过"辨"的过程，经过去粗取精、去伪存真，由此及彼、由表及里的分析总结，形成概念和理论系统。因此，它比症状更接近于疾病的本质，也就可以为治疗原则提供可靠的依据。所谓辨病，就是西医用现代医学的各种诊断手段，获得临床数据，再运用西医理论，进行分析、综合、归纳，从而得出对疾病的诊断。西医的辨病，对致病因子及其作用下产生的病理变化认识得更加深入细致。

辨证论治是中医学理论核心之一，它对许多疾病在治疗上的运用，具有很大的优越性，它着眼于整体，重视人体内在的抗病能力，并且有丰富的相应的治疗措施。西医注意机体内具体的、一定部位的、具有特殊原因的形态学或器质性的变化，注重实验研究，亦就是注重掌握每种疾病的特殊规律，因此其治疗方法，主要是解决每种疾病的特殊矛盾，针对性较强，但对整体性的复杂因素则考虑较少，表现在疾病的发生上，注意致病因素的作用，而忽视人体内在因素的作用，在诊断上偏重于局部的考察，忽视整个机体的反应，在治疗上，偏重于药物的治疗，忽视人的主观能动性。至于中医，则由于历史条件的限制，对疾病的认识只能在古代的朴素辩证法思想指导下择用模拟的方法来加以研究、解释，而在发展过程中又受到一些玄学的影响，因而它对疾病的认识多半从机体的外在表现和患者的自觉症状进行观察和分析，因而其探索到的是侧重于整体性的和比较一般性的规律，而这些规律又是多种疾病的共同反映，所以它的治疗作用也比较着重对整体性病变的纠正、对全身的功能紊乱加以调整，中西医都各自有其长处和短处，医者必须正确对待和正确运用。正确的运用途径是西医的辨病治疗和中医的辨证论治相结合，如果把两者结合起来加以考虑，则对疾病的本质的认识和疗效的提高，就会发生一个飞跃的进步。

目前，在中西医结合工作中，辨证和辨病相结合的运用有以下几个方面。

一、疾病观察

中医学在辨别证候时，除了同西医一样要询问病情外，还要望舌和切脉，这是中医学诊察疾病的宝贵经验和独特方法，在临床确具有一定指导意义。虽然西医有许多现代科学的诊察手段，但两者应相互补充，相得益彰。例如急性黄疸型肝炎，用现代医学诊察方法可得出疾病的诊断，再加上中医辨证，治疗上可获更好的疗效。皮肤黄如橘子色、舌红苔黄腻、脉弦滑数、尿短赤、大便秘结是湿热阻滞中焦，肝胆疏泄失职的实热证，治以清热利湿的方法以驱除湿热之邪，这样的诊察和治疗更能切中病情。又如西医诊断为慢性肾炎时，中医辨证分为：①脾肾阳虚、水湿泛滥；②脾阳虚弱、水湿滞留；③脾肾虚损、气血不足；④肝肾阴虚、肝阳上亢；⑤阴阳两虚、湿浊内盛五型，并使用相应的中药治疗。这样有利于把西医的病和中医的证结合起来考虑，开阔了对疾病认识的思路，提供了防治疾病的更多方法，对中西医互相沟通起着重要的促进作用。

二、疾病治疗

（一）舍证从病、舍病从证

在辨病与辨证结合的时候，有时"病"是主要矛盾，这时就要舍证从病，主要针对"病"进行治疗。有时"证"是主要矛盾，这是就要舍病从证，主要针对"证"进行治疗。

（二）以辨证理论指导辨病

例如，对胆石症及胆道感染，可在辨证论治的指导下，根据具体证情，将其分成气滞血瘀型、湿热蕴结型、热毒型，分别采用疏肝利胆活血、清热利湿攻下、清热解毒扶正等法治疗，使肝胆在正常活动中，排除结石，消除炎症，提高了治愈率，降低了手术率。

（三）以辨病理论指导辨证

在临床上将常可运用西医理论的长处去指导中医的辨证。例如，溃疡病的中医辨证有寒、热、虚、实、瘀等多种类型，治法亦各有不同，临床可获一定疗效。但若在此基础上，再针对胃十二指肠溃疡的病理特点，加用保护胃黏膜及促进溃疡局部愈合的药物，如凤凰衣、海螵蛸、瓦楞子、白及等，疗效就能进一步地提高。

（四）辨证与辨病分阶段结合

疾病在发展过程中的矛盾，常呈阶段性，针对不同的阶段的主要矛盾，灵活运用辨证论治或辨病论治，常可提高治疗效果。例如，哮喘在发作时，主要矛盾在于平喘，不发时在于预防复发。西药平喘作用迅速，见效快，所以哮喘急性发作时主要辨病论治，用西药则以缓解之，而在发作间歇期，特别是本证往往春夏减轻，秋冬加重，而此证又多属脾肾阳虚，故临床常用温补脾肾的药物调养，并利用阳气最旺的夏季来调养预防，此即所谓"春夏养阳"之意。这可改善机体反应状态，巩固疗效。

（五）处方用药上辨证与辨病结合

在传统的中医理论基础上，结合现代医学观点，在处方用药的考虑上，把中医辨证与西医辨病结合起来，拟订治疗方案。例如，对肺结核，可按西医辨病的诊断而采用抗结核药治疗的同时，按中医辨证为肺阴亏损而采用滋阴润肺的百合固金汤或沙参麦冬汤进行治疗，这样的辨证与辨病相结合，可提高疗效。

在上述辨病与辨证结合的运用方法中，现在较多采用的是先用西医的辨病方法，作出明确的诊断，然后按中医的辨证分型，抓住同一疾病的一般性和特殊性，根据具体情况，有时以中医药解决主要矛盾，西医药解决次要矛盾，有时则以西医药解决主要矛盾，配以中医药解决次要矛盾，或是根据中西医的长处，在一个阶段中以西医药治疗为主，在另一个阶段中以中医药治疗为主。辨病与辨证相结合，不但可以提高疗效，而且在实践上和理论上会有所突破和创新。

第三章 八 纲 辨 证

每一疾病都有其错综复杂的症状与体征，通过四诊收集临床资料后，应将这些资料综合起来加以具体分析，从中找出主要症状与体征。

八纲辨证就是把通过四诊获得的数据，进行综合分析、归纳为不同的证候，是认识和诊断疾病的主要过程和方法。"阴、阳、表、里、寒、热、虚、实"这八种证候是中医诊病的最基本纲领，故称为八纲辨证。八纲之中，"阴阳"是区别疾病的属性，"表里"是划分病变的部位，"寒热"是确定病证的性质，"虚实"是审查邪正的盛衰。而阴阳又是其他六纲的总纲，因为表里、寒热、虚实都可用阴阳来概括，即表、热、实属阳证，里、寒、虚属阴证。任何疾病，不管其变化是如何复杂，它所表现的证候亦尽管是各式各样，但都有病位、性质、正邪斗争盛衰等共性。因而，基本上都可以用八纲来概括，进行辨证。

但是，以八纲辨证只能表达疾病定位、性质、正邪斗争的盛衰等共性，还未能说明各种病证的特殊性，所以在临床辨证时，除了首先辨清八纲，抓住证候的纲领外，还必须进一步与脏腑辨证、卫气营血辨证、六经辨证等各种辨证方法结合起来，这样才能分析出具体证候，从而明确诊断，作出正确的治疗措施。例如热证，有热在肺，热在胃等脏腑的不同，只有结合脏腑辨证，才能进一步辨别出是肺热证抑或是胃热证等具体证候，才能制订有针对性的治疗法则。

八纲虽构成四个对立面，但它们之间又有其内在联系。例如，从病变部位上划分，可分为"表"或"里"，但是"表"或"里"的疾病，又必然存在着"寒"或"热"的性质。因此，我们运用八纲辨证时需要互相参照。

第一节 寒证与热证

寒热是辨别疾病性质的两个纲领。它是人体阴阳偏盛偏衰的病理反应，即所谓"阴盛则寒、阳盛则热、阴虚则内热、阳虚则外寒"。辨清疾病的寒热，是治疗用药的依据。一般是寒证用温热药治疗，热证用寒凉药治疗。

一、寒证

寒证的形成主要有两方面的情况。

（1）感受寒邪，伤人阳气而阴偏盛，阴盛则寒。多食生冷引起的腹痛、泄泻，就是里寒证的例子。

（2）阳气不足，阳不足则阴偏盛，阳虚则外寒。如慢性肠炎，常可见到四肢不温、腹痛喜暖、大便溏泄，这就是脾阳不足的虚寒证。

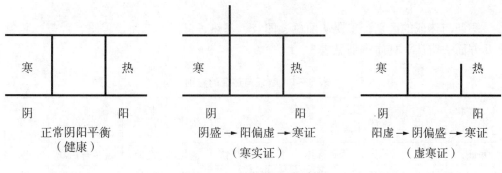

图3-1　寒证病理机制图解

寒证的一般主症：面色苍白，身寒肢冷，恶寒喜暖，口淡不渴，小便清长，大便稀溏，舌质淡苔白，脉迟。

二、热证

热证的形成主要有三方面的情况。

（1）直接感受风热外邪，如流感或感冒的高热，微恶寒，汗出，口渴喜饮，便秘尿黄，舌红，脉浮数等。亦可感受六淫外邪，郁久不解，均能生热化火而成热证，此即"六气化火"，如湿郁可化为湿热。

（2）精神因素，气郁血滞，郁久化热化火而为热证，此即"五志化火"。如情志不遂，肝气郁结，出现急躁易怒，面红目赤，胸胁胀痛，口干口苦，尿黄便结等肝火亢旺的表现。

（3）阴精不足，阴不制阳，阴虚阳亢，此即"阴虚则内热"。如肺结核出现的午后低热，五心烦热，夜间盗汗，颧红咽干，舌红嫩，脉细数等肺阴不足的表现。

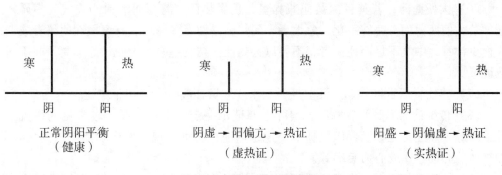

图3-2　热证病理机制图解

热证的一般主症：面色红赤，身热肢暖，恶热喜凉，口渴引饮，小便短黄，大便燥结，舌红苔黄乏津，脉数。

三、寒证与热证的区别

寒证与热证的区别，主要从面色、四肢、寒热、口渴、二便、舌质、舌苔、脉象等几方面去辨认。具体辨别见表3－1。

表3－1　寒证与热证的鉴别

症状鉴别	面色	四肢	寒热	渴否	小便	大便	舌象	脉象
寒证	苍白	不温	恶寒喜热	不渴或喜热饮	清长	溏薄	舌淡苔白润	迟
热证	红赤	温暖	恶热喜冷	口渴喜冷饮	短赤	秘结	舌红苔黄燥	数

几点说明：

（1）寒证面色苍白是经常性的，热证伴有恶寒时亦见面色苍白，但为时短暂。寒证若正气衰微，虚阳上浮，亦可见面色暂红，但其脉必微或浮大而空，重按若无。

（2）寒证四肢不温或厥冷，可于热饮食后暂时转温。热证兼有表证恶寒时也可有肢冷，或内热炽盛，阳气不能外达四肢，亦呈肢冷。此即所谓"热厥"。

（3）寒证经常畏寒，而热证亦偶有怕冷。

（4）寒证也有口渴，但喜用水漱口而不欲饮，或喜热饮，此是阳虚（阴寒内盛）或气虚，以致津液不能上承于口舌，并非体内真正缺少津液。热证也有喜热饮，但饮水量甚多。还应注意患者生活习惯，有惯喜热饮不惯冷饮者。若是习惯性则与病情无关。临床上亦有因人大汗、水泻而口渴者，此是体液消耗欲得补充，不属热症。

（5）夏暑时令或少饮水，小便浓缩自然短少而深黄近乎赤色，不能称为热证。此外，服食易使小便黄染的药物，如复合维生素B，小便变黄，亦非属热证。冬天多饮水，小便自然清长，不能称为寒证。如多饮水而小便仍短赤，可称热证。黄疸患者，证属阴黄，而其小便亦深黄，故以小便颜色来辨别阳黄与阴黄意义不大。

（6）大便溏薄，若其色深黄而兼异臭，仍属热证。溏薄而清稀或腥气，多属寒证。若大便溏薄而有完谷不化，急性者多属热，慢性者多属寒。有习惯性便秘者或老人血少津亏，中气不足而便秘者，不要以为热证。结肠痉挛，大便状如羊粪，亦不属热证。

（7）热饮食后舌红并非热证。经常饮水或大量补液时舌润并非寒证。

（8）传统认为迟脉必属寒证，实际上寒证不一定会出现迟脉，较常见的是沉细脉或缓脉。热证常见数脉，但数脉不一定是热证，它可出现于循环功能亢进的疾病，如贫血、心动过速或心力衰竭等。

（9）中医寒证与热证并不单纯以西医所探查的体温高低来判别，它们是以主观和客观两方面的感觉来决定。若患者体温虽较高，而面色苍白、恶寒多、四肢厥冷、小便清长、大便溏泄、口不渴，而本人也无发热感觉，在中医亦称寒证。反之，患者面红口渴，咽喉干燥，大便秘结，手足心热，虽然所探体温不高，亦称热证。所以在临床上不能以探查体温作为鉴别寒证与热证的要点。

根据上述几点分析，在辨别寒证与热证时，切勿仅抓住一两个症状来加以肯定或否定，要从整体分析，这样才不致发生误诊。

四、寒证与热证的关系

（一）寒热夹杂

人体是一个复杂的有机体，当发生疾病时，其病理表现也是错综复杂的。寒证与热证，可以单独出现，亦可同时存在于人体的不同部位。如表见寒证而里见热证，或表见热证而里见寒证；上见寒证而下见热证，或上见热证而下见寒证；某一脏腑见寒证，而另一脏腑见热证，等等。在临床上，只要掌握寒证与热证的特有症状，是不难辨别的。

在同一患者身上既有寒证，又有热证，寒热证同时存在，常见的有以下两种情况。

1. 单纯里证的寒热夹杂

上热下寒 { 上热——口臭、渴而喜饮、牙龈肿病——胃热于上 / 下寒——腹痛畏寒、大便溏泄、小便清长——肠寒于下 }

上寒下热 { 上寒——胃脘冷痛、呕吐清涎——胃寒于上 / 下热——尿频尿痛、小便短赤——湿热于下 }

2. 表里同病的寒热夹杂

表热里寒 { 表热——恶寒发热、口渴、有汗、脉浮数——外感风热于表 / 里寒——纳呆腹胀、浮肿便溏——脾胃虚寒于里 / 病机：素有内寒、外感风热 }

表寒里热 { 表寒——恶寒发热、头痛身痛、脉浮紧——外感风寒于表 / 里热——烦躁不安、口渴引饮——脏腑实热于里 / 病机：素有内热、外感风寒 }

此外，尚有某一脏见热证，以另一脏则见寒证的，例如慢性肝炎的患者，既可有胁痛、口苦、口干、吐酸的肝热证，又有腹中隐痛、大便溏泄、四肢欠温的脾寒证。此即"肝热脾寒"。

（二）寒热转化

在疾病发展过程中，寒、热证候在一定条件下，可以互相转化。寒、热证候的转化，往往反映出正邪的盛衰，一般由寒转热，为人体正气尚盛；而由热转寒，多属正不胜邪，病情恶化。

1. 由寒转热

由寒转热是指先出现寒证，后出现热证，而寒证逐渐消失，就是寒证转化为热证。例如，感受寒邪的患者，初始表现为寒证，症见恶寒重、发热轻、苔薄白、脉浮紧。日久失治，寒邪入里，郁久化热，随后表现为里热证，症见发热重、不恶寒反恶热、口渴、尿黄、苔黄、脉数。

2. 由热转寒

由热转寒是指先出现热证，后出现寒证，而热证逐渐消失，就是以热证候转化为寒证。例如，高热的患者，开始表现为里热实热证，症见壮热、口渴、尿黄、便秘、苔黄燥、脉滑数。若大汗不止，阳从汗泄，及/或吐泻过度，阳从津耗，随后表现为里寒证，症见面色苍白、四肢厥冷、体温下降、脉沉迟。

（三）寒热真假

在疾病的过程中，就一般情况而言，疾病的本质与其所反映的征象是一致的，即热证见热象，寒证见寒象。但是，在某些特殊情况下，也会出现疾病本质与征象不相一致真热假寒，或真寒假热的证候，即热证见寒象，寒证见热象。这种情况，大多出现在病情危重阶段，必须细致审察，方能透过现象抓住疾病的本质，作出正确的诊断，进行恰当的治疗。

1. 真热假寒

真热假寒为内有真热外见假寒的证候，是由于内热炽盛，阳不外达，或阳盛于内，拒阴于外所致的现象，亦即所谓"热深厥深""阳极似阴"。患者表现为手足冰冷、苔黑、脉细，似属寒证，但手足虽冷反不喜热，苔虽黑但不湿润而干燥，脉虽细但按之有力。（表3-2）

表3-2　假寒真热证候

假寒（疾病的现象）	真热（疾病的本质）
手足冰冷	但胸腹灼热，不欲盖衣被，恶热
舌苔黑	但不湿润，干燥乏津
脉细	但按之有力而数

病机：内热炽盛，阳不外达；阳盛于内，格阴于外。

真热假寒在临床上较为多见，可见于瘟疫暴发，或现代医学的中毒性肺炎、中毒性痢疾、中毒性休克等病。一般小儿较易发生。在治疗上，应针对疾病的本质（真热）来处理，采用清里泻热的治法。

临床上，有些医生常将现代医学的休克等同于中医学的亡阳起来，每见休克的患者出现面色苍白、四肢冰冷、血压下降、脉搏微弱等症状时，就认为是亡阳之证，其实并非每例如是，若患者伴有体温升高、胸腹灼热、舌红苔黄燥乏津、脉沉细数而有力，则属于"真热假寒"型的休克，不是亡阳之证，要是误诊为亡阳，而采用回阳救逆的治法处理，就会发生抱薪救火之弊。

2. 真寒假热

真寒假热为内有真寒外见假热的证候，是由于阴寒内盛、迫阳外越，或阴盛于内、格阳于外所致的现象，亦即所谓"阴盛格阳""阴极似阳"。患者表现自觉身热、面色浮红、口渴喜饮、苔黑、脉洪大，似属热证，但虽自觉身热，而反欲盖衣被，口虽渴但不欲饮或饮不多，苔虽黑但润滑有津，脉虽洪大而重按无力。（表3-3）

表3-3　假热真寒证候

假热（疾病的现象）	真寒（疾病的本质）
自觉身热	但欲盖衣被，不恶热，反恶寒
面色浮红	但带苍白
口渴喜饮	但饮不多或不欲饮
苔黑	但润滑有津，且舌质胖嫩
脉洪大	但按之无力而不数

病机：阴寒内盛、迫阳外越；阴盛于内，格阳于外。

真寒假热在临床上可见于各种慢性疾病的后期与某些脏腑功能衰竭的患者，本属虚寒证，但又出现面颊泛红、烦躁不宁等症状。亦有些急性热病，如急性胃肠炎重症，由于吐泻剧烈，内见下痢不止、脉微欲绝，已转为一派阴寒象，但外见面色浮红、口渴不欲饮水、水入则吐、烦躁不宁等假热象。

笔者曾接诊一例慢性肾炎并发尿毒症患者，表现出面色潮红，时有烦躁，口干喜饮，双踝微肿，小便短少，大便闭结，苔黑乏津，脉数等证候，据此，初诊为"热毒炽盛"型的尿毒症，给予清热解毒，通便利水法治疗，数日未见疗效。再予仔细辨证，发现患者面色虽潮红，但带苍黄，时有烦躁但表情淡漠，精神困倦，口虽干而喜饮，但饮下即吐，苔虽黑乏津但舌质淡胖娇嫩而边有齿印，脉虽数但按之沉细无力。后经全面细致分析，认为患者所表现的热象，是由于阴寒内盛，迫阳外越的假象，内部虚寒才是疾病的本质，实为"阴寒内盛"型的尿毒症，乃改用温肾健脾，助阳降浊的方法治疗，患者服药数剂后，症状逐渐好转。从此病病例可以看出，真寒假热之证有时是不易识别的，往往需要经过仔细反复辨证，才能获得正确诊断。

真热假寒与真寒假热，虽然表现为类似的寒象或热象，但由于是属于假象，所以必然与一般寒证、热证反映的证候有所区别，只要认真分析，是完全可以找出其隐藏在里的真寒或真热的本质。辨别寒热的真假，主要抓住以下两方面：

（1）假象出现的部位，多在面色、皮毛或四肢等方面。而脏腑、气血、津液方面的表现，才是本质，故以脏腑、舌象、脉象为诊断、鉴别的关键。注意舌质的淡与红、舌苔的润与燥、脉象的有力与无力。

（2）假象终究与真象不同。

面红：假象是面红仅在颧颊上，颜色浅红娇嫩，如浮在表皮，时隐时现，且其面色带白；真象是满面通红。

肢冷：假象是胸腹灼热或周身寒冷而反不欲近衣被；真象是身蜷卧，欲盖衣被。

口渴：假象是渴喜热饮，或饮不多，或饮不下，或甚则饮后即吐；真象是渴喜冷饮，或饮水甚多。

在辨别寒热真假方面，《内经》云："患者身大热，反欲得近衣者，热在皮肤，寒在骨髓也；身大寒，反不欲近衣者，寒在皮肤，热在骨髓也。"此条文可作为临床辨证参考。

第二节　虚证与实证

虚实是辨别人体正气强弱和病邪盛衰的两个纲领。如《素问·通评虚实论》说："邪气盛则实，精气夺则虚。"一般而言，虚证，主要是指正气（包括气、血、精、津液等）不足，脏腑功能衰退，或虚性亢奋所表现的证候；实证，主要是指邪气盛，正邪斗争剧烈所表现的证候。证候属虚属实是由病邪和正气相互斗争所决定的。但是，实证主要取决于邪盛方面，而虚证主要取决于正虚方面。辨别疾病的虚实，是治疗疾病时选用扶正或祛邪的依据。

一、虚证

虚证的形成，除先天不足外，也可能是后天失养所致。常见情况有下列四种。

（1）外感病，邪气过盛，耗伤正气。多见于急性热病发展过程中，或病后恢复期。

（2）失治、误治，或久病，耗伤正气。多见于各种慢性消耗性疾病。

（3）年老体衰，或生育过多，或营养不良。

（4）劳伤，产后失调，病后失于调养，或失血过多。

一般来说，外感病的虚证，病程较短，若治疗不当，特别是误汗，则可引起亡阴、亡阳，预后较差；内伤病的虚证，多属慢性疾病，病情迁延，时好时坏，反复发作。

二、实证

实证形成的原因，主要有三方面情况。

（1）外邪侵袭，邪盛，正气未衰，正邪斗争激烈。一般外感病，只要正气不衰的，都属实证。

（2）七情内伤或饮食不节。若情志抑郁或急躁恼怒，都可导致肝郁气滞而出现胸胁胀痛，饮食停滞，亦可导致脘腹胀痛，呕吐酸臭等伤食证。

（3）内脏功能失调，代谢障碍，以致产生一些病理性产物，如痰饮、水湿、瘀血等停留于体内。

外邪侵袭，七情内伤，饮食不节所致的实证，发病多急，若邪气过盛，或治疗不当，病情拖延过久，每多耗伤正气，转变为虚证。由于脏腑功能失调引起的痰饮、水湿或瘀血等，多为虚实夹杂的证候。

实证的一般主证有以下两种：

（1）功能亢盛表现——高热面赤，精神烦躁，声高气粗，腹满拒按，小便短赤，大便秘结，舌苔厚腻，脉洪有力。

（2）病邪过盛表现——痰饮、水湿、食积、虫积、气滞、血瘀等。

三、虚证与实证的鉴别

一般地说，外感初病，证多属实；内伤久病，证多属虚。临床症状表现为有余、亢盛的属实；表现为不足、衰弱的属虚。其中患者体型的盛衰，精神的好坏，声音气息的强弱，痛处的喜按与拒按，舌质的苍老与胖嫩，脉象的有力或无力等几个方面，对虚证与实证的鉴别，都有重要的临床意义。（表3－4）

表3－4　虚证与实证的鉴别表

鉴别症状	发病	病程	精神	面色	体型	声音	呼吸	出汗	痛处	舌质	脉象
虚证	缓慢	较长	萎靡	苍白	瘦削	低怯	低微	有汗	喜按	胖嫩	无力
实证	急骤	较短	烦躁	红赤	健壮	高爽	气粗	无汗	拒按	苍老	有力

几点说明：

（1）实证亦可呼吸低微，如胸腔大量积液。

（2）有时实证也可出汗，如属里实证的白虎汤证，表现有身大热、口大渴、汗大出、脉洪大，此证的出汗，是由于内热炽盛、迫津外越所致。

（3）有时腹痛虽喜按，但疼痛剧烈，乃属实证。

四、虚实与气血寒热关系

在临床上，虚证与实证，每与寒热气血夹杂。因而虚证有虚寒（阳虚）、虚热（阴虚）、气虚、血虚之分；实证亦有寒实、实热、气实（气滞）、血实（血瘀）之别。现将其区别总结为表3－5。

表3－5　虚证鉴别简表

辨证		临床表现	舌象	脉象
虚证	虚寒（阳虚）	面色苍白、畏寒肢冷、口淡不渴、自汗、小便清长、大便溏泄	舌质淡白、胖嫩，苔白润	沉迟
	虚热（阴虚）	潮热颧红，手足心热、夜间盗汗、口燥咽干、尿少而黄、大便秘结	舌质红或绛，无苔或少苔	细数
	气虚	面色㿠白、少气懒言、语音低怯、动则气短、自汗、疲倦乏力	舌质淡白，苔薄白	虚弱无力
	血虚	面色萎黄、唇色淡白、皮肤枯槁、头昏目眩、心悸气短、手足麻木	舌质淡白，无苔	细无力

表3－6　实证鉴别

辨证		临床表现	舌象	脉象
实证	寒实	在表的与表寒同，在里的则见胸腹闷胀、腹泻冷痛、小便清长或不利、倦怠怕冷、身重骨痛	舌质淡白，苔白滑	沉迟
	实热	在表的与表热同，在里的则见壮热口渴、手足出汗、腹满、便秘、小便深黄、腹痛拒按、谵语发狂	舌质红、苍老，苔黄燥	数实
	气实（气滞）	嗳腐吞酸、呃逆呕吐、脘腹胀痛、胸胁胀痛、头痛目眩、失眠易怒、咳嗽气喘、痰多气短	舌质淡红，苔黄或腻	弦实
	血实（血瘀）	胸腹刺痛、痛处固定、癥瘕积聚、产后或经期腹痛拒按	舌质暗红或有瘀点	沉弦或涩

几点说明：

（1）阴虚证有两个特点，一是津液精血不足，如口燥咽干、尿少便秘、脉细等，一是阴虚阳亢，如潮热颧红，心烦盗汗，手足心热，脉细数等。

（2）阳虚证的特点是机能衰退，寒水过盛，尤以脾肾阳气不足为根本。

（3）阴虚与阳虚关系密切。在临床上阴虚进一步发展，可以导致阳虚；阳虚也可以导致阴虚。此的所谓"阴损及阳""阳损及阴"，以致最后出现"阴阳两虚"。如某些慢性病，在其发展过程中，由于阴精亏损而累及阳气所致的生化无源，或由于阳气衰弱而导致阴精化生不足，都是临床常见的一种病理变化。

阴虚──→物质缺少──→阴不生──→阳气生化无源──→阳虚 ⎫
　　　　　　　　　　　　　　　　　　　　　　　　　　⎬ 阴阳两虚
阳虚──→机能衰退──→阴不化──→阴精化生不足──→阴虚 ⎭

一般而言，在疾病的早期，多呈阴虚证候，晚期多呈阳虚证候。

（4）气虚证的特点是功能不足，一般是指肺脾气虚。

（5）血虚证的特点是精血不足，一般是与心、肝、脾、肾四脏有关。

（6）气虚与血虚关系密切。因此，在临床上常见气虚导致血虚，血虚导致气虚，最后导致气血两虚。

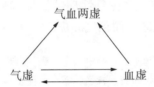

（7）气滞与血瘀关系密切。在临床上，气滞可以导致血瘀，血瘀也可导致气滞。因而，这两种证候可以同时出现。

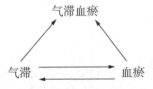

（8）气虚进一步发展，可以导致阳虚，阳虚一般包括有气虚证候。两者鉴别要点在于气虚无寒象，而阳虚则有寒象。

气虚 ⟺ 阳虚

（9）血虚进一步发展，可以导致阴虚，阴虚一般不包括有血虚证候，但亦可以兼有血虚之证。血虚有时可见阴虚的证候。

血虚 ⟺ 阴虚

（10）虚热证与实热证的鉴别，不在于体温的高低，而关键在于舌脉的变化。（表3－7）

表 3-7 虚热证与实热证的舌脉见症鉴别

体征 \ 热型	虚热	实热
舌象	舌质红或绛，娇嫩光滑，无苔或少苔	舌质红或绛，苍老，苔黄燥
脉象	细数	弦数、洪数或滑数

五、虚证与实证的关系

（一）虚实夹杂

在临床上纯虚证和纯实证固然不少，但许多疾病往往既有邪实的一面，又有正虚的一面，形成虚实夹杂的证候。这在急性病的极期和慢性病为多见，此时邪气还存在，正气已虚，或者邪气虽衰减，而正气亦虚。

虚实夹杂 {
　虚中夹实证　痰涎壅盛、咳嗽喘息、吸气困难、畏寒肢冷，此为上实下虚
　实中夹虚证 {
　　腹胀如鼓、青筋暴露，二便不利，呈一派实象，
　　但形体消瘦、饮食减少，气短乏力，又伴有一派虚象

对于虚实夹杂，在辨证时要分清虚实的程度，是虚多实少，还是虚少实多，注意抓住矛盾的主要方面。

（二）虚实转化

在疾病的发展过程中，由于正气和邪气的发展变化，在一定的条件下，虚证和实证是可以互相转化的。

1. 由实转虚

先出现实证，后出现虚证而实证消失，就是实证转化为虚证，多由久病耗伤正气，或实证失治或误治，大汗、大吐、大泻伤津耗气，形成正气亏损。例如，实证患者，症见高热大汗，口渴烦躁，脉洪大的里实热证，日久失治、气津耗伤，则转为症见面色苍白、畏寒肢冷，溲清便溏，脉细无力的里虚寒证。

2. 由虚转实

先出现虚证，后出现实证而虚证消失，即为虚证转化为实证。但是，由虚证转为实证的情况，临床比较少见，多见的是先为虚证，后转为虚实错杂之证。由虚转实多因身体虚衰、脏腑功能失调、代谢障碍，以致痰饮、水湿、瘀血内停、食积等形成虚中夹实的证候。一般来说，临床上虚证转实证为向愈，如慢性肠炎，若属脾虚，当健脾为主，或佐以固涩剂以治标。治疗一段时间后，出现腹痛，排气减轻，是转实向愈

的表现。又如虚寒泄泻腹痛，泄泻治愈而腹痛不止，为气机阻滞，当予导滞，而导滞时不能忘记原属虚寒，若用药不当，则虚寒又会复生。所以，治阳当顾阴、治阴当顾阳。例如，胃气虚弱患者，暴饮暴食后，饮食停滞，症见胃脘疼痛，大便不畅，舌苔黄厚的一派食积胃痛的实证表现。

3. 虚实真假

虚实也有真假疑似之证，所谓"至虚有盛候，大实有羸状"。辨证时要善于从错综复杂的证候中，辨出虚实的真假，作出正确的诊断。

（1）真实假虚。病本属实证，但由于内实壅滞，经络闭阻，气血不能外达，因而外见假虚象。如干血痨一证，有些是由于妇女经期，感受寒邪而经行骤止，血积胞中，进而食少形羸，四肢乏力，实非本虚，决不可单纯补虚，应祛瘀为主，瘀去而新血自生。又如热结肠胃，或痰食壅滞的里实证，外见神情默默，身寒肢冷，脉象沉伏或迟涩等类似虚证的假象。但虽神情默默，而声高气粗，脉虽然沉伏，但按之有力，身虽寒冷，但不蜷卧，而且精神振奋，舌质苍老，这全是一派里实真象。

（2）真虚假实。病本属虚证，由于内脏气血不足，运化无力，因而出现腹满、腹胀、腹痛、脉弦等类似实证的假象。然而腹满胀是时满时消，不似实证的常满不减；腹痛但喜暖喜按，不似实证的喜凉拒按；脉虽弦但按之无力，且见舌质胖嫩而淡润，这全是一派里虚真象。又如，人之将亡，元气将绝，忽然呈现亢奋状态，这是阴阳离决、虚阳外越的征象，切不可当作病情好转来认识。

虚实真假的辨别，主要抓住以下三方面：

1）症状的特点。如腹胀腹满，虚证则时胀时消，实证则常满而不减；腹痛喜按为虚，拒按为实等等。

2）脉象的特点。一般是看其有力或无力，有力为实，无力为虚。

3）舌质的特点。胖嫩为虚，苍老为实。

上述这些辨证要点，临床应仔细观察和分析，认真判断。

第三节　表证与里证

表里是辨别疾病轻重，病位深浅的两个纲领，同时，它还标志着病邪侵袭的途径和疾病的类别。

一般地说，病在皮毛肌表的属表证，病在脏腑的属里证。从外感病（外邪自皮毛侵犯人体所致的疾病）来说，因其病在表，故邪浅，病势轻；病在里表示病邪已深入，故病邪深，病势重。

一、表证

表证的形成，主要有两个方面的情况：

（1）六淫由外入侵。风、寒、暑、湿、燥、火等外邪，从皮毛、口鼻入侵，病位在于肌表和肺（因肺主皮毛、主一身之表）。例如，上呼吸道感染。

（2）病邪由里出表。病邪本在里，经治疗后，由里出表，这是病情转好的表现。例如，小儿麻疹，疹毒内陷时，疹子一出即没，经治疗后，疹毒复透出于表，疹子再现，这是病情好转，内陷的疹毒重新出表的表现。

表证多见于外感病，是外感病初期的证候，特点是发病急，病位浅、病程短。其发展的趋势是，邪外出则愈，入里则转为里证，病势转重。

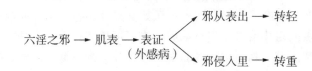

表证的一般主证：恶寒（或恶风）、发热、舌苔薄白、脉浮。常兼见头痛身痛，鼻塞流涕、咳嗽等症状。其特点是，恶寒与发热常同时出现，因而有"有一分恶寒，便有一分表证"的说法。辨证时还须注意舌苔的变化。有一分白苔，则有一分表证。表证初转入里，亦见白苔，但有干润的不同。表证舌苔薄白而润，原因是津液未损。里证则苔薄白而干，因津液已伤的缘故。由此可以看出，恶寒和苔薄白、脉浮，是诊断表证的重要依据。

二、里证

里证的形成原因，主要有三个方面的情况。

（1）表邪不解，内传入里，累及脏腑而成。例如，大叶性肺炎，初起常出现恶寒发热、头痛身痛、鼻塞流涕、脉浮数等表热证候，后则但热不寒、胸痛、咳嗽、吐铁锈色或黄色痰等里热证。

（2）外邪直接侵犯脏腑而发病。一般叫作"直中脏腑"。例如，过食生冷食物，或腹部受凉，以致寒邪内伤脾胃，发生腹痛，腹泻等里寒证。

（3）精神、饮食、劳倦等因素，直接影响脏腑气血，使到脏腑的功能失调，病开始即见里证。例如，郁怒伤肝，使肝气郁结，便出现双胁疼痛，乳房胀痛，月经不调，脉弦等证候。

从以上三种病因来看，里证的临床表现是多种多样的，但概括起来，有以下两个方面的表现。

（1）外感传里的里证表现：但热不恶寒，汗出而热不退，兼见脏腑证候。其脏腑证候视乎由表入里所侵犯的脏腑而决定。例如，入侵肺脏，则兼见肺热证候；入侵胃腑，则兼见胃热证候。

（2）脏腑本身发病的里证表现：某一脏腑发生病变，就出现那一脏腑的证候。例如，心病时，就出现心悸，易惊，失眠多梦，心烦，心痛，甚至神昏谵语等症状。具体内容见第六章。

三、半表半里证

凡病邪既不在表，又未入里，而介于表里之间所产生的证候，称为半表半里证。

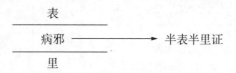

关于半表半里的病理解剖学基础，目前尚难确定。

半表半里的主证：寒热往来，胸胁苦满，心烦喜呕，口苦咽干，目眩，默默不欲食，脉弦。

半表半里证是病邪在于表里之间，属于少阳胆经的部位。正邪相争在表里之间，邪进正退则恶寒，正进邪退则发热，正邪互有胜负则寒热往来。胸胁为足少阳胆经所经过的地方。邪犯半表半里，则胆经受病，故胸胁胀满疼痛。胆热上逆则口苦、咽干、目眩，少阳火热内郁犯心则见心烦。肝与胆相连，肝胆疏泄失职，影响脾胃，导致肝脾或肝胃不和，就出现恶心、呕吐、不思饮食等症状。

四、表证、半表半里证、里证的鉴别

表证、半表半里证、里证的鉴别关键在于热型、疼痛部位、舌质、舌苔与脉象等方面。具体的鉴别见表3－8。

表3－8　表证、半表半里证与里证的鉴别

证型	热型	疼痛常见部位	舌质	舌苔	脉象
表证	恶寒发热	项背强痛	淡红	薄白	浮
半表半里证	寒热往来	胸胁胀痛	淡红	黄白	弦
里证	发热不恶寒	脘腹胀痛	红	黄	沉

五、表、里证与寒热虚实的关系

根据外邪性质及机体强弱的不同，常把表证（表3－9）和里证（表3－10）分为：

1. 表证

（1）表寒证——恶寒重，发热轻，无汗，头身疼痛，口不渴，舌质淡红，苔薄白，脉浮紧。

（2）表热证——发热重，恶寒轻，少汗，口渴，舌边尖红，苔薄白，脉浮数。

（3）表虚证——自汗，动则尤甚，脉浮缓，或浮而无力。

（4）表实证——无汗，脉浮紧，或浮而有力。

表 3-9 表证的鉴别

证型		病因	共同表现	不同表现
表证	表寒证	风寒之邪袭表	恶寒 发热 头痛 身痛 鼻塞 流涕 苔薄白 脉浮	恶寒重，发热轻，口不渴，舌淡红，脉浮紧
	表热证	风热之邪袭表		发热重，恶寒轻，口渴，舌红，脉浮数
	表虚证	风邪袭表兼机体卫气素虚		自汗，动则尤甚，脉浮缓，或浮而力
	表实证	风寒（风热）之邪袭表，卫气闭阻		脉浮紧，或浮数

2. 里证

（1）里寒证——畏寒，口不渴，手足冷，喜热怕冷，尿清，泄泻，舌质淡红，苔白滑，脉沉迟。往往偏重于脾胃寒。

（2）里热证——高热，口渴，手足温，烦躁不安，尿黄，便结，舌红，苔黄，脉洪数。往往偏重于胃热。

（3）里虚证——少气懒言，疲倦无力，头昏心悸，食减腹泻，舌质淡白、胖嫩，苔白，脉沉细无力。往往偏重于脾虚。

（4）里实证——高热，烦躁不安，大便秘结，腹胀满痛，痛处拒按，神昏谵语，舌质红，苔黄厚，脉沉实有力。往往偏重于胃实。

表 3-10 里证的鉴别

证型		病因	不同表现
里证	里寒证	寒邪直中脏腑或机能活动衰退	畏寒，口不渴，手足冷，喜热怕冷，尿清腹泻，舌淡苔白，脉沉迟
	里热证	外邪传里化热 热邪入侵脏腑 机能活动亢进	高热口渴，手足温，烦躁不安，尿黄便结，舌红苔黄，脉数
	里虚证	脏腑功能衰退	少气懒言，疲倦无力，头昏心悸，食减腹泻，舌淡苔白，脉沉细
	里实证	脏腑功能亢进或脏腑功能失调产生病理性产物	高热，烦躁不安，腹胀满痛处拒按，神昏谵语或出现痰饮、食积、血瘀、水湿等，舌红，苔黄厚，脉沉实有力

六、表证与里证的关系

1. 表里错杂

表里错杂，是指表证与里证同时并见，亦即是指"表里同病"。其发生原因有两种：①表邪未解，邪入于里；②原有里证，身患外感。

由于表里证各有虚实不同，故表里错杂，又分为两种情况：

（1）表虚里实。表虚——恶寒发热，头痛出汗。里实——腹满疼痛、痛处拒按、大便秘结。

病机：胃肠有蕴热宿食，复感风邪。

（2）表实里虚。表实——恶寒发热，身痛无汗。里虚——纳呆食减，食后腹胀、大便溏泄。

病机：脾胃素虚，复感风寒。

2. 表里转化

表里证的相互转化，表现在"由表入里"或"由里出表"。表里证相互转化是有条件的，主要是取决于正邪双方斗争的情况。

（1）由表转里。例如，症见恶寒发热，头身疼痛的表证，转归前病势轻浅，若邪盛正虚、失治误治，病邪入里，症见但热不寒、高热大汗、口渴引饮，则病势加重。

（2）由里转表。例如，疹毒内陷，症见疹出即没，高热烦躁，咳嗽气喘的里证，病势危重，若以清热透表之法积极治疗，加强护理，病邪由里转表，症见疹毒外透，热退喘平的表证，则病势转轻。

一般来说，由表转里，是邪盛正退，病情加重；由里转表，是正胜邪退，病情向愈。凡属由里证，多从里解，所以由里证转表证的临床比较少见。

第四节　阴证与阳证

阴证与阳证，是表里、寒热、虚实六纲的总纲。阴证是指体内阳气虚衰，或寒邪凝滞的病变和征象；阳证是指体内热邪壅盛，或阳气亢旺的病变和征象。因此，凡表、实、热证都属于阳证；里、虚、寒证都属于阴证。

临床辨别阴证和阳证是以寒热来区分的，阴证常表现为寒的征象，阳证常表现为热的征象。但是在临床上常见有表、寒、实证一并出现或里、虚、热证一同出现。因表证可与寒证同时存在，而实证亦可与寒证同时存在，所以在辨证以寒证为重要标志时，表、寒、实证一并出现则属阴证范围。同样，里虚热证亦因里证可与热证同时存在，而虚证与热证亦可同时存在，所以辨证以热证为重要标志时，里、虚、热证一同出现则属阳证范围。

阴证常见的证候：面白畏寒，身倦肢冷，口不渴或喜热饮，气短懒言，下痢清谷，小便清长，爪甲色青，舌淡苔白、脉沉细或沉迟。

阳证常见的证候：面红身热，恶热不恶寒，目赤，神烦气粗，口渴喜冷饮，尿赤便结，舌红苔黄，脉滑数有力。

阴证与阳证鉴别要点见表3-11。

表3-11 阴证与阳证鉴别要点

鉴别 / 类别	精神	面色	声息	寒热	动静	口渴	舌像	脉象
阴证	萎靡	苍白	气短声低	畏寒	喜静	口不渴	舌淡	迟弱
阳证	烦躁	面赤	气粗声高	身热	好动	口渴喜饮	舌红	洪实

阴证与阳证，在一定条件下，是可以转化的。阴证可以转化阳证，阳证也可以转化为阴证。例如，肺炎患者，初始表现为高热面红、咳嗽气喘、咳吐黄痰，烦躁，脉数（阳证）。若失治病情加重，则转为面色苍白、手足冰冷、大汗淋漓、脉微（阴证）。此时，若以温热药治疗，病情好转，则转为四肢转温、面色转红、口干微渴、舌红，脉数（阳证）。

一般来说，由阴证转阳证为顺证，而由阳证转阴证则为逆证。

临床上尚有阴虚、阳虚、亡阳、亡阴之证。

阴虚：是津血亏损或机体的机能不足所现的证候。一般症见形体消瘦、目眩耳鸣、口燥咽干、腰腿酸软、脉细苔少等津液、精血不足症状。同时还可兼见手足心热、午后潮热、颧红盗汗、苔红，脉数等症状。

阳虚：一般症见畏寒肢冷、疲乏无力、少气懒言、自汗、口淡不渴、面白，舌淡、尿清便溏、脉微无力等机能衰退的症状。

亡阴和亡阳多于慢性病的后期阶段或急性病急剧变化时出现，大都在高热大汗、剧烈吐泻、失血过多等阴液或阳气迅速丧失情况下出现。故张介宾说："难得者亦阳，易失者亦阳。"亡阳病情多急，类似现代医学所说的"休克"。若抢救不及时，则急剧恶化，又如张介宾说："阳之将亡其死速。"亡阴多见于慢性消耗病，与亡阳比较，病情较缓，即所谓"阴之将亡其死缓"。由于阴阳是互相依存的，所以亡阴可以导致亡阳，亡阳也可以导致亡阴，但各有轻重主次的区别，临床应灵活辨证，一般亡阴导致亡阳较多见。

关于亡阴与亡阳鉴别要点（表3-12），徐灵胎提出过："亡阴之汗，身畏热，手足温，肌热，汗亦热，而味咸，口渴喜凉饮，气粗，脉洪实，此其验也；亡阳之汗，身反恶寒，手足冷，肌凉汗冷，而味淡微粘，口不渴，而喜热饮，气微，脉浮数而空，此其验也。"

表3-12　亡阴与亡阳鉴别要点

辨证证候	寒热	汗出	口渴	呼吸	舌象	脉象	病理
亡阴	畏热烦躁四肢温暖	汗热而粘味咸	渴喜冷饮	短促	红干	细数无力	阴津将竭
亡阳	畏寒蜷卧四肢厥冷	汗清稀而凉亦有淋漓或如油、味淡	不喝或喜热饮	微弱	白润	微细欲绝	阳气将绝

阴阳、表里、寒热、虚实的辨证，都是从病变的某一方面去进行分析，并不能说明病变的全体。如表里，只说明病变的部位，寒热只说明病变的性质，虚实只说明正邪斗争时，正邪双方力量的强弱。阴阳从广义讲，可以概括表里、寒热、虚实。从狭义讲，脏腑气血等病变，都可以阴阳辨证。因此，在辨证时，必须把表里、寒热、虚实、阴阳结合起来运用，才能全面地反映病情。同时必须和脏腑气血的辨证结合起来，才能更具体地找出病变的所在。

在进行辨证时，首先要抓住主证，再根据主证进行分析，如发热的患者，主证已表明是热证，再根据有没有恶寒，以辨别在表在里，若无恶寒，即属里热。再根据是舌质舌苔、脉象等辨虚实，若舌红无苔而干、脉细数，即说明虚热而不是实热。这就可以确诊为里虚热证。

随着疾病的变化，临床表现也不断发生变化，所以辨证并不是静止不变的。医生必须认真地仔细地观察病证，了解病情，掌握矛盾的转化，进行新的辨证，决定新的治疗方法。

第四章 病因证治

疾病的发生，是机体的正常生理功能在某种程度上受到破坏，亦可以说是在一定条件下，正邪矛盾斗争的反映。正即正气，是指人体对致病因素的抵抗、康复能力。邪即邪气，是一切致病因素的总称。疾病的发生与否，取决于正邪矛盾两方斗争的胜负。中医学的发病学说十分重视人体的正气，认为正气是内因，邪气是外因，疾病的发生，虽然因有邪气（外因）的侵袭，但只有在人体正气（内因）相对虚弱，不足以抵抗外邪时，邪气才能乘虚侵入人体而起致病作用。这就是《内经》所说"正气存内，邪不可干""邪之所凑，其气必虚"的发病学观点。它特别强调正气在发病中的决定作用。此外，中医学也认为，疾病发生后的变化和预后，亦取决于正气的强弱。在疾病的正邪斗争过程中，若正胜邪退，则疾病趋向好转与痊愈；若正不胜邪，则病情恶化，预后不良。在某些特殊情况下，外邪亦可成为发病的主要原因，如某些严重感染或强烈的物理、化学因素等，即使如此，邪气还是在正气虚的情况下而致病。

中医学的发病学说，既强调人体的内在因素，又重视外在的发病条件，这种朴素的唯物辩证法，与片面地强调外因论的形而上学观点，有着根本的区别。

病因，是导致疾病发生的因素。中医学对病因的辨认是以临床症状为依据的。如恶寒重、发热轻、无汗的表现，是风寒之邪；发热重、恶寒轻、有汗的表现，是风热之邪。这种根据症状来推求病因的方法，叫作"审证求因"，因而病因亦是中医学辨证论治的重要内容。这种辨证方法称为"病因辨证"。不同的病因，具有不同的特性，致病后表现出不同的证候。因此，掌握不同病因的特点，及其致病后所表现的证候，是中医学辨认病因的主要方法。

疾病的发生是有各方面的原因造成的。中医学对于各种致病因素，主要区分为"六淫"和"七情"两大类，并认为前者是外因（外感），后者是内因（内伤）。而外感之中又有"疫疠之气"。此外，又有"饮食、劳倦、痰饮、瘀血、虫兽伤、跌扑、寄生虫病"等。本章着重讨论六淫、痰浊及食滞的证治。

第一节 六 淫 证 治

六淫是指外界气候的致病因素。自然界的气候，包括春风、夏暑、长夏湿、秋燥、冬寒等，这种风、寒、暑、湿、燥、火等气候的正常变迁，既是自然界四时六气变化的客观规律，也是促进自然界生物发育，生长的客观条件，称为"六气"。当气候发生反常变化，包括非其时而有其气，如春季应温而反寒，冬季应寒而反温等，以及气候的急剧变化，如暴冷暴热等，超过了人体的适应能力，或人体由于某种原因而导致抵抗力下降，不能适应气候的变化，就可以导致疾病的发生，这种情况下的"六气"就称为"六淫"。因此，习惯上六淫泛指一切外感致病因素。现今看来，它除了气候因素之外，可能还包括了一些传染性致病因数（如细菌、病毒、真菌等），只因当时历历史条件限制，古人还未能认识清楚而已。

六淫致病，一般有以下四方面特点。

（1）六淫之邪侵袭人体，多从皮毛或口鼻而入，首先犯表，故外感病一般是先见表证，随后有由表入里，侵犯脏腑，病情由轻变重。

（2）六淫致病，多有季节性，如春季多风病（伤风感冒好发于春季），夏季多暑病（在烈日或高温下从事体力劳动易于中暑），长夏多湿病（雨量多，湿度大，易于引起湿证，如泄泻、痢疾等），秋季多燥病（雨量少，空气干燥，易感受燥邪而为病，出现鼻燥、咽干、口渴等症），冬季多寒病（温度下降或冷空气的侵袭，常使某些慢性疾病，如痹证，哮喘等病情加重）。这是因为六气分别为五时的主气（春主风、夏主暑、长夏主湿、秋主燥、冬主寒）的缘故。

（3）六淫之邪可以单独致病，但亦常夹杂一起致病，如风寒或风热感冒，湿热泄泻，风寒湿痹等。

（4）人体体质有强弱不同，因而在发病过程中，六淫之邪侵犯人体，在一定条件下可以互相影响，或互相转化，如感受风、寒、暑、湿、燥等各种外邪，在一定条件下均可以化火，所以有"五气化火"之称。又如热邪不解，耗伤津液可以化燥。

此外，还有些并不是外感疾病，但亦出现有类似风、寒、湿、燥、火的证候，在中医学里，为了与外感六淫邪气相区别，把它称为内风、内寒、内湿、内燥、内火，此即所谓"内生五邪"。一般认为前者是病因，后者是病证。这些"内生五邪"所表现的病证，都是由于脏腑功能失调所引起，如阳虚生寒、阴虚生热、津亏化燥、脾虚生湿、热极生风等。值得注意的是，外感六淫与内生五邪，两者之间常常可以互相影响。例如，外风可以引动内风，外湿可以引动内湿，阳虚易感外寒等等。由于内生五邪与外感六淫具有某些类似的性质和证候特点，故亦放在这里一起讨论。

一、风证证治

风有外风、内风之分。外风是指导致人体发病的风邪。它多见于春季，因风是春天的主气，但四季均可有风，这常与其他病邪结合致病，如风寒、风热、风湿、风温之类。因此，风邪是外感疾病的先导，故有"风为百病之长"的说法。内风则是由于肝的生理功能紊乱所导致的病理反应。

（一）风邪的性质及其致病特点

（1）风为阳邪，其性开泄。风为春季的主气，具有升发、向上、向外的特点，故属于阳邪。由于风性向上向外具有阳热发散的特质，故风邪伤人后，使人腠理疏泄，出现发热、恶风、出汗的症状，且容易侵犯人体上部（头面）和肌表。

$$
风为阳邪，其性\begin{cases}升发\\向上\\向外\end{cases}易伤头面肌表\begin{cases}阳热\\发散\end{cases}皮毛腠理开泄\begin{cases}发热\\恶风\\出汗\\脉浮\end{cases}
$$

（2）风性善行而数变。它是指风病的病位无定处，游走不定，症状变幻无常。如行痹或风痹（游走性风湿性关节炎），其疼痛部位上下左右游走不定，这是由于风邪偏胜所致。再如风疹（荨麻疹），表现皮肤瘙痒，散漫无定处，此起彼伏，也是风性善行的具体表现。数变即发病急，病情变化快，如风热感冒，发病急骤，极易化热入里；现代医学的脑血管意外一病，发病常是突然昏倒，不省人事，由于其发病急骤，因此，称之为"中风"。

$$
风性\begin{cases}善行——病位无定处，游走不定\\数变——病情变化快，发病急骤\end{cases}症状变化无常
$$

（3）风性主动。所谓动，是动摇不定的意思。诸如临床常见的眩晕、手足颤动、麻木、抽搐、角弓反张、口眼歪斜、半身不遂等症状，都属于风的证候。故《内经》说："风胜则动""诸暴强直，皆属于风"。

由于肝脏藏血、主筋、开窍于目，且内风是肝功能失调所致，故风可以从内而生；外风则由风邪化热，消耗津液，导致筋失所养而"热极生风"，但须有热性病形证，始能按外风处理，否则仍宜按内风处理。某些高血压病的眩晕，则属于阴虚阳亢的肝风内动，而某些急性传染病如流行性脑脊髓膜炎、乙型脑炎等病情中出现的惊厥、抽搐等，则为外邪导致风邪内动。

$$
风邪的分类\begin{cases}外风——外感风寒（热）——传里化热——消耗津液——热极生风\\内风——肾阴亏虚——水不涵木——肝阳上亢——阳亢动风\end{cases}\begin{matrix}惊厥\\抽搐\\强直\end{matrix}\begin{cases}有热性病形证\\无热性病形证\end{cases}
$$

（二）常见的风证证治

1. 外风

（1）伤风。

主证：恶风、发热、汗出，或并见咽痒、咳嗽、鼻塞、流涕、脉浮缓。

病机：

$$风邪\begin{cases} 袭表——腠理疏泄——恶风、发热、汗出、脉浮缓 \\ 犯肺——肺失宣畅——咽痒、咳嗽、鼻塞、流涕 \end{cases}$$

治则：解表疏风。

方剂：桂枝汤（《伤寒论》）。

[组成] 桂枝9 g，白芍9 g，生姜9 g，大枣4 枚，甘草6 g，水煎温服，并啜热粥，温复以助汗，取微汗。

[功用] 解肌发表，调和营卫。

歌诀：桂枝汤治太阳风，桂芍生姜草枣同，自汗恶风项强痛，调和营卫可收功。

[方解] 本方是解肌表、和营卫的方剂。方中桂枝辛温，助心阳、通经络、解肌以祛在表之风邪，使卫不致强；白芍苦酸微寒，益阴和里，固在里的营阴，令营不致弱；生姜味辛，助桂枝以辛散卫分表邪；大枣助桂、芍而和营血，姜枣配合，有调和营卫之功；炙甘草温中调和诸药。本方应用广泛，不但用于感冒风寒表虚证，且一般杂病表虚自汗，或妊娠恶阻，因气血不和、脾胃虚弱所致者，亦可用本方治疗。

主症	病机	用方	药物	作用
恶风发热 自汗项痛 鼻塞流涕 舌苔薄白 脉象浮缓	风邪束表 营卫不和	桂枝汤	桂枝 白芍	解肌发表 和血敛阴
			生姜 大枣	调和营卫
			炙甘草	调和诸药

（2）风寒。

主证：恶寒重、发热轻、头痛项强、鼻塞流涕、无汗、舌苔薄白、脉浮紧。

病机：

$$风寒\begin{cases} 上侵——头痛项强 \\ 束表——恶寒重，发热轻，鼻塞流涕，无汗，舌苔薄白，脉浮紧 \end{cases}$$

治则：解表散寒。

方剂：麻黄汤（《伤寒论》）。

[组成] 麻黄6 g，桂枝6 g，杏仁9 g，甘草3 g，水煎服，服后取微汗。

[功用] 发汗解表，宣肺平喘。

歌诀：麻黄汤中配桂枝，杏仁甘草四般施，发热恶寒头项痛，风寒无汗服之宜。

[方解] 方中麻黄发汗解表以散风寒，宣利肺气以平喘咳，为主药；桂枝发汗解肌，温经通阳，有增强麻黄发汗解表、解除头痛项痛之功，为辅药；杏仁宣降肺气，协助麻黄以平喘，为佐药；甘草调和诸药，用以缓和桂枝之辛，且能防止麻黄过于发散，为使药。诸药配合，具有发汗解表、宣肺平喘之功。本方亦可用于寒喘、冷哮，或风、寒、湿三气合成痹等证。

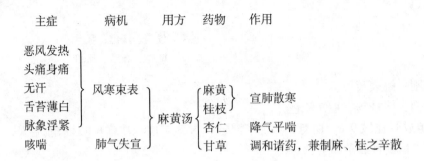

（3）风热。

主证：发热重、恶寒轻、头痛、出汗、咳嗽或咽喉肿痛、苔薄黄、脉浮数。

病机：

$$风热 \begin{cases} 袭表——卫气被郁——发热微恶寒，出汗，苔薄黄，脉浮数 \\ 肺气失宣——咳嗽 \\ 上侵——壅滞咽喉——咽喉肿痛 \end{cases}$$

治则：解表散热。

方剂：

1）银翘散（《温病条辨》）。

[组成] 金银花30 g，连翘13 g，淡竹叶6 g，荆芥穗12 g，牛蒡子12 g，淡豆豉12 g，桔梗12 g，薄荷6 g（后下），芦根30 g，甘草6 g，水煎服。

[功用] 辛凉解表，清热解毒。

歌诀：银翘散主上焦医，竹叶荆牛豉薄依，甘桔芦根再加之，风温初感此方施。

[方解] 方中以金银花、连翘辛凉解表、清热解毒，为主药；薄荷、荆芥、淡豆豉辛散表邪，透热外出，为辅药；桔梗、牛蒡子、甘草宣肺祛痰、利咽散结；淡竹叶、芦根甘凉轻清、清热生津以止渴，为佐使药。吴鞠通认为此方之妙在于"纯然清肃上焦，不犯中下，无开门揖盗之弊，有轻清去实之能"。根据临床运用，吴氏的评语是非常恰当。本方用途甚广，如流感、流脑、乙脑（轻型）、麻疹、支气管肺炎、大叶性肺炎、急性扁桃腺体炎等热性病的初期，见证如上述者，以本方加减治疗，均有较好疗效。

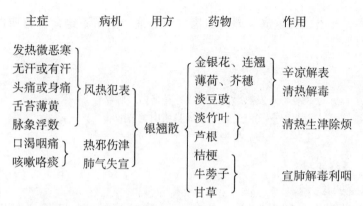

2）桑菊饮（《温病条辨》）。

[**组成**] 桑叶 12 g，菊花 9 g，连翘 12 g，桔梗 6 g，杏仁 9 g，薄荷 3 g（后下），芦根 18 g，甘草 3 g，水煎服。

[**功用**] 疏风清热、宣肺止咳。

歌诀：桑菊饮仲薄桔翘，杏仁甘草芦根调，风温咳嗽兼微渴，头痛身热此方疗。

[**方解**] 方中以桑叶、菊花甘凉轻清，疏散上焦风热，且桑叶善走肺络，清疏肺热，为主药；薄荷助桑叶、菊花以疏散上焦风热；杏仁、桔梗宣肺止咳，为辅药；连翘苦寒清热解毒；芦根甘寒清热生津而止渴，共为佐药；甘草调和诸药，为使药，与桔梗相配，并利咽喉。诸药合用，共奏疏风清热、宣肺止咳之效。本方不仅用于风温初起，《温病条辨》尚用之以治"感燥而咳者"。此即叶天士所谓"温自上受，燥自上伤，理亦相等，均是肺气受病"之理。笔者曾根据叶氏理论，采用本方加减，配伍一些滋阴润肺之药，如沙参、麦冬、玉竹、贝母、白芍等，以治干咳无痰、咽喉燥痒的燥咳，服之数剂，确显良效。

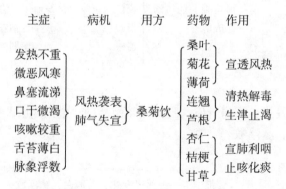

银翘散与桑菊饮均为辛凉解表之剂，与清热药相配伍，都能兼清宣肺气。但银翘散清热解毒、辛凉透表的作用较强，而桑菊饮宣肺止咳的作用较佳。所以，外感风热初起，恶寒发热等表证较重，而咳嗽、肺气失宣证候较轻者，用银翘散，而恶寒发热等表证较轻，但咳嗽、肺气失宣证候较重者，宜用桑菊饮。

（4）风湿。

主证：发热、恶寒、汗出、头重痛、周身肌肉关节酸痛、走窜不定、舌苔薄白、脉浮或濡。

病机：

$$
风湿之邪
\begin{cases}
袭表——发热恶风，汗出，苔薄白，脉浮 \\
侵络——气血受阻——周身肌肉关节酸痛 \\
上扰——头痛如裹
\end{cases}
$$

治则：祛风除湿，通络止痛。

方剂：防风汤（《宣明论方》）。

[组成] 防风9 g，秦艽9 g，麻黄9 g，肉桂6 g，葛根15 g，当归12 g，茯苓15 g，杏仁9 g，黄芩9 g，生姜3片，甘草6 g，大枣9 g，水煎服。

[功用] 祛风除湿，通经活络。

歌诀：防风汤用桂葛芩，麻黄秦艽与杏仁，当归赤苓生姜甘，祛风止痛效称能。

[方解] 方中以防风祛风除湿，为主药；秦艽、麻黄佐防风以辛解表，通经活络；葛根解肌生津；杏仁善开上焦，宣通肺气，通调水道，黄芩清泄肺热，茯苓清利下焦湿热，三者配合，佐防风以化湿清热；当归养血祛风，此即所谓"治风先治血，血行风自灭"；甘草调和诸药。近有用本方以治风湿性关节炎，证见游走性关节疼痛，头重胀痛，苔白脉浮。

主症	病机	用方	药物	作用
恶风发热 头痛汗出 关节酸痛 走窜不定 舌苔薄白 脉浮或濡	风湿袭表 气滞血凝 发而成痹	防风汤	防风	祛风除湿
			麻黄、桂枝 生姜、秦艽	辛温解表 通经活络
			杏仁、黄芩、茯苓	化湿清热
			当归	养血祛风
			葛根	解肌生津
			甘草、大枣	调和诸药

（5）风水。

主证：恶风、发热、头痛身痛、眼睑或颜面浮肿，继则四肢及全身皆肿，发病急骤，尿少，苔薄白，脉浮数。

病机：

$$
风邪袭表
\begin{cases}
邪郁于卫——恶风发热，苔薄白，脉浮数 \\
肺气失宣——风水相搏，溢于肌肤——浮肿 \\
肺失通调——膀胱气化失常——尿少 \\
风水相搏——浮肿自上而下，发病迅速
\end{cases}
$$

治则：疏风解表，宣肺利水。

方剂：越婢加术汤（《金匮要略》）。

[组成] 麻黄9 g，生石膏18 g，生姜9 g，大枣5枚，白术9 g，甘草6 g，水煎服。

[功用] 疏风清热，宣肺行水。

歌诀：越婢加术治风水，麻石甘枣姜术需，浮肿尿少兼咳嗽，宣肺行水即能瘥。

[方解] 方中麻黄为主药，解表发汗，宣肺利水，通过发汗作用，使邪从汗解；通过宣畅肺气作用，使水道通调，则水湿从小便而去；生姜开胃散水，使胃能"游溢精气，上输于脾"；白术输转脾精，使脾能散精，上归于双肺；生石膏清泄肺热；大枣、甘草补气和中。诸药配合，则有疏散水湿，宣肺清热之功。在临床上，用本方用以治疗急性肾炎，疗效较佳。本方治疗急性肾炎，主要是通过利水作用以清除体内水湿，其机理是与麻黄开宣肺气的作用有关。

主症	病机	用方	药物	作用
恶风发热 面目浮肿 后及全身 小便不利 舌苔薄白 脉象浮数	风邪袭表 肺气失宣 通调不利	越婢加术汤	麻黄	宣肺利水
			生石膏	泄肺热
			生姜	辛散行水
			白术	健脾燥湿
			大枣 甘草	补气和中

（6）风疹。

1）风热疹块。

主证：皮肤突然出现大小不等，形状不一的皮疹，其色鲜红，此起彼消，反复发作，舌质红，苔薄白，脉浮数。

病机：肌肤有湿，复感风热，致皮肤突发风疹，其色鲜红，反复发作。

治则：消风散热，祛湿止痒。

方剂：消风散（《外科正宗》）。

[组成] 荆芥、防风、当归、生地黄、苦参、苍术、蝉蜕、胡麻仁、牛蒡子、知母、石膏各6 g，木通、甘草各3 g，水煎服。

[功用] 疏风养血，清热利湿。

歌诀：消风止痒荆防归，地牛苦参胡麻栖，苍蝉知膏通与草，风热疹块功效威。

[方解] 方中荆芥、防风疏风解表，蝉蜕、牛蒡子疏风清热，知母、石膏清凉解热，苦参、苍术、木通利水祛湿，生地黄、当归、胡麻仁养血祛风，甘草清热解毒，调和诸药。上述药物同用，有解表疏风、清热祛湿及止痒之功。

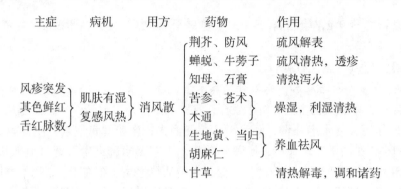

主症	病机	用方	药物	作用
风疹突发 其色鲜红 舌红脉数	肌肤有湿 复感风热	消风散	荆芥、防风	疏风解表
			蝉蜕、牛蒡子	疏风清热，透疹
			知母、石膏	清热泻火
			苦参、苍术 木通	燥湿，利湿清热
			生地黄、当归 胡麻仁	养血祛风
			甘草	清热解毒，调和诸药

2）风寒疹块。

主证：皮肤突然出现大小不等，形状不一的皮疹，其色淡红，此起彼消，反复发作，舌淡苔白，脉浮缓或浮紧。

病机：肌肤有湿，复感风寒，致皮肤突发风疹，其色淡红。

治则：解表散寒，祛风除湿。

方剂：荆防败毒散（《医宗金鉴》）。

[组成] 荆芥9 g，防风9 g，柴胡9 g，前胡9 g，羌活6 g，独活6 g，枳壳5 g，桔梗9 g，茯苓9 g，川芎6 g，甘草5 g。水煎服。

[功用] 发汗解表，散风祛湿。

歌诀：荆防败毒草苓芎，姜独柴前枳桔同，外感风寒夹湿重，解表风疹亦奏功。

[方解] 荆芥、防风疏散风寒为主药，辅以羌活、独活散风祛湿以除肢体烦痛，合川芎以治头项强痛；柴胡协助荆防以疏散表邪；前胡、桔梗宣肺散邪；枳壳理气宽胸；茯苓渗湿健脾；甘草调和诸药。本方原为治疗外感风寒挟湿的方剂，因其有散风祛湿解表之效，所以可用于风寒所致的风疹块。

主症	病机	用方	药物	作用
风疹突发 其色淡红 舌淡脉缓	肌肤有湿 复感风寒	荆防败毒散	荆芥、防风	疏风散寒
			羌活、独活	散风祛湿
			川芎	活血祛风
			柴胡	疏解表邪
			前胡、桔梗	宣肺散邪
			枳壳	理气宽胸
			茯苓	渗湿健脾
			甘草	调和诸药

3）肠胃实热疹块。

主证：皮肤突然出现大小不等、形状不一之皮疹，此起彼消，反复发作，兼见有腹脘疼痛，大便秘结或湿热下泻，舌红苔白或微黄厚，脉数。

病机：肠胃素有实热，复感风邪，风疹突发，脘腹疼痛，便秘或下泻。

治则：散风清热，化湿解毒。

方剂：防风通圣散（《宣明论方》）。

[**组成**] 荆芥 9 g，防风 9 g，连翘 12 g，麻黄 9 g，薄荷 6 g（后下），川芎 6 g，当归 12 g，白芍 12 g，白术 9 g，栀子 9 g，大黄 6 g，芒硝 12 g，生石膏 15 g，黄芩 9 g，桔梗 9 g，甘草 6 g，滑石 15 g，水煎服。

[**功用**] 解表通里，散风清热，化湿解毒。

歌诀：防风通圣大黄硝，荆麻甘桔枝芍翘，芎归膏滑薄岑术，外科疡毒风疹消。

[**方解**] 荆芥、防风、麻黄、薄荷能发汗解表，使肌表郁热从汗而解；大黄、芒硝破结通便，使在里实热从下而出；栀子、滑石清热利小便；桔梗、生石膏、黄芩泻热清肺胃；川芎、当归、白芍活血和营；连翘清热退肿；甘草、白术和中健脾而燥湿。本方原是治疗表里实热之方，因其有内外分消、泻热通下而出之效，所以外科疡毒及风疹亦可用。

主症	病机	用方	药物	作用
风疹突发 腹脘疼痛 便秘或下泻 舌红脉数	肠胃实热 复感风邪	防风通圣散	荆芥、防风 麻黄、薄荷	发汗解表
			大黄、芒硝	散结通便
			栀子、滑石	清热利小便
			桔梗、生石膏、黄芩	泻热清肺胃
			川芎、当归、白芍	活血和营
			连翘	清热退肿
			甘草、白术	和中健脾

除以上三种病因所致的风疹外，还有素有湿毒、兼有肠道寄生虫感染或因进食虾蟹而风疹暴发，宜祛风清热，佐以杀虫解毒，如消风散加使君子、雷丸、槟榔等治之。

2. 内风

证见头昏目眩、手足麻木、四肢抽搐、甚则突然昏倒、不省人事、口眼歪斜、半身不遂、角弓反张、颈项强直等，这些症状都具有多动善变、发病急骤等特点，与风性相近，故亦属风证。此风是属内生，与心、肝、肾三脏功能失调尤其是肝脏的关系密切，即《内经》所说："诸风掉眩，皆属于肝。"故此内风，在临床上，常称为"肝风"。

内风临床特点 { 轻型　头昏目眩、手足麻木、肌肉颤动（或称前驱期）；口眼歪斜（中经络） / 重型　突然昏倒、不省人事、四肢抽搐、角弓反张、颈项强直、半身不遂（中脏中腑）

内风的产生，常见有以下三种情况。

（1）热极生风。

主证：高热、神昏、抽搐、舌红、苔黄燥、脉弦数。

病机：本证多见于温热病，特别是小儿患者。

温、热病邪——热邪炽盛——→热灼津液——→热邪扰动肝风——→高热、神昏、抽搐治则：清热熄风。

方剂：羚角钩藤汤（羚羊角、桑叶、菊花、钩藤、生地黄、贝母、茯神、竹茹、白芍、甘草）。

（2）阴虚动风。

主证：轻则头昏目眩、手足麻木，重则突然昏倒、半身不遂，兼见腰膝酸软，耳鸣耳聋，舌红绛无苔或少苔，脉弦细数。

病机：肾水亏虚，水不涵木，肝阴不足，肝阳亢旺，阳亢生风。

```
                      腰膝酸软，耳鸣耳聋
                           ↑
肝肾阴虚 → 肝阳上亢 → 阳亢生风 ⎰ 轻型——头昏目眩，手足麻木
                           ↓      ⎱ 重型——突然昏倒，半身不遂
                      舌绛无苔，脉弦细数
```

治则：滋阴熄风。

方剂：大定风珠（阿胶、生地黄、麦冬、白芍、五味子、甘草、煅牡蛎、龟板、鳖甲、麻仁、鸡子黄）。

（3）血虚生风。

主证：面色苍白、唇甲无华、皮肤枯槁、心悸气短、头昏眼花、四肢麻木、手足颤动或抽搐、舌淡苔白、脉细弱。

病机：

```
         ⎧ 血不养肝 → 肝血不足 → 肝失所养 → 四肢麻木，手足颤动
精血亏虚 ⎨ 血不养心 → 心血不足 → 心悸气短，舌淡，脉细
         ⎩ 血不养脑 → 头昏眼花
           ↓
         血虚 → 面色苍白，唇甲无华，肌肤枯槁
```

治则：养血熄风。

方剂：阿胶鸡子黄汤（《通俗伤寒论》）。

[组成] 阿胶9 g（另溶化），白芍9 g，石决明15 g，钩藤15 g，生地黄15 g，茯神12 g，络石藤15 g，煅牡蛎15 g，鸡子黄1枚，炙甘草3 g。上药除阿胶、鸡子黄二味外，用水煎汁去渣，纳胶烊尽，再入鸡子黄、搅令相得，温服。

[功用] 养血滋阴，柔肝熄风。

歌诀：阿胶鸡子黄汤好，地芍钩藤牡炙甘草，石决茯神络石藤，阴虚风动此方保。

[方解] 方中阿胶、鸡子黄为主药，取其血肉有情之品，液多质重，以滋阴血而熄肝风；白芍、茯神、炙甘草为辅药，一则酸甘化阴以柔肝，二则以水制木而熄风；石决明、煅牡蛎为佐药，用以潜亢旺之肝阳；钩藤、络石藤为使药，以通络舒筋。

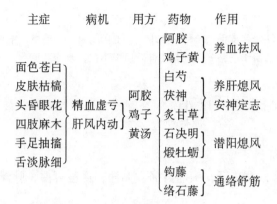

二、寒证证治

寒有外寒与内寒之别。寒是冬季的主气。外寒，是指导致人体发病的外界寒邪。即由外界寒邪侵袭而发生的病变。它有伤寒与中寒之分。凡寒邪伤于肌表，则为"伤寒"，而寒邪直中脏腑，则为"中寒"。内寒，是机体机能衰退，阳气不足的反映。

外寒与内寒虽有不同，但它们之间是互相联系，互相影响的。例如，阳虚内寒个体，容易感受外寒；外寒侵入机体，往往损伤人体阳气，导致内寒。

（一）寒邪性质及其致病特点

（1）寒为阴邪，易伤阳气。寒邪袭表，卫阳受郁，不能外达，客于肌肤，便出现恶寒、发热、无汗等症状；寒邪中里，里阳受损，便出现腹中冷痛、大便溏泄或下痢清谷、小便清长、呕吐清水、痰涎稀薄等症状。故《素问·至真要大论》说："诸病水液，澄澈清冷，皆属于寒。"

$$寒（阴邪）\xrightarrow{易伤阳气} \begin{cases} 袭表——卫阳受郁 \\ 侵里——里阳受损 \end{cases} 导致人体阳气虚衰$$

（2）寒性凝滞，主痛。寒邪使机体气凝血滞，气血流通障碍，因而发生疼痛，此即所谓"不通则痛"，故寒邪是形成疼痛的主要因素之一。寒邪入侵部位不同，就表现出不同部位的疼痛，若中于头面，则头身疼痛；中于经络，则骨节疼痛，麻木不仁，甚则屈伸不利；中于脏腑，则胸腹疼痛。

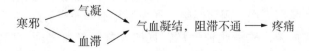

（3）寒主收引。收引是收缩牵引的意思。

$$\text{寒邪} \begin{cases} \text{客于血脉} \longrightarrow \text{血管收缩} \longrightarrow \text{疼痛脉紧} \\ \text{侵袭皮毛} \longrightarrow \text{腠理收缩} \longrightarrow \text{卫阳闭束} \longrightarrow \text{恶寒、发热、无汗} \\ \text{留于筋络} \longrightarrow \text{拘急不伸、肌肉不仁、身冷肢厥} \end{cases}$$

（二）常见的寒证证治

1. 外寒

（1）外感寒邪。

主证：恶寒重，发热轻，头痛身痛，无汗，舌苔薄白，脉浮紧。

病机：

$$\text{寒邪入侵} \begin{cases} \text{寒在皮毛} \longrightarrow \text{恶寒、脉浮紧} \\ \text{卫阳郁于肌表} \longrightarrow \text{发热} \\ \text{寒气凝滞} \begin{cases} \text{腠理闭塞} \longrightarrow \text{无汗} \\ \text{营卫凝滞} \longrightarrow \text{头痛身痛} \end{cases} \end{cases}$$

治则：解表散寒。

方剂：麻黄汤（麻黄、桂枝、杏仁、甘草）。

（2）寒痹。

主证：关节疼痛，痛有定处，得温则减，遇寒则剧，关节肌肉拘挛，肌肤麻木不仁，舌苔薄白，脉弦紧。

病机：

$$\text{寒邪入侵} \begin{cases} \text{阻滞脉络} \longrightarrow \text{气血运行不畅} \longrightarrow \text{不通则痛} \longrightarrow \text{关节疼痛} \\ \text{痛有定处} \begin{cases} \text{得热} \longrightarrow \text{气血运行畅通} \longrightarrow \text{痛减} \\ \text{遇寒} \longrightarrow \text{气血凝滞更甚} \longrightarrow \text{痛增} \end{cases} \\ \text{寒性收引} \longrightarrow \text{关节肌肉拘挛，肌肤麻木不仁，脉弦紧} \end{cases}$$

治则：温经散寒、除痹止痛。

方剂：乌头汤（《金匮要略》）。

[组成] 制川乌（蜜制）9 g，麻黄 6 g，白芍 15 g，黄芪 15 g，甘草 6 g，水煎服（注意：乌头有毒，应久煎，且不可常服）。

[功用] 温补阳气，祛寒止痛。

歌诀：乌头汤内有麻黄，白芍黄芪甘草襄，川乌制用宜久煎，寒痹骨痛服之良。

[方解] 本方为治寒痹之要方，故用乌头祛寒而温里，为主药；麻黄解寒邪而达于表，为辅药；黄芪补正而散邪；白芍、甘草敛阴而定痛，为佐使药。诸药配合，则成温经祛寒之剂。寒邪入侵，阻滞经络，气血运行不畅而成痹症，多因正气亏虚，卫阳不固，病邪乘虚而袭，故治此种痹症，宜加入益气养血之药，如党参、黄芪、当归、鸡血藤、熟地等药。如疼痛较剧者，可适当加入桂枝、淫羊藿、熟附子等药，以加强壮阳之力。

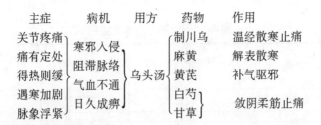

（3）寒伤脾胃（中寒）。

主证：脘腹疼痛，喜热恶冷，呕吐清水，肠鸣泄泻，甚则突然战栗，身冷肢厥，舌苔白滑，脉沉迟。

病机：本证是由于寒邪直中于里，日久损伤脾胃阳气，导致其气升降失调，不能腐熟运化水谷。

$$寒邪直中脾胃 \begin{cases} 气机阻滞 \begin{cases} 不通则痛——腹痛肠鸣 \\ 胃气上逆——呕吐清水 \end{cases} \\ 运化失常——清浊不分——泄泻 \\ 阳气被郁——不能外达——战栗拘挛，身冷肢厥 \\ 寒邪凝滞——脉道不畅——脉沉迟 \end{cases}$$

治则：辛热祛寒。

方剂：

1）理中汤（党参、白术、干姜、炙甘草），此方用于寒邪侵犯脾胃、腹痛、肠鸣、泄泻之证。

2）四逆汤（附子、干姜、炙甘草）。

2. 内寒

内寒是指寒自内生。其中有"阳虚生寒"的里虚寒证。其主证为面色苍白，手足不温，畏寒喜暖，舌淡胖，脉沉迟。

根据各个脏腑不同的生理特点，其临床表现是多种多样。如心阳不足，则伴有心胸憋闷，甚至绞痛，面青唇紫等症状；脾阳不足，则伴有脘腹胀痛，食欲不振，大便溏泄，呕吐清水、涎沫等症状；肾阳不足，则伴有腰膝酸软、耳鸣耳聋、夜尿频数、男子阳痿、女子带下清稀、少腹阴冷、膝胫发凉、腰脊冷痛等症状。

若过食生冷，则产生沉寒积冷的里寒实证。其主证为腹痛、食减、便秘、腹部喜热恶寒，脉沉迟有力。

有关内寒的具体证治，在脏腑证治一章详细叙述，在此不重复，请翻阅参考。

在临床上，要注意中寒与内寒之鉴别（表4-1），一般来说，中寒多属实证，起病较急，多见于新感患者，且遇热后恶寒仍难消失；内寒多属虚证，起病缓慢，多见于体虚久患者，遇热则畏寒肢冷好转。

表 4 −1　中寒与内寒之鉴别

鉴别 病证	症候	起病	恶寒/畏寒	病程
中寒	实寒证	较急	恶寒遇热难消	多为新感
内寒	虚寒证	较缓	畏寒遇热好转	多为体虚久病

三、暑证证治

暑，是夏季使人致病的热邪。因此，暑为夏天的主气，是火热之气所化。夏季感受热邪而发生的病变，称为暑病。但有"先夏至日为病温，后夏至日为病暑"的区别。夏季在烈日或高温环境下工作感受暑邪易发生中暑。

（一）暑邪的性质及其致病特点

（1）暑为阳邪，其性炎热。暑是夏令自然界炎热之气，故感暑而患者，可见高热、口渴、多汗、脉洪等火热的症状。

$$暑\begin{cases}阳邪\\性热\end{cases}\xrightarrow{伤人}高热、口渴、多汗、脉洪$$

（2）暑性升散，耗气伤津。暑邪有升散的性质，故侵人则使腠理开而多汗。开泄出汗过多，则损伤津液，出现口渴喜饮，心烦闷乱，小便短赤等症状。汗多不仅伤津，而且伤气。津气耗伤太过，甚则令人猝然昏倒，不省人事。

$$暑邪\longrightarrow性升散\xrightarrow{侵人}腠理开泄\longrightarrow多汗\longrightarrow伤津耗气\longrightarrow昏迷$$

（3）暑多夹湿。夏暑季节，特别是长夏之时，雨量较多，气候常潮湿，故在感受暑热的同时，往往兼感湿邪，因而有"暑多夹湿"的说法。临床上除见暑的症状外，还可见头重如裹，四肢困倦，胸脘胀闷，食欲不振，胸闷呕恶，大便溏泄，小便短少，舌苔黄腻，脉濡等症状。

$$暑多夹湿\longrightarrow暑湿\begin{cases}暑证——高热，口渴，多汗\\湿证——头重，肢倦，纳呆，胸闷，呕恶，便溏，苔腻，脉濡\end{cases}$$

（二）常见的暑证证治

1. 暑热

主证：高热多汗，心烦口渴，气短倦怠，头痛头晕，苔黄，脉洪数无力。

感受暑邪 {阳邪——高热，头痛，头晕，心烦，脉数
升散——多汗 {耗气——气短，倦怠，脉无力
伤津——口渴引饮

治则：解表清暑，养阴生津。

方剂：白虎汤（生石膏、知母、甘草、粳米），加西瓜翠衣、荷叶、淡竹叶、金银花、连翘、石斛。

2. 暑湿

主证：身热不扬（即体表初扪不热，稍久则灼手；湿热在表，寒热模糊，故称身热不扬），午后为甚，胸闷呕恶，食欲不振，身重困倦，懒言嗜睡，小便黄，大便溏，苔黄腻，脉濡数。

病机：

暑邪夹湿 {阳气郁而不散——身热不扬，午后为甚
暑湿阻滞中焦——胸闷呕恶，食欲不振，身重困倦，尿黄便溏，苔黄腻，脉濡数

治则：清暑化湿。

方剂：新加香薷饮（《温病条辨》）。

[组成] 香薷 9 g，扁豆花（鲜）9 g，厚朴 6 g，金银花 12 g，连翘 12 g，水煎服。

[功用] 散暑清热、和中化湿。

歌诀：新加香薷豆朴先，加入银花与连翘，暑热身困并呕恶，可用此方效良宜。

[方解] 香薷性味辛温而有芳香之气，有发汗解肌、宣化湿邪之效，是本方主药；扁豆花可以清暑渗湿而和中，厚朴除湿散满，加入辛凉解表清热的金银花与连翘，有解表、清暑、化湿和胃之功。

主症	病机	用方	药物	作用
身热不扬 胸闷呕恶 身重困倦 尿黄便溏 舌苔黄腻 脉象濡数	暑邪夹湿 阳气不散 湿阻中焦	新加香薷饮	香薷	发汗解肌
			扁豆花	清暑渗湿和中
			厚朴	除湿散漫
			金银花 连翘	解表清热

3. 中暑

主证：烈日或高空下工作过久，轻者突然高热汗出，胸闷呕恶，头晕头痛，神疲肢倦，口渴尿少，重则突然昏倒，不省人事，面色苍白，冷汗不止，手足厥冷，脉虚大无力或沉伏。

病机：感暑过重，暑邪内袭，气机闭塞，津气暴脱。

$$
烈日或高温下过久卒中暑邪
\begin{cases}
邪闭清窍——突然昏倒，不省人事，头晕头痛 \\
暑热内蒸——高热汗出，胸闷呕恶，口渴尿少 \\
耗气伤津——冷汗不止，手足厥冷，脉虚大无力或沉伏 \\
（气津暴脱）
\end{cases}
$$

治则：轻者清暑益气，重者清心开窍。

方剂：轻者用清暑益气汤（《温热经纬》）。

[**组成**] 西洋参 5 g，西瓜翠衣 30 g，荷梗 6 g，黄连 3 g，石斛 15 g，麦冬 9 g，竹叶 6 g，知母 6 g，粳米 15 g，甘草 3 g，水煎服。

[**功用**] 清暑益气，养阴生津。

歌诀：清暑益气西洋参，竹叶黄连荷梗粳，麦冬石斛知母甘，暑热炎炎伤气阴。

[**方解**] 方中以西瓜翠衣、荷梗解暑清热，为主药；西洋参、麦冬、石斛益气生津，为辅药；黄连、竹叶、知母配合主药以清热除烦，为佐药；粳米、甘草益胃和中，为使药。诸药合用，具有清暑益气、养阴生津的作用。若无西洋参，可用沙参代之。近有用本方治疗小儿夏季热，可加蝉蜕、白薇、小环钗等药，疗效颇佳。

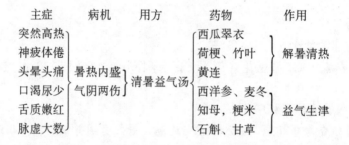

主症	病机	用方	药物	作用
突然高热			西瓜翠衣	
神疲体倦			荷梗、竹叶	解暑清热
头晕头痛	暑热内盛	清暑益气汤	黄连	
口渴尿少	气阴两伤		西洋参、麦冬	
舌质嫩红			知母，粳米	益气生津
脉虚大数			石斛、甘草	

重者用安宫牛黄丸、紫雪丹或至宝丹（组成、方解见第七章第二节的"三、营分病证治"）。并可结合针刺人中、十宣、曲池、合谷、百会等穴位，直到神志清醒以后，再根据具体病证和情况，投以清气涤暑或清营养阴之品，切不可早用清凉，以免郁闭暑邪，不能外解。亦最忌风药及艾灸，若误用之后，则火邪得风药，其热更炽。

四、湿证证治

湿有外湿与内湿的区别。外湿，是指能使人致病的自然界湿邪。它是夏季六月的主气，此时气候潮湿，易于致病。外湿伤人，除与季节有关外，还与生活、工作环境有关。如阴雨连绵、雾露潮湿，久居湿地，涉水淋雨，水上作业等，皆可成为感受湿邪的条件。外湿入侵，多由肌肤而入，浅则侵犯皮肉、筋骨、关节；深则伤及脏腑。湿邪入侵人体后，常随机体本质而有寒化、热化的不同。素体偏寒的人，则湿从寒化而成寒湿；素体偏热的人，则湿从热化而成湿热。

内湿，是指由于脾失健运、水谷津液运化转输的功能受到障碍，积蓄停滞而成的湿邪。脾失健运多由饮食不节或过食生冷肥甘所致。由于内湿的产生，是与脾功能失调有密切关系，所以《素问·至真要大论》说："诸湿肿满，皆属于脾。"

（一）湿邪的性质及其致病的特点

（1）湿性重浊。重即沉重，所以湿邪入侵不同的部位，则有不同的表现。如头部有湿，湿困清阳，则头重而昏，有似头巾裹头的感觉；若湿留关节，则滞着不移，沉重肿胀。浊即秽浊，指分泌物、排泄物有秽浊不清的特点。如小便混浊，大便溏泄、下痢脓垢、妇女赤白带下，以及疮疡疱疹破烂流脓渗水等，均属于湿浊的病变。

$$湿邪\begin{cases}沉重\begin{cases}侵犯头部——清阳受阻——头重如裹\\留注关节——沉重肿胀——湿痹\end{cases}\\秽浊——分泌物排泄物——便溺混浊、带下、脓水\end{cases}$$

（2）湿性黏滞。一是指症状，如小便涩滞不畅，大便黏滞不爽；一是指病程，如病程长久，缠绵难愈，如反复发作的风湿病、湿温病等。

$$湿邪\longrightarrow黏滞\begin{cases}症状——小便涩滞不畅，大便黏腻不爽\\病程——迁延日久，缠绵难愈，反复发作\end{cases}$$

（3）湿为阴邪，易阻遏阳气。湿与水同类，具有重浊、黏滞的特点，故湿的性质属阴。阳气被阻遏，气机不畅，可见腹胀胸闷，恶心呕吐、水肿泄泻等症状。由于"脾恶湿"，故湿常损伤脾阳，即所谓"湿困脾阳"。相反，脾阳不振，运化失常，形成湿邪停滞。

$$\begin{array}{l}湿为阴邪\begin{cases}阻遏阳气\\阻碍气机\end{cases}\longrightarrow\begin{cases}脾阳受困——运化失常——水湿停滞——水肿泄泻\\气机不畅——腹胀胸闷、腹痛后重\end{cases}\\湿邪停聚\longleftarrow脾虚失运\end{array}$$

（二）常见的湿证证治

1. 外湿

（1）表湿。

主证：恶寒、发热不扬、虽汗出而热不退，头胀而重，身重肢倦，关节酸痛，胸脘痞闷，口不干渴，苔薄白而滑，脉濡缓。本证常见于春夏季节或阴雨季节的感冒。

病机：

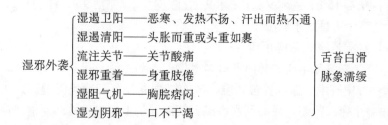

治则：解表祛湿。

方剂：羌活胜湿汤（《内外伤辨惑论》）。

[组成] 羌活9g，独活9g，藁本6g，防风6g，川芎4g，蔓荆子6g，炙甘草6g，水煎服。

[功用] 发汗解表、祛风除湿。

歌诀：羌活胜湿独川芎，甘蔓藁本与防风，湿邪在表头腰重，发汗升阳有异功。

[方解] 方中羌活、独活祛风除湿，舒利关节，为主药；防风、藁本祛除肌表郁湿，兼有发汗止痛，为辅药；佐以川芎调血祛风，合蔓荆子升散在上的风湿而止头痛；甘草调和诸药以为使药。临床可用本方加减，治疗流感、风湿性关节炎等，属于风湿在表者。服本方发汗，应以微汗为佳。因微微发汗，轻开肌腠，是营卫畅行，则郁于肌肉关节的风湿得以并去。若大发其汗，则易伤阳损阴。

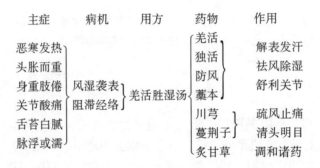

（2）湿痹。

主证：肢体关节重着疼痛，痛有定处，手足沉重，活动不灵，肌肤麻木，舌苔白腻、脉濡缓。

病机：

湿邪入侵
- 湿犯经络
  - 营卫凝滞——肢体疼痛
  - 气血运行受阻——肌肤麻木
- 湿留关节——关节重着疼痛，痛有定处手足沉重，活动不灵

舌苔白腻脉象濡缓

治则：祛风除湿，活络止痛。

方剂：除湿蠲痹汤（《类证治裁》卷五）。

[组成] 茯苓15g，苍术9g，白术9g，陈皮6g，羌活9g，泽泻9g，竹沥9g，甘草4g，生姜汁适量，水煎服。

[功用] 祛湿通络，除痹止痛。

歌诀：除湿蠲痹陈草姜，竹沥苍白二术镶，再加羌泽与茯苓，湿痹骨痛服之灵。

[方解] 方中苍术、白术性苦辛温，辛能解表发汗，苦能燥湿健脾，为主药；羌活能祛风除湿止痛；茯苓、泽泻利水渗湿，使湿邪从下而去；竹沥能清热涤痰、镇惊

透络，尤善于透达经络以祛痰湿；配以姜汁，可减其寒滑之性；陈皮燥湿化痰；甘草调和诸药。本方偏于祛湿，应用之时，可适当加减，以应用于慢性风湿性关节炎，以及其他类型的关节炎等病。

主症	病机	用方	药物	作用
关节疼痛	湿邪入侵		苍术、白术	解表发汗，燥湿健脾
痛有定处	阻滞经络		茯苓、泽泻	利水渗湿
手足沉重	留于关节	除湿蠲痹汤	羌活	祛风除湿止痛
舌苔白腻	气血凝滞		竹沥	清热除痰、透络
脉象濡缓	发而为痹		陈皮	燥湿化痰
			姜汁	减竹沥寒滑之性
			甘草	调和诸药

2. 内湿

内生之湿，由于有轻重和所在部位的不同，因而有不同的证候和治法，临床上应按具体情况，作出处理。现将常见的内湿证讨论如下：

（1）湿阻上焦。

主证：头晕头重，胸膈满闷，不思饮食，舌苔白腻、脉濡。

病机：

$$
湿阻上焦\begin{cases}阻滞气机——胸膈满闷\\蒙蔽清阳——头晕头重\\脾阳受扰——不思饮食\end{cases}\Big\}苔腻脉濡
$$

治则：芳香化湿。

方剂：藿香正气丸（《太平惠民和剂局方》）。

[组成] 藿香 9 g，紫苏叶 6 g，白芷 6 g，大腹皮 9 g，茯苓 9 g，白术 9 g，陈皮 6 g，半夏 9 g，厚朴 6 g，桔梗 9 g，生姜 3 片，大枣 2 枚，炙甘草 6 g，水煎服。

[功用] 解表和中，理气化湿。

歌诀：藿香正气大腹苏，甘桔陈苓术朴俱，夏曲白芷加姜枣，风寒暑湿并能驱。

[方解] 方中以藿香芳香化湿，理气和中，兼能解表，为主药；辅以紫苏叶、白芷解表散寒而兼化湿滞；佐以厚朴、大腹皮祛湿消滞、半夏、陈皮理气和胃，降逆止呕，桔梗宣肺利膈；茯苓、白术、甘草、大枣益气健脾，以助运化，则湿邪可除。

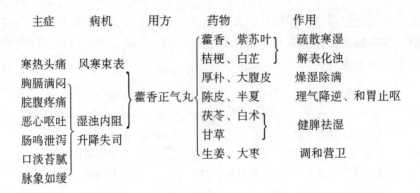

（2）湿阻中焦。

主证：腹胀满闷，食欲不振，恶心呕吐，便溏下痢，舌苔厚腻，脉濡。

病机：

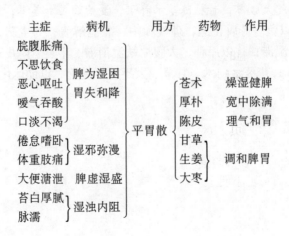

治则：燥湿运脾。

方剂：平胃散（《太平惠民和剂局方》）。

[组成] 苍术 12 g，厚朴 9 g，陈皮 6 g，甘草 3 g，生姜 3 片，大枣 3 枚，水煎服。

[功用] 运脾化湿，行气导滞。

歌诀：平胃苍术朴陈草，寒湿积滞此方宗，食欲欠佳脘腹胀，运脾化湿可为功。

[方解] 方中以苍术苦辛温，具燥湿健脾之功，为本方主药；厚朴苦温，除湿宽中，为辅药；陈皮辛温，理气和胃，为佐药；甘草、生姜、大枣调理脾胃，助其健运，为使药。诸药合用，可使湿滞得化，脾运复常，诸症自除。

主症	病机	用方	药物	作用
脘腹胀痛 不思饮食 恶心呕吐 嗳气吞酸 口淡不渴	脾为湿困 胃失和降	平胃散	苍术	燥湿健脾
			厚朴	宽中除满
			陈皮	理气和胃
倦怠嗜卧 体重肢痛	湿邪弥漫		甘草	
大便溏泄	脾虚湿盛		生姜	调和脾胃
苔白厚腻 脉濡	湿浊内阻		大枣	

（3）湿注下焦。

主证：下肢浮肿，大便溏泄，小便淋浊，或妇女带下，舌苔厚腻，脉濡缓。

病机：

$$
湿阻下焦——→水湿停留 \left\{
\begin{array}{l}
下肢浮肿 \\
大便溏泄 \\
小便淋浊 \\
妇女带下
\end{array}
\right\}
\left\{
\begin{array}{l}
舌苔厚腻 \\
脉濡或缓
\end{array}
\right.
$$

治则：淡渗利湿。

方剂：四苓散（《明医指掌》）。

[组成] 猪苓 9 g，茯苓 9 g，白术 15 g，泽泻 12 g，水煎服。

[功用] 利水渗湿。

歌诀：四苓散里茯苓施，猪苓泽泻白术资，再加桂枝曰五苓，水气肤肿服之灵。

[方解] 本方是由五苓散去桂枝而成，为利水渗湿的主方。方中茯苓、白术健脾利湿，为主药；猪苓、泽泻淡渗利湿，为辅佐药。四药合用，有健脾祛湿、利水消肿的功效。本方可用于各种原因引起的小便不利、水肿（包括肾炎、心脏病、肝硬化等病引起的水肿），急性胃肠炎所致的泄泻，及胃无力证见胃内有振水音、头晕目眩者。

$$
\begin{array}{ccccc}
主症 & 病机 & 用方 & 药物 & 作用 \\
\left.\begin{array}{l}浮肿身重 \\ 小便不利 \\ 大便溏泄 \\ 舌苔厚腻 \\ 脉象濡缓\end{array}\right\} & \left.\begin{array}{l}脾虚失运 \\ 水湿停滞\end{array}\right\} & 四苓散 & \left.\begin{array}{l}茯苓 \\ 白术\end{array}\right\}健脾渗湿 & \\
& & & \left.\begin{array}{l}猪苓 \\ 泽泻\end{array}\right\}利水消肿 &
\end{array}
$$

五、燥证证治

燥有内外燥之分。外燥是指能使人致病的自然界燥邪，因多发生于秋季，故又称为"秋燥"。秋燥有凉、温的不同。若秋季久晴无雨，天气风热过盛或初秋高热，人感受温多，易患温燥；而深秋既凉，则易感凉燥。内燥与外燥不同，它是属于机体津血内亏所表现的证候。

（一）燥邪的性质及其致病特点

（1）燥性干燥，易伤津液。燥邪入侵，常出现口干、唇干、咽干、鼻干、皮肤干燥，干咳、大便干结，小便短少，舌干无津，脉细涩等津液不足的症状。

燥邪性干燥——易伤津液 { 口干，唇干，咽干，鼻干，皮肤干燥
大便干结，舌干无津，脉细涩 }

（2）燥易伤肺与大肠。肺主皮毛，又与大肠相表里。燥邪甚易伤肺，肺燥则鼻咽干燥，干咳无痰，或痰中带血，咳引胸痛；燥伤大肠，则大便干结，甚则秘结不通。

燥邪 { 伤肺 ——→ 肺燥 { 鼻咽干燥，干咳无痰
痰中带血，咳引胸痛 }
伤大肠 ——→ 肠燥 ——→ 大便干结，或秘结不通 }

（二）常见的燥证证治

1. 外燥

（1）凉燥。

主证：恶寒甚于发热，头痛无汗，口干咽燥，干咳少痰或无痰，舌苔薄白而干，脉细涩。

病机：

肺燥 { 束于肌表——恶寒发热，头痛无汗
耗伤肺津——口干咽燥，干咳少痰或无痰 } 苔薄白而干，脉细涩

治则：解表润燥。

方剂：杏苏散（《温病条辨》）。

[组成] 紫苏叶6 g，半夏9 g，茯苓9 g，前胡9 g，桔梗9 g，枳壳9 g，陈皮3 g，杏仁9 g，生姜6 g，大枣2枚，甘草3 g，水煎服。

[功用] 发散风寒，宣肺化痰。

歌诀：杏苏散内夏陈前，甘桔枳苓姜枣研，轻宣温润治凉燥，止咳化痰病自瘥。

[方解] 方中杏仁苦温而润，能宣肺止咳化痰，紫苏叶辛温，微微发汗，使凉燥从表而解，二者均为主药；前胡疏风降气，助杏仁、紫苏叶轻宣达表除痰，桔梗、枳壳助杏仁宣肺止咳，同为辅药；半夏、陈皮、茯苓理气健脾化痰，为佐药；甘草合桔梗清利咽喉，与姜、枣调和营卫，调和诸药，同为使药。本方是治外感咳嗽的常用方，对秋凉所患的外感咳嗽轻症更为适合。

主症	病机	用方	药物	作用
恶寒发热 头痛无汗 口干咽燥 干咳无痰 苔白而干	凉燥束于肺卫 痰湿阻肺不宣	杏苏散	紫苏叶、杏仁	解表宣肺
			前胡、桔梗 枳壳	宣肺降气
			半夏、陈皮 茯苓、甘草	理气化痰
			姜、枣	调和营卫

杏苏散中生姜及陈皮均性属辛温，治凉燥证时用之不妥，可在本方去生姜、陈皮而加入润肺止咳的紫苑和百部似较适宜。

（2）温燥。

主证：发热甚于恶寒，头痛少汗，皮肤、鼻咽干燥，干咳无痰，或痰少而黏，咳引胸痛，心烦口渴，舌边尖红，苔白而干，脉浮数。

病机：

温燥 {
燥而兼热——束于肌表——发热重、恶寒轻，头痛
燥热伤肺胃津液 {
皮肤鼻咽干燥，心烦口渴
干咳无痰，痰少而黏，胸痛
} 舌边尖红，苔白而干，脉浮数
燥热则腠理开——汗出量少
}

治则：清宣温燥，润肺止咳。

方剂：桑杏汤（《温病条辨》）。

[组成] 桑叶9g，杏仁12g，沙参12g，浙贝母9g，淡豆豉9g，栀子9g，梨皮9g，水煎服。

[功用] 宣肺清热、润燥止咳。

歌诀：桑杏汤中浙贝母宜，沙参栀豉与梨皮，鼻燥干咳还身热，清宣凉润燥能医。

[方解] 方中桑叶、杏仁宣肺利气，沙参润肺生津，为主药；淡豆豉助桑、杏宣肺，梨皮助沙参生津润燥，同为辅药，栀子清泄上焦之肺热，浙贝母止咳化痰，为佐使药。本方可用于秋季所患的呼吸道感染疾病，如感冒、上呼吸道感染、支气管炎，证见发热、干咳无痰者。

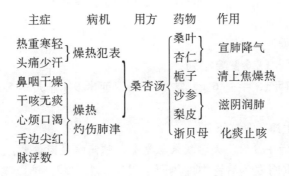

凉燥与温燥的鉴别见表4-2。

表4-2 凉燥与温燥鉴别

凉 燥	温 燥
恶寒较严重，持续时间较长	恶寒较短，不久随汗出而消失
鼻鸣而塞或流清涕	鼻中必有燥热感

续表4-2

凉　　燥	温　　燥
痰多清稀，化热后始变较黏	痰多稀而较黏
口舌虽干而不甚渴饮	初起即感心烦口渴
舌苔薄白而干	舌苔薄白而燥，舌边尖红
化热后与温燥同一趋向	劫灼阴液，较凉燥为速
治宜辛开温润	治宜辛凉甘润

2. 内燥

内燥产生的原因大致有如下四种情况：

（1）温热病邪伤津，或慢性消耗性疾病耗伤津血。

（2）大吐、大泻、大汗或失血过多。

（3）误用汗、下、吐法，以及过用温燥药物。

（4）营养障碍，或瘀血内阻，以致津血不能滋润。

主证：潮热盗汗，心烦失眠，肌肤甲错，毛发不荣，肌肉消瘦，消渴善饥，大便干结，舌红，苔薄白乏津，脉细数。

病机：内燥的主要病理理为津液不足，或精血亏损。由于肾主液，胃为津液的源泉，故内燥常波及肾与胃，而肝肾同源，又与肝有关。肺为水之上源，胃为津液之源泉，因而内燥又多为肺胃燥病引起。

$$内燥 \begin{cases} 精血干涸——潮热盗汗，心烦失眠 \\ 气津干涸——消谷善饥，大便干结，舌红少津，脉细数 \\ \left. \begin{array}{l} 营养障碍 \\ 瘀血内阻 \end{array} \right\} 肌肤甲错，毛发不荣，大便干结 \end{cases}$$

治则：甘寒润燥。

方济：麦门冬汤（《金匮要略》）。

[组成] 麦冬15 g，半夏6 g，党参15 g，粳米9 g，大枣5枚，甘草6 g，水煎服。

[功用] 益胃生津，降逆下气。

歌诀：麦门冬汤半夏甘，大枣粳米与党参，肺痿咳逆因虚火，益胃生津降逆珍。

[方解] 方中重用麦冬清胃中虚热而生胃津，为主药；辅以党参、大枣、甘草、粳米以益胃气而生胃液，胃阴充足，则津液自能上输于肺，使肺得所养，更以半夏降逆下气，化其痰涎。半夏在本方用量很轻，在各甘润药的制约下，温燥性大减，因此非但不嫌其燥，且能起到相辅相成的效果。本方加白芍、石斛、海螵蛸、糯稻根、沙参等，可治胃溃疡病属于阴虚型者，证见胃脘灼痛、口干喜饮、大便秘结、舌红少苔、脉细数。服药后各症均有好转，止痛效果较为显著。

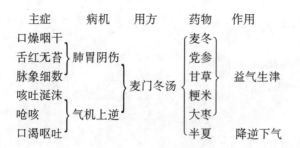

```
        主症      病机      用方      药物      作用
      口燥咽干 ┐
      舌红无苔 ├肺胃阴伤      ┌ 麦冬 ┐
      脉象细数 ┘              │ 党参 │
                      麦门冬汤├ 甘草 ├ 益气生津
      咳吐涎沫 ┐              │ 粳米 │
      呛咳   ├气机上逆      │ 大枣 ┘
      口渴呕吐 ┘              └ 半夏   降逆下气
```

六、火证证治

火与热只是程度的不同，热极可以化火，故有"热甚便是火"的说法。火证的产生，可由风、寒、暑、湿、燥入里化热化火而成，此即所谓"五气化火"；亦可由情志因素，脏腑功能失调形成，即所谓"五志化火"。

```
      ┌ 六淫传里化热化火 ——一般多为实火
火证 ┤ 五志过极、真阴亏损 ┐
      └ 或脏腑阴阳失调     ┘——一般多为虚火
```

（一）火邪的性质及其致病特点

（1）火性热极而炎上。由于火性热极，故见高热、恶热、面红、目赤、烦渴、尿赤、舌红、苔黄、脉数等症状。其他某些疮痈红肿热痛，也属火的范围，称为"火毒"。又因火性炎上，因此，多表现为上部的症状，如心火上炎，则心烦不眠、口舌糜烂；肝火上炎，则头痛、目赤涩痛；胃火上炎，则牙龈肿痛、口臭喜冷饮等。

```
                  ┌ 高热，恶热，面红，目赤，烦渴
火性热极，一般表现为┤ 尿赤，舌红，苔黄，脉数
                  └ 疮痈红肿热痛

      ┌ 心火上炎——心烦不眠、口舌糜烂
火性炎上┤ 肝火上炎——头痛、目赤涩痛
      └ 胃火上炎——牙龈肿痛、口臭喜饮
```

（2）火热消耗津液。火热邪气，最易消耗机体津液，故火热病证，除见热象外，常同时并见口干渴喜冷饮，舌干少津，小便短少，大便干结等津液干少的症状。

```
                        ┌ 口干渴喜冷饮
火热消耗津液，津液亏虚 ┤ 舌干少津
                        │ 小便短少
                        └ 大便干结
```

（3）火邪入侵血分，迫血妄行，或灼伤脉络，故可引起出血与发斑等症状。

$$
\text{火热伤络} \atop \text{迫血妄行}
\left\{
\begin{array}{l}
\text{阳络伤——吐血、衄血} \\
\text{阴络伤——尿血、便血} \\
\text{营血伤——吐血、衄血、发斑}
\end{array}
\right\}
\left\{
\begin{array}{l}
\text{心烦口渴} \\
\text{舌红脉数}
\end{array}
\right.
$$

（二）常见的火证证治

1. 实火

本证多由外感诸邪入里化火所致。此外，精神刺激、脏腑功能失调亦可导致实火。特点是来势急，病情短，变化快。

主证：高热恶热、面红目赤、心烦多汗、渴喜凉饮、大便秘结，或泻下粘秽、小便短赤、舌质红绛、舌苔黄燥、脉数实有力。严重的可见神昏谵语，狂躁不宁，或见疮疡红肿热痛；或见皮下发斑，尿血、便血、吐血、衄血等症状。

病机：

$$
\text{火热炽盛}
\left\{
\begin{array}{l}
\text{郁而不散——高热恶热} \\
\text{炎于上部——面红目赤} \\
\text{迫津外越——多汗} \\
\text{灼伤津液——渴喜凉饮，大便秘结，小便短赤} \\
\text{扰乱心神——心烦，神昏，谵语，烦躁} \\
\text{迫血妄行——发斑，尿血，便血，吐血，衄血}
\end{array}
\right.
$$

治则：清热泻火。宜根据各脏腑实火的特点分别论治。

方剂：

1）心火上炎用导赤散（生地黄、木通、淡竹叶、甘草梢）。

2）肝火上炎用龙胆泻肝汤（龙胆草、栀子、黄芩、柴胡、木通、泽泻、车前子、生地黄、当归、甘草）。

3）胃火炽盛用清胃散（黄连、生地黄、牡丹皮、升麻、当归）。

4）肺热（火）壅盛用泻白散（桑白皮、地骨皮、甘草、粳米）。

2. 虚火

本证多由内伤引起，如久病精气亏耗。此外，劳累过度或精神过度刺激，均可导致脏腑功能失调而产生虚火。特点是起病缓慢，病程较长。一般以肺、肾阴虚火旺为常见。

（1）阴虚火旺。

主证：潮热盗汗，五心烦热，午后颧红，虚烦失眠，干咳无痰，或痰中带血、腰酸遗精，口燥咽干，舌红少苔，或无苔，脉细数。

病机：

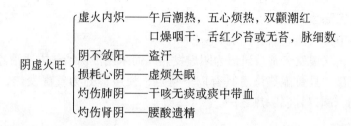

治则：滋阴降火。

方剂：清骨散（《证治准绳》）。

[组成] 银柴胡 9 g，胡黄连 9 g，秦艽 12 g，鳖甲 24 g，地骨皮 12 g，青蒿 9 g，知母 9 g，甘草 3 g，水煎服。

[功用] 滋阴、清热、降火。

歌诀：清骨散用银柴胡，胡连秦艽鳖甲符，地骨青蒿知母草，骨蒸劳热服无误。

[方解] 方中鳖甲、知母滋阴清热，地骨皮、胡黄连清热除蒸，银柴胡、青蒿、秦艽清透邪热、甘草调和诸药。本方可用以治疗结核病潮热，或败血症属阴虚内热型者。

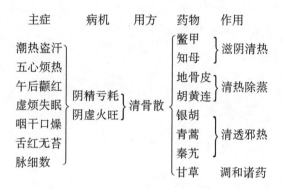

（2）气虚发热。

主证：身热不退，午前为甚，身倦乏力，气短懒言，自汗便溏，舌淡苔白，脉细弱。

病机：饮食劳倦，内伤脾胃，气血生化之源不足，因而出现身倦乏力，气短懒言，自汗便溏等脾气虚弱之证。脾气虚弱，气属阳，气虚阳衰不能附于阴，故气虚阳浮而发热。

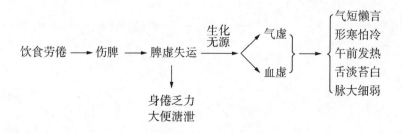

治则：甘温除热。

方剂：补中益气汤（《内外伤辨惑论》）。

在临床上，气虚发热常被误诊为阴虚发热，而采用滋阴清热方法治疗，结果未显疗效，虚热仍存。只要虚热患者具有以下特点，便可诊断为气虚发热，而采用"热从热治"原则，施以甘温除热之法。

辨证要点：

1）患者面色苍白。

2）发热常在劳累后发作或加重。

3）虽咽干而不欲饮。

4）胃纳欠佳、大便溏泄。

5）身倦乏力，气短懒言，自汗。

6）舌质淡胖，边有齿印，苔白滑润。

7）脉细弱。

六淫证治小结见表4－3。

表4-3　六淫证治小结

症候病因	特性	神志	形态	寒热	汗	头身	四肢	胸腹	饮食	呕吐	二便	舌苔	脉象
风	发病急、变化快（善行数变）	突然晕倒，不省人事	口眼㖞斜，半身不遂	身热、恶风	有汗或少汗	头痛、身痛、皮肤发疹	四肢抽搐，手足震颤，角弓反张	腹鸣	胃口欠佳	干呕或吐	矢气多	淡白	弦浮
寒	收缩、拘急（寒性收引）		面色苍白，蜷卧	恶寒畏寒	无汗	头痛、胸痛、腹痛、胃痛	关节青紫、四肢厥冷或拘急	腹痛、喜暖	口不渴食少	吐清水	大便溏泄，小便清长	薄白	浮沉紧
暑	易耗气伤阴（暑性燔烈）	烦躁不宁或突然晕倒	面红潮红，呼吸气粗	高热或较轻，微恶寒	汗多或无汗	头胀痛发热或皮肤干燥灼热	手足微冷或四肢无力或转筋	腹痛	渴喜冷饮，口唇干燥	呕吐恶心	便溏	舌红少苔	洪大虚数
湿	重着黏滞、易于阻遏气机（湿性黏滞）	精神困倦、嗜睡	面色黄垢或黄疸	低热微寒、汗出热不退	常自汗	头痛目胀，身体困重或周身面目发黄	肢体重着，关节活动不便，或下肢浮肿	胸腹胀闷	食少口干不渴	时有恶心或口黏	便溏或白带多	苔厚腻	濡缓
燥	易干伤津（燥易伤津）		口唇燥裂或皮肤枯槁	身热微寒	无汗	干咳无痰或咳血	皮肤燥	或有胸痛	口渴饮水多	—	便秘尿少	舌红无苔	细数
火	上炎易于伤津动血	精神错乱，谵语，急躁、易怒	面红目赤，牙龈肿烂	高热	无汗或有汗	头痛面赤，皮肤疮疡，局部红肿热痛	四肢抽搐或手足心热	全身皮疹可融合成片	多食善饥，大渴引饮，口臭	吐酸、吐血	尿赤且痛，大便干结	—	洪大滑数

第二节 痰 证 证 治

痰是脏腑病理变化的产物。但亦是引起各种疾病的一个因素。痰是人体津液输布异常，停积凝聚而成的。由于六淫邪气、饮食、劳逸、七情内伤，使肺、脾、肾三脏功能失调，影响了津液的正常敷布和运行，使其聚而生湿，变而为痰。例如，风寒袭肺，肺气不宣，津液不布，凝聚成痰；脾不运化，水湿凝聚，也能生痰，故前人有"脾为生痰之源，肺为贮痰之器"的说法。此外，肾阴不足，内热灼津，或肾阳不足，不能蒸化水津，皆可形成痰。

痰的形成机理：

$$
脏腑功能失常
\begin{cases}
肺气失宣 \longrightarrow 水津不布 \longrightarrow 聚而成痰 \\
脾失健运 \longrightarrow 水湿停滞 \longrightarrow 凝聚成痰 \\
肾
\begin{cases}
阴虚 \longrightarrow 内热灼津 \longrightarrow 煎熬成痰 \\
阳虚 \longrightarrow 水气不化 \longrightarrow 水聚成痰
\end{cases}
\end{cases}
$$

痰可分狭义和广义两种。狭义的痰，仅指咳嗽咳出来的痰；广义的痰包括咳出来的痰，又指引起某些特殊症状的病因。由于痰所在的部位不同，临床表现亦不一样，如痰浊阻肺，则见咳喘痰多，喉中痰鸣；痰浊蒙心，则见神昏、心悸、精神错乱等。

一、痰的致病特点

痰饮形成后，可流窜全身，无处不到，内至脏腑，外达经络、肌肤、筋骨，从而产生各种不同病变，故有"百病皆由痰作祟"之说。痰的致病特点可概括为以下几个方面。

（1）阻碍气血运行。痰为有形之邪，可随气流行，或流注于经络，导致经络气机阻滞，使气血运行不畅，出现肢体麻木、屈伸不利，甚至半身不遂等，或形成瘰疬痰核、阴疽流注等；或留滞于脏腑，阻滞脏腑气机，如若流注于心脉中，使心血运行不畅，出现胸闷、心悸等。阻滞气机升降出入，如痰阻于肺，则肺失宣降，可见喘咳胸闷；痰停于胃，则胃失和降，可见呕吐恶心、胃脘痞满等。

（2）影响津液代谢。痰本为水液代谢障碍而生成，但其一旦形成，又可能成为继发的致病因素，导致肺脾肾等脏腑功能失常，影响水液代谢。如痰湿困脾，会导致水湿不运。

（3）易扰乱神明。痰浊之邪易上扰神明，蒙蔽心窍，使心神失常，出现神昏痴呆，或发为癫痫。若痰火扰心，则发为癫狂。

（4）致病广泛，变化多端，病势缠绵。痰可流布全身，无处不到，停聚于不同脏腑或经络可产生不同病证，产生疾病，病情反复发作，病程较长，形成顽症。

二、痰证的分类

对痰证的分类各家意见不一，有因六淫作病而导致临床有痰之出现而作为分类，如风痰、热痰、寒痰等；有从痰而导致临床见证作为分类，如痰逆眩晕，痰动肝风、痰湿头痛等等。本处已根据临床情况，将其归纳分析如下。

三、常见痰证证治

（一）风痰

主证：咳嗽或喘促，咳嗽频作，气急喉痒，痰多白色，带有泡沫，苔白腻，脉滑。

病机：

外感风邪，袭人肌表，肺失宣降，布津失职，聚而成痰，风痰相搏，咳急痰白带泡沫。

治则：祛风化痰。

方剂：止嗽散（《医学心悟》）。

[组成] 陈皮 9 g，桔梗 9 g，荆芥 6 g，紫苑 15 g，百部 15 g，白前 12 g，甘草 6 g，水煎服。

[功用] 止咳化痰，疏表宣肺。

歌诀：止嗽散桔草白前，紫苑荆陈百部研；祛风化痰兼解表，姜汤调服效可见。

[方解] 方中紫苑止咳化痰、百部润肺止咳，二者性温而不热，温而质润，皆可止咳化痰。桔梗开宣肺气、白前降气化痰，二者一升一降，使气机运转，复肺气之宣降，荆芥可疏风解表，除在表之邪；陈皮理气化痰，甘草缓急和中，调和诸药，与桔梗配合，能清利咽喉。诸药合用，有祛风化痰，宣肺止咳之效。

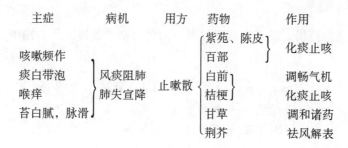

主症	病机	用方	药物	作用
咳嗽频作			紫苑、陈皮	化痰止咳
			百部	
痰白带泡	风痰阻肺	止嗽散	白前	调畅气机
喉痒	肺失宣降		桔梗	化痰止咳
苔白腻，脉滑			甘草	调和诸药
			荆芥	祛风解表

（二）热痰

主证：痰色黄稠不易咯出，或痰中带血，咽痛口干，唇红，大便秘结，舌苔黄腻，脉滑数，甚或出现神昏、谵语、抽搐等。

病机：

热邪 —犯肺→ 肺失清肃 —→ 水津不布 —凝聚→ 痰 —→ 热痰
（煎熬）

治则：清热化痰。

方剂：清气化痰丸（《医方考》）。

[**组成**] 陈皮 4 g，杏仁 9 g，枳实 6 g，黄芩 9 g，瓜蒌仁 9 g，茯苓 12 g，胆南星 6 g，半夏 9 g，水煎服。

[**功用**] 清热化痰、理气止咳。

歌诀：清气化痰星夏陈，北杏枳实瓜蒌仁，黄芩茯苓水煎服，热消化痰此方珍。

[**方解**] 胆南星清热化痰、半夏燥湿化痰，陈皮顺气化痰，杏仁宣肺利气，黄芩、瓜蒌仁清热化痰，枳实破结下气，茯苓健脾渗湿。本方既能化痰清热，又能顺气；热清火降，气顺痰消。

主症	病机	用方	药物	作用
痰色黄稠 咽痛口干 大便秘结 舌苔黄腻	热邪犯肺 热熬津液 胶结成痰	清气化痰丸	胆星	清热化痰
			半夏	燥湿化痰
			陈皮	顺气化痰
			杏仁	降气除痰
			黄芩 瓜蒌	清热化痰
			茯苓	渗湿化痰
			枳实	破结下气

（三）寒痰

主证：痰色白而稀，关节冷痛，畏寒，面色灰暗，足冷，舌苔白滑，脉沉缓。

病机：

寒痰 ── 寒邪犯肺──肺气失宣──水津不布──凝聚成痰
　　　　 过食生冷──脾胃受损──运化失常──聚湿生痰
　　　　 素体阳虚──阴寒内盛──气不化津──痰浊壅聚

治则：温化寒痰。

方剂：理中汤合二陈汤。

（1）理中汤（党参、白术、干姜、炙甘草）。

（2）二陈汤（陈皮、半夏、茯苓、炙甘草、生姜、乌梅）。

（四）湿痰

主证：痰稀白、量多、易于咯出，面色萎黄，胸痞恶心，食欲不佳，腹胀，苔白腻，脉滑。

病机：

$$脾气素虚 \longrightarrow 运化失职 \longrightarrow 聚湿成痰 \longrightarrow 湿痰$$

治则：健脾、燥湿、化痰。

方剂：二陈汤（半夏、茯苓、陈皮、炙甘草、生姜、乌梅）或再加平胃散（苍术、厚朴、陈皮、炙甘草）。

（五）燥痰

主证：干咳无痰或痰少不易咯出，鼻燥咽干，咳甚则胸痛，或有恶寒，身热等表证，舌尖红，苔薄黄，脉细数。

病机：

$$风燥犯肺 \longrightarrow 燥热伤津 \longrightarrow 胶结成痰 \longrightarrow 燥痰$$

治则：清肺、润燥、化痰。

方剂：桑杏汤（桑叶、杏仁、沙参、浙贝母、淡豆豉、栀子、梨皮）。

（六）痰逆眩晕

主证：头晕目眩，耳鸣，不能睁目，自觉天旋地转，坐立不稳，恶心呕吐，舌苔白腻，脉弦滑。

病机：

$$脾失健运 \longrightarrow 聚湿成痰 \longrightarrow 痰蒙清阳 \longrightarrow 眩晕$$

治则：清痰化浊，平肝熄风。

方剂：半夏白术天麻汤（《医学心悟》）。

[组成] 半夏9 g，天麻6 g，茯苓15 g，陈皮6 g，白术15 g，甘草6 g，大枣3枚、生姜3片水煎服。

[功用] 健脾燥湿，化痰熄风。

歌诀：半夏白术天麻汤，苓草陈皮一起装，眩晕头痛痰涎盛，化痰熄风是效方。

[方解] 本方是二陈汤加天麻、白术而组成，方中半夏、天麻化痰熄风，为主药，因《脾胃论》说："足太阴痰厥头痛，非半夏不能疗；眼黑头旋，虚风内作，非天麻不能除。"茯苓、白术健脾祛湿，以治生痰之本，为辅药；陈皮理气化痰，为佐

药；甘草调和脾胃，为使药。眩晕甚者，加僵蚕、胆南星，兼气虚者，加党参、黄芪以补气。

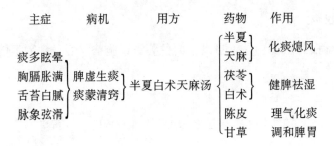

（七）痰动肝风

主证：突然昏倒，不省人事，痰涎壅盛，舌强失语，口眼㖞斜，半身不遂，舌苔黄腻，脉弦滑。

病机：

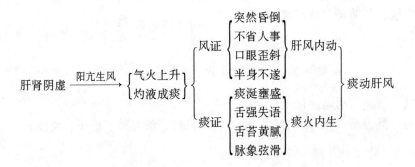

治则：涤痰开窍，镇肝熄风。

方剂：涤痰汤（《济生方》）。

[组成] 半夏9 g，陈皮6 g，茯苓15 g，胆南星6 g，枳实6 g，党参9 g，石菖蒲9 g，竹茹9 g，生姜3 片，大枣3 枚，甘草6 g，水煎服。

[功用] 益气祛痰，化浊宣窍。

歌诀：涤痰汤用半夏星，甘草橘红参茯苓，竹茹菖蒲兼枳实，痰动肝风服之灵。

[方解] 方中陈皮、半夏、胆星理气燥湿而化痰，石菖蒲开窍通心，竹茹清化热痰，枳实破痰利膈，党参、茯苓、甘草补脾益气，使痰消火降，经络通利。

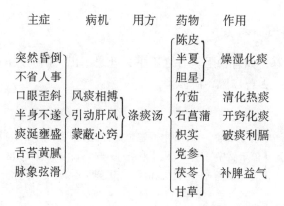

主症	病机	用方	药物	作用
突然昏倒 不省人事 口眼歪斜 半身不遂 痰涎壅盛 舌苔黄腻 脉象弦滑	风痰相搏 引动肝风 蒙蔽心窍	涤痰汤	陈皮 半夏 胆星	燥湿化痰
			竹茹	清化热痰
			石菖蒲	开窍化痰
			枳实	破痰利膈
			党参 茯苓 甘草	补脾益气

（八）痰湿头痛

主证：头痛头重，或伴头晕，时好时发，脘闷恶心，食欲不振，心悸痰多，舌苔白腻，脉弦滑。

病机：

痰浊内停 { 随气上逆，干扰清阳——头痛头重，时好时坏
阻滞胸膈，气机不利——脘闷恶心，心悸痰多，食欲不振 } 舌苔白腻，脉弦滑

治则：健脾益胃、燥湿化痰。

方剂：半夏天麻白术汤（《脾胃论》）。

[组成] 半夏9 g，陈皮6 g，茯苓12 g，白术9 g，天麻6 g，苍术9 g，党参12 g，黄芪12 g，泽泻9 g，黄柏6 g，干姜9 g，麦芽15 g，炒神曲6 g，水煎服。

[功用] 健脾益气、燥湿化痰。

歌诀：半夏天麻白术汤，参芪桔柏及干姜，苓泻麦芽苍术曲，脾虚痰逆头痛良。

[方解] 方中半夏燥湿化痰而降逆，天麻平息虚风而除眩，党参、黄芪补益中气，苍术、白术燥湿健脾而除痰，茯苓、泽泻利水通小便而除湿，神曲、麦芽消食助胃，陈皮理气调胃而除痰，干姜辛热以散中焦之寒，黄柏苦寒以清湿中之热，配干姜苦辛通降、帮助转运中焦。本方专治太阴痰厥头痛。

主症	病机	用方	药物	作用
头痛头重 眼黑头眩 恶心胸闷 四肢厥冷 舌苔白腻 脉象弦滑	脾胃虚弱 素有痰湿 湿痰上逆	半夏天麻白术汤	半夏、陈皮	健脾理气
			茯苓、苍术、白术	燥湿化痰
			党参、黄芪	补中益气
			泽泻	渗湿利水
			神曲、麦芽	消食助胃
			干姜	温中散寒
			黄柏	清湿中之热
			天麻	平肝息风

（九）梅核气

主证：咽中梗塞，如有物阻，吞之不下，吐之不出，胸胁胀满，嗳气则舒，或胸脘疼痛，恶心呕吐，舌苔白腻，脉弦滑。

病机：

$$痰气相搏 \begin{cases} 结于咽喉 \longrightarrow 咽中梗塞，如有物阻，吞之不下，吐之不出 \\ 郁于胸中 \longrightarrow 气机不利 \longrightarrow 胸胁胀满，嗳气则舒 \\ 痰阻中焦 \longrightarrow 胃失和降 \longrightarrow 胸脘疼痛，恶心呕吐 \end{cases}$$

治则：理气化痰，降逆散结。

方剂：半夏厚朴汤（《金匮要略》）。

[组成] 半夏12 g，厚朴9 g，茯苓12 g，生姜9 g，紫苏叶9 g，水煎服。

[功用] 行气解郁，降逆化痰。

歌诀：半夏厚朴气滞疏，姜苓苏叶用为佐，加枣同煎名四七，痰涎凝聚服之瘥。

[方解] 方中用半夏化痰开结，和胃降逆，厚朴行气解郁，下气除满，同为主药；茯苓健脾渗湿，助半夏化痰，紫苏叶助半夏，厚朴以顺气宽胸，宣散郁结，为辅佐药；生姜辛散行气，降逆和中，为使药。本方可用以治疗食道痉挛，癔症，自觉咽中如有物梗，胃神经官能症，溃疡病，妊娠呕吐而见胸胁满闷，或兼呕吐者。急慢性支气管炎而见咳嗽痰多，属气滞痰阻者，亦可用本方加减治疗。

主症	病机	用方	药物	作用	
咽中如有物梗塞					
吐之不出吞之不下			半夏	化痰开结，和胃降逆	
胸胁胀满	情志郁结		厚朴	降气除满	散结降逆
咳嗽痰多	痰气相搏	半夏厚朴汤	生姜	降逆散寒	
恶心呕吐	胃失和降		紫苏叶	宽中散郁	宽中利湿
舌苔白腻			茯苓	利水渗湿	
脉象弦滑					

（十）痰核瘰疬

主证：颈项颌下，痰核成串，累累如珠，历历可数，甚则腋下痰核，不红不肿，硬而不痛，推之软滑，一经破溃，难以收口，舌苔黄腻或白腻，脉弦滑。

病机：

$$瘰疬成因 \begin{cases} 肝气郁结 \longrightarrow 日久化火 \longrightarrow 炼液成痰，痰火互结，结于颈项 \\ 肝肾阴虚 \longrightarrow 阴虚火旺 \longrightarrow 灼津为痰，痰火互结 \end{cases}$$

治则：疏肝解郁，消痰散结。

方剂：消瘰丸（《医学心悟》）。

［**组成**］玄参、生牡蛎、贝母各等分。共研细末，炼蜜为丸，每次 9 g，每日 2 次，温开水送服。近代用作汤剂，水煎服，用量按原方比例酌情增减。

［**功用**］清热化痰，软坚散结。

歌诀：消瘰丸见牡玄参，消痰散结并滋阴，肝肾阴亏痰火结，加减临时细斟酌。

［**方解**］方中玄参滋阴降火，生牡蛎咸寒软坚，清热化痰，贝母化痰散结，三药均能软坚散结。若阴虚火旺者，以玄参为主，瘰病坚硬者，以牡蛎为主，痰火较盛，以贝母为主。若肝气郁结、胸胁胀痛，可加入柴胡、白芍、青皮、香附等以疏肝解郁，理气行滞，则疗效更佳。近代常用本方加味治疗淋巴结结核，淋巴结炎及急性淋巴性白血病等。应用时常加入昆布、海藻、夏枯草、瓜蒌等，以加强软坚散结的作用。

主症	病机	用方	药物	作用	
瘰病痰核	肝肾阴亏		玄参	滋阴降火	
咽干口燥	虚火内动	消瘰丸	牡蛎	益阴潜阳	软坚散结
舌红苔黄	灼津为痰		贝母	清热化痰	
脉象滑数	痰火郁结				

（十一）痰注经络

主证：手臂麻木疼痛，或肢体某一部分麻木疼痛，遇冷则剧，遇温则缓，舌苔白腻，脉弦滑。

病机：

痰湿留注经络 ⟶ 气血壅阻 ⟶ 气血运行不畅 ⟶ 肢体疼痛

治则：祛痰通络。

方剂：二陈汤（茯苓、陈皮、半夏、炙甘草、生姜、乌梅）加减。若局部有冷意，为寒痰凝结，加用白芥子、白术、麻黄以温化痰湿，如体质虚弱者，加鸡血藤、当归以养血活血。

以上仅简要地介绍一些关于痰证的证治，还有痰阻心脉，痰火扰心，痰迷心窍，痰浊阻肺等痰证，另在第六章讨论。另外，如小儿惊风，甲状腺肿，癫痫等，历来也从痰论治。至于咳嗽痰多的慢支炎，以及其他种种明显的痰证，更要从痰论治。由于痰所致的病证是十分广泛，临床表现亦是多式多样，可以见于临床各科，这是因为痰随气行，无处不到的缘故。痰证的表现虽是多样，但只要医者注意分析和归纳痰证的特点，就不难掌握其发病的规律。在诊断上，一个重要的特点是痰证的患者往往病程较长，年龄多在中年以上，或肥胖者。此即所谓"肥人多痰"的说法。痰证的苔腻、脉滑，亦是诊断的重要标准之一。但是，若患者已具备痰证症状的各种特点，病程又较长，即使舌、脉与症状不大相符，亦应舍脉从证，不要拘泥于脉象和舌苔。在立法上，就要注意配用行气降气，甚至活血化瘀等，处方用药时可选用如陈皮、半夏、昆布、海藻、胆南星、浙贝母、前胡、白前等化痰药，还应加一些行气降气之药，如枳实、厚朴、青皮、枳壳等。这是因为"气行则痰化"即行气有助于化痰。亦可加上桃仁等化瘀祛痰。此外，尚须注意不能滋腻、寒凝、酸收，亦不宜于滋阴，以免闭气留邪。

第三节　食滞证治

饮食为人体提供营养，但如果没有节制，或暴饮暴食，或过食甘肥厚味，或过于偏嗜某种食物，都会影响脾胃的功能，引起胃肠疾病，其中食滞是常见的一种。

食滞主证：脘腹胀满，疼痛拒按，嗳腐吞酸，厌食呕恶，大便溏薄，味如败卵，烦躁口渴，尿少而黄，或兼见午后潮热，手足心热，两颊红赤，痰多，舌苔垢腻，脉滑数。

病机：

食滞是由于暴饮暴食，损伤脾胃所致。食滞产生后，可以聚湿、生痰化热或变生它病。临床上，本证以小儿为多见，这是因为小儿进食缺乏规律性，且脾胃功能较薄弱的缘故。

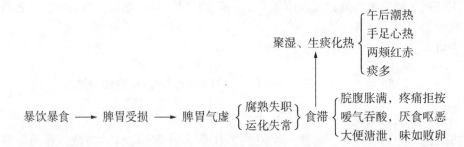

治则：消食导滞。

方剂：保和丸（《丹溪心法》）。

[组成] 山楂 18 g，神曲 9 g，莱菔子 9 g，半夏 9 g，陈皮 6 g，连翘 9 g，茯苓 15 g，水煎服。

[功用] 消食导滞，和胃清热。

歌诀：保和神曲与山楂，陈夏苓翘菔子加，消食和胃兼清热，方中亦可用麦芽。

[方解] 方中山楂、莱菔子、神曲消食除满，下气导滞，但山楂长于消肉食油腻，莱菔子长于消麦面之积，神曲长于消酒食陈腐之积，三药共为主药；半夏、陈皮、茯苓行气化滞，和胃利湿，连翘散结清热，均为佐使药。本方常用于慢性胃炎，或急性胃肠炎而有上述证候者。

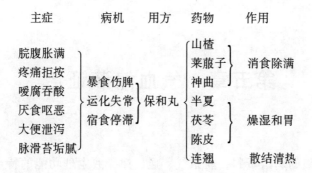

第五章　气血津液证治

根据临床收集的病情资料，联系气、血、津、液生理功能的特点，结合八纲分析，从而找出气、血、津、液病变规律的诊疗方法，称为气、血、津、液辨证。

气、血、津、液的生成和代谢是通过脏腑功能来完成的，而它们又是脏腑功能的物质基础，因此，在生理上，气、血、津液和脏腑之间有着不可分割的密切联系。同样，在病理上如果脏腑发生病变，就会影响气、血、津液；反之，气、血、津液发生病变，也会影响脏腑。所以，气、血、津液的病证，往往是脏腑功能失调的反应，治疗亦多从调理脏腑功能着手。

气、血、津液虽可分布在不同脏腑，但在病变表现上，则基本上是一致的。例如气虚，则不论肺气虚、心气虚，或脾气虚、肾气虚等都有共同的气短、乏力、脉虚的证候；血虚，则无论是心血虚，抑或是肝血虚，都共有面色苍白或萎黄，唇甲无华，皮肤枯槁等证候。因此，运用气、血、津液辨证时，要密切结合脏腑辨证，这样才能全面地进行辨证论治。

第一节　气病证治

气的病症很多，但是在临床上常见的有气虚、气陷、气滞、气逆四个方面（图5－1）。前两者为虚证，后两者为实证。

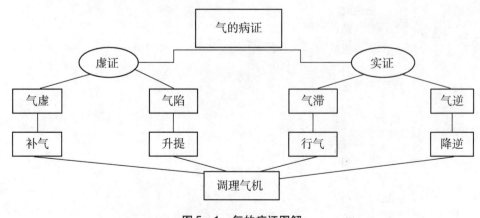

图5－1　气的病证图解

一、气虚证治

气虚证是全身或某一脏腑功能衰退，以及机体抗病能力低下等病理现象。常见于某些慢性患者、年老体弱，或急性病的恢复期。多因元气不足，脏腑机能衰退，抗御病邪能力降低所致。临床上气虚主要是指肺、脾气虚而言。

主证：面色㿠白，少气懒言，语音低微，动则气短，倦怠自汗，舌淡少苔，脉细弱。

病机：

```
舌淡少苔 ┐           ┌ 脏腑功能衰退→面色㿠白，少气懒言，语音低微，倦怠乏力
         ├ 元气不足 ┤ 卫气虚弱，肌表不固→津液外泄→自汗
脉细弱   ┘           └ 运动耗气→动则气短
```

在临床上，由于各自脏腑的机能不同，所表现的气虚症状，除上述的共同证候外，又有其各自的不同特点，具体内容详见第六章。

治则：补气。

方剂：四君子汤（《太平惠民和剂局方》）。

[组成] 人参 15 g，茯苓 12 g，白术 9 g，炙甘草 6 g，水煎服。

[功用] 甘温益气，健脾和胃。

歌诀：四君子汤治气虚，参术苓草四般俱，补气健脾此方基，变通加减可随机。

[方解] 本方为补气的基本方剂，脾胃为后天之本，气血生化之源。脾胃健旺，运化力强，气血生化有源，则五脏六腑得以滋养，机体自然强壮，故补气多从脾胃着手。方中人参大补元气，健脾和胃，为主药；白术健脾燥湿，扶助运化，为辅药；茯苓健脾渗湿，为佐药；炙甘草补中和胃，为使药。合用则有甘温益气，健脾和胃作用。

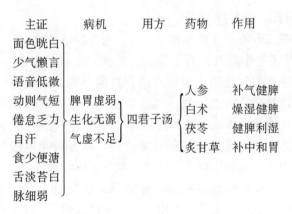

以本方加减可化裁以下几方：

（1）四君子汤＋陈皮、半夏→六君子汤。

六君子汤本方专治脾胃气虚而有痰湿，证见咳嗽痰多，痰白清稀，气短者。

（2）四君子汤＋陈皮、半夏、木香、砂仁→香砂六君子汤。

香砂六君子汤主治脾胃气虚，寒湿滞于中焦，证见脘腹胀痛，嗳气呕吐，大便溏泄，舌苔白腻者。

（3）四君子汤＋陈皮→异功散。

异功散主治脾胃气虚而兼气滞，证见胸脘胀闷不舒者。

（4）四君子汤＋首乌、白芍→术后饮（《广东梅县地区》）。

术后饮用于胃手术后，以代替或减少补液等术后处理，效果满意。用法为：术后16～24小时开始服1剂，之后在术后48小时、72小时各服1剂，全程共服3剂。

二、气陷证治

气陷是气虚的重症，一般是由脾气不升，清阳下陷所致，常见于慢性泄泻，内脏下垂，或生育过多导致中气不足的患者。

主证：头昏目眩，少气倦怠，腹有坠胀感，兼有内脏下垂，如脱肛、子宫脱垂、胃下垂等，舌淡苔白，脉弱。

病机：

$$
脾气亏虚→脾气下陷→气陷 \begin{cases} 清阳不升，髓窍失养→头昏目眩 \\ 脾气升举无力→脱肛、子宫脱垂等 \\ 脾虚运化失职→少气倦怠，舌淡，脉虚 \end{cases}
$$

治则：补中益气，升阳举陷。

方剂：补中益气汤（《脾胃论》）。

[组成]黄芪15 g，人参15 g，白术12 g，陈皮6 g，升麻3 g，柴胡9 g，当归9 g，炙甘草6 g，水煎服。

[功用]益气升阳，调补脾胃。

歌诀：补中益气芪术陈，升柴参草当归身，气虚下陷功偏擅，亦治阳虚外感因。

[方解]方中黄芪补中益气，升阳固表为主药；人参、白术、炙甘草甘温益气，补脾和胃为辅药；陈皮理气化滞，脾虚气陷，故用升麻、柴胡协同芪、参以升举清阳，使下陷的气得以升提；血生于气，气虚则血弱，故用当归补血和营，均为佐使药。此外，方中黄芪能益气固表，升麻升阳散火，柴胡解肌清热，故亦可用于气虚发热之证，是以本方为"甘温除热法"的代表方剂。本方应用范围较广，但应用时必须掌握脾气亏虚、中气不足的实质，才能抓住本方运用的重点。近代有采用本方治疗一些慢性消耗性疾病、慢性出血性疾病、低血压、重症肌无力、神经衰弱、发热待查、胃或子宫等内脏下垂、功能性子宫出血、进行性肌营养不良、胃黏膜脱垂等，属于脾气亏虚、中气不足者。此外，体素气虚而易于患感冒者，亦可用本方以增强卫气。

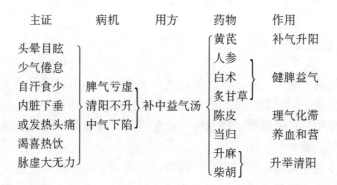

三、气滞证治

在正常情况下，气运全身，流通舒畅。若人体某一部分或某一脏腑发生功能失调，使气机运行不畅，以致壅滞郁结，这种病理现象称为"气滞"或"气郁"。本证常因精神因素，饮食失调，痰蚀、瘀血、结石等因素引起。由于肝主疏泄，肺主宣降，脾升胃降，故气滞之证常与肝、肺、脾、胃等脏腑功能失常有关。

主证：闷胀、疼痛，其疼痛的特点是胀重于痛，且时轻时重，时胀时消，亦有表现为痛无定处，走窜疼痛。至于不同脏腑的气滞有其特殊的表现。详细内容见第六章。

病机：

精神因素
饮食失调 } 脏腑
痰蚀   } 功能 } 气机运行障碍→气滞 { 气郁壅滞，结聚不行→胀满闷
瘀血   } 失调   { 气机不畅，不通则痛→疼痛
结石阻滞 }

治则：理气，行气。

方剂：五磨饮子（《医便》）。

[组成] 乌药9g，槟榔6g，木香6g，沉香1.8g（研冲），枳实9g水煎服。

[功用] 顺气开郁。

歌诀：五磨饮子有榔香，乌药枳壳与沉香，顺气舒郁效果强，气滞不舒服之良。

[方解] 方中乌药顺气开结，槟榔下气宽中，沉香降逆利膈，木香行气止痛，枳壳行气消胀。诸药合用，则有顺气舒郁之功。

主证	病机	用方	药物	作用
胸膈不舒			乌药	顺气开结
胀闷疼痛	情志不畅		槟榔	下气宽中
时轻时重	气机阻滞	五磨饮子	沉香	降逆利膈
痛无定处			木香	行气止痛
			枳壳	理气消胀

四、气逆证治

气逆是指气机上逆的意思。肺、胃之气以下为顺，如不下降而反上行，就会出现气逆的病症。气逆一般都属实证，但亦有气虚而上逆者，如肾不纳气的虚喘，胃气将败的虚呃等。因而，在临床辨证施治时要注意虚实。这里着重讨论气逆的实证，气逆的虚证详见"脏腑证治"一章。

主证：肺气上逆则见咳嗽气喘，咯痰清稀，或兼见头晕目眩，身冷肢倦，腰膝酸软，夜尿频数等肾不纳气的见证，间或兼见外感证候；胃气上逆则见嗳气呃逆，呕吐反胃，噎膈。

病机：

$$
\left.\begin{array}{l}
\text{外邪犯肺} \\
\text{痰浊壅肺} \\
\text{肾不纳气}
\end{array}\right\}\text{肺失宜降}\rightarrow\text{肺气上逆}\left\{\begin{array}{l}\text{咳嗽}\\\text{气喘}\end{array}\right\}
$$

$$
\left.\begin{array}{l}
\text{胃寒停饮} \\
\text{痰食阻滞}
\end{array}\right\}\text{胃失和降}\rightarrow\text{胃气上逆}\left\{\begin{array}{l}\text{嗳气，呃逆}\\\text{呕吐反胃}\\\text{噎膈}\end{array}\right\}\text{气逆}
$$

治则：降逆下气。

方剂：

（1）肺气上逆用苏子降气汤（《太平惠民和剂局方》）。

[组成] 紫苏子9g，半夏9g，前胡9g，陈皮6g，厚朴6g，当归9g，肉桂1.5g（焗服），生姜3片，炙甘草6g，水煎服。

[功用] 降逆平喘，温化痰湿。

歌诀：苏子降气橘半归，前胡桂朴草姜依，下虚上盛痰嗽喘，或入沉香去桂施。

[方解] 方中紫苏子平喘止咳。半夏降逆祛痰，以治痰涎壅盛于肺的上盛证，为主药；厚朴、陈皮、前胡助主药以宣肺下气，化痰止咳，又用肉桂温肾纳气，以治肾虚气不摄纳的下虚证，均为辅药；当归养血润燥，生姜和胃降逆，甘草和中，调和诸药，均为佐使药。合而用之，可使气降痰除，喘逆自平。总之，本方紫苏子、半夏、厚朴、陈皮、前胡等药祛痰降逆，以治标；肉桂温阳化气，以治本，故体现标本兼治，肺、脾、肾三脏兼顾。还有用本方治疗慢性支气管炎，支气管哮喘，肺气肿，或肺源性心脏病，证见咳嗽气喘，呼吸困难，痰涎壅盛，肾气不足等，都有一定疗效。

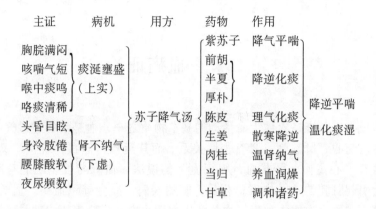

（2）旋覆代赭汤《伤寒论》治胃气上逆之呕吐；丁香柿蒂汤以治呃逆。

[组成]　旋覆花9 g，代赭石15 g，半夏9 g，人参15 g，生姜12 g，大枣4枚，炙甘草6 g，水煎服。

[功用]　降逆顺气，益胃除痰。

歌诀：旋覆代赭用党参，半夏甘姜大枣增，重以镇逆咸软痞，胃虚痰浊此方珍。

[方解]　方中旋覆花降逆止呕，消痰行水，代赭石重镇降逆，同治胃逆嗳气，均为主药；半夏降逆祛痰，消痞散结，党参健脾益胃，共治胃虚痰阻，均为辅药；生姜配合半夏以降逆止呕，大枣、甘草协助党参以益气和中，均为佐使药。诸药配合应用，则可使中焦健运，痰浊涤除，则清升浊降，而呕吐、嗳气、反胃等证可解。本方对慢性胃炎、胃下垂、胃扩张、胃神经官能症所表现的嗳气、恶心、呕吐，或幽门不完全性梗阻的反胃、呕吐，而属于胃气虚弱，痰浊内阻者，有一定的疗效。

主证	病机	用方	药物	作用
胃脘胀满	脾虚胃寒		旋覆花、代赭石	降气镇逆
嗳气呃逆	痰浊内阻	旋覆代赭汤	党参、大枣、甘草	健脾益胃
恶心呕吐	胃失和降		生姜、半夏	温胃降逆，化痰散结

（3）丁香柿蒂汤（《症因脉治》）治胃气上逆之呃逆。

[组成]　丁香9 g，柿蒂9 g，党参9 g，生姜9 g，水煎服。

[功用]　温中益气，降逆止呃。

歌诀：丁香柿蒂党参姜，呃逆因寒中气伤，济生仅用丁香蒂，或加竹橘效皆良。

[方解]　方中以丁香、柿蒂降逆止呃，温胃散寒，为主药；党参补中益气，生姜散寒降逆，为辅佐药。诸药合用，具有散胃寒，益胃气，降胃逆的功效。本方去党参，名柿蒂汤（《济生方》）治胸满呃逆不止，属寒呃而正气未虚者。

主证	病机	用方	药物	作用
胃脘胀满	脾胃虚寒		丁香 柿蒂	温胃降逆
喜暖喜按		丁香柿蒂汤	党参	散寒降逆
呃逆不止	胃失和降		生姜	补中益气

第二节　血病证治

血是构成人体及维持人体生命活动的基本物质之一，血是水谷经过气的作用转化而成，其生成与心、肝、脾、肾有密切关系。而其运行，储藏，统摄，又与心、肝、脾有关，故有"心主血，肝藏血，脾统血"的说法。血既与脏腑功能有联系，因而血病，就会引起脏腑的功能失调；相反，脏腑疾病，亦会导致血病。血的病变较多，但概括起来，主要有血虚，血瘀，血热和出血四个方面。应当指出的是，这四种血病有着互为因果的关系。血瘀和血热能导致出血；出血亦能导致血瘀或血虚，临床辨证应加注意。

一、血虚证治

血虚是血液不足所引起的证候，常由吐血、鼻衄、便血、月经量多、产后出血、外伤等出血过多引起。还有生成不足及慢性消耗，如脾胃虚弱，生血不足；劳心久病，精血暗耗，瘀血阻滞，新血不生等，亦可导致血虚。

主证：面色苍白，唇甲无华，皮肤枯槁，手足麻木，头昏眼花，视物模糊，双目干涩，心悸气短，失眠易惊，体型瘦削，胃纳欠佳，舌质淡白，脉细或细数无力。

病机：

```
失血过多，未得补充 ┐                 ┌心悸气短 ┐
脾胃虚弱，生化不足 │        ┌心肝   心血虚→│失眠多梦 │面色苍白
劳心久病，精血暗耗 ├血虚→│失养          │健忘易惊 │唇甲无华
瘀血阻滞，新血不生 ┘        └        ┌头昏眼花 │皮肤枯槁
                                肝血虚→│视物模糊 │舌淡脉细
                                      └手足麻木 ┘
```

治则：补血养血，或益气养血。

方剂：补血养血用四物汤，益气养血用当归补血汤。脾为气血生化之源，肾精亦为化生血液的主要物质，故在补血药中配合一些健脾和补肾的药物，常能增强补血的效果。

（一）四物汤（《太平惠民和济局方》）

[**组成**] 熟地黄12 g，当归9 g，白芍9 g，川芎6 g，水煎服。

[**功用**] 补血调血。

歌诀：四物归地芍川芎，营血亏虚此方宗，妇人经病凭加减，临证之时应变通。

[**方解**] 方中以熟地滋阴养血，为主药；当归补血活血，为辅药；白芍和血敛

阴，川芎活血行气，为佐使药。四药合用，则补而不滞，既可补血，又能行血中之滞，故本方不仅适用于血虚之证，对于血滞之证，也可以加减应用。兼见气虚者，可加党参、黄芪以补气生血；兼有血热者，加牡丹皮，熟地黄改生地黄，以清热凉血；兼有血瘀者，加桃仁、红花、白芍改赤芍，以活血祛瘀；兼见寒象者，可加炮姜、肉桂以温养血脉；兼有出血者，则去川芎，加入阿胶、艾叶，或棕榈炭。本方可用以治疗痛经、子宫发育不全、子宫内膜炎、附件炎等妇科疾病。

```
        主证      病机      用方    药物      作用
      面色苍白┐                  ┌熟地黄  滋阴养血
      头昏眼花│                  │
      心悸气短│ 营血不足         │当归    补血活血
      月经不调│ 冲任失调  四物汤 │白芍    养血敛阴
      舌质淡白│                  │
      脉细弱  ┘                  └川芎    行气活血
```

（二）当归补血汤（《内外伤辨惑论》）

[组成] 黄芪30 g，当归6 g，水煎服。

[功用] 补气生血。

歌诀：当归补血主黄芪，血虚身热用颇奇，芪取十分归二分，补气生血此方基。

[方解] 方中重用黄芪，以大补肺脾元气，资生血液之源，为主药；当归益血和营，为辅药。两药相配，具有扶阳存阴，补气生血，阳生阴长的功效。在临床运用时，若失血气虚，而出血不止者，需加煅龙骨、煅牡蛎、阿胶、山茱萸等以增强固涩止血的作用。劳倦内伤，证见肌热面赤，烦渴欲饮，脉洪大而虚，重按则微者，亦可用本方治疗。

```
      主证      病机        用方      药物      作用
    肌热面赤┐                      ┌黄芪  大补元气┐
    烦渴欲饮│                      │            │补气生血
    头昏目眩│ 气血亏虚  当归补血汤 │            │
    舌质淡白│                      └当归  补血和营┘
    脉细弱  ┘
```

（三）八珍汤（《正体类要》）

[组成] 熟地黄15 g，当归9 g，白芍9 g，川芎6 g，党参15 g，茯苓9 g，白术9 g，炙甘草6 g，生姜3 片，大枣5 枚，水煎服。

[功用] 补益气血。

歌诀：四君四物八珍汤，气血两虚用此方，再加黄芪与肉桂，十全大补效相当。

[方解] 方中四君子汤治气虚，四物汤治血虚，更用生姜、大枣调和营卫，使气

血互相生长。本方为双补气血的常用方剂。临床多用于病后虚弱、贫血、月经不调、功能性子宫出血、痈疡久不收口、胎产崩漏属于气血两亏者。本方加黄芪、肉桂，名为十全大补汤《太平惠民和济局方》，主治气血两虚而偏于阳虚有寒者。本方去川芎加黄芪、肉桂、五味子、远志、陈皮、生姜、大枣，名曰人参养营汤《太平惠民和剂局方》，主治同十全大补汤，但此方兼具宁心安神之效。本方去茯苓，加续断、黄芩、砂仁、黄芪、糯米名曰泰山磐石散《景岳全书》，主治妇女气血两虚，胎元不固，胎动不安。（图5-2）

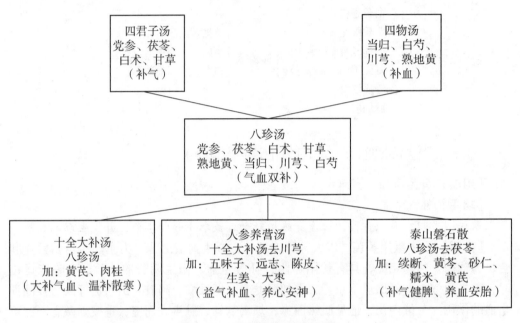

图5-2　八珍汤加减变化图解

二、血瘀证治

血瘀是由于某些原因导致血流不畅，血液停滞或瘀结不散的病理变化。多由气滞、寒凝、痰湿、热郁、跌仆、出血、脉络受损等因素引起。这些因素引起血瘀后，血瘀本身又会进一步引起许多疾病。故血瘀既是一种病理产物，又是一种致病因素。即所谓"因病致瘀""因瘀致病"。

主证：局部疼痛，痛如针刺，痛处拒按，固定不移，夜间加剧。面色晦暗，肌肤甲错，口唇色紫，发热，口干欲喝水而不欲咽，舌质出现紫色瘀斑，脉涩。以上是瘀血的一般证候，但由于瘀血所在的部位不同，临床也有不同的表现（表5-1）。

表 5 - 1 血瘀证候临床表现

血瘀证候		
共同证候	局部疼痛，痛如针刺，痛处拒按，固定不移，面色晦暗，舌质瘀斑，脉涩	
不同证候	心脏血瘀	心悸、胸痹、心痛，牵引左肩臂
	肺脏血瘀	咳引胸痛，咳吐紫黑血块
	胁腹血瘀	局部刺痛或钝痛，或可触及肿块
	胞宫血瘀	痛经，闭经，经量多，少腹触及肿块
	肢体血瘀	肢体麻木，疼痛，活动不利，瘫痪，肢端发黑，甚则坏死
	体表血瘀	青紫瘀斑，肿胀疼痛
	胃肠血瘀	呕吐，大便色黑，甚则吐血
	头部血瘀	头痛，头昏，反复发作，顽固难愈

病机：

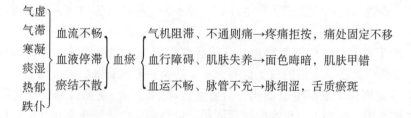

诊断：中医诊断血瘀病，除察看体表局部有否瘀血、出血、缺血现象外，主要有以下几项作为诊断的依据：

（1）疼痛：局部有固定位置的疼痛，甚至拒按。

（2）腹满感：张仲景说："腹不满，其人言我满，为有瘀血。"意即医生触诊虽然不一定有腹满征象，此时，但患者有腹满的自觉主诉，此等应该有血瘀。

（3）象：血瘀还可有热象出现。

（4）血：在多种疾病过程中，见有出血现象时，往往有瘀血存留而出血不停。

（5）神经症状：如精神分裂症，顽固性头痛，癫痫，发狂等，从中医观点看，常认为与血瘀有关。

（6）二便异常：如大便色黑，小便自利或短赤，应考虑有否血瘀。

（7）面色黧黑，晦暗，唇紫，舌青，常为血瘀的诊断要点。

（8）若病久不愈，屡服他药无效，也提示是否有血瘀存在。

（9）病前是否有外伤、出血、经产、受寒、忧怒等病史，若有则应考虑是否有血瘀可能。

治则：活血化瘀。

血瘀疾病常是由多种原因引起，因此，活血化瘀治则须按具体情况配伍其他治法，才能更充分的发挥它的功效。常见配伍有以下几种：

（1）理气行气。气为血帅，血为气母，气行则血行，气滞则血凝。故在气滞血瘀情况下，活血化瘀则须配伍理气、行气药。常用配伍药物有枳实、枳壳、青皮、木香、乌药、茴香、厚朴、薤白、佛手等药，如各种逐瘀汤（血府逐瘀汤，膈下逐瘀汤，少府逐瘀汤）。

（2）补气益气。在气虚不足以运血而发生血行瘀滞时，常须配伍补气益气药，如黄芪、党参等。方剂有补阳还五汤。

（3）温经散寒。对兼有寒象，而得热则症减的瘀血证，常配伍温经散寒药，以达温运通达的目的。配伍药有肉桂、桂枝、吴茱萸、干姜、高良姜、附子等。桂枝既属温阳，又能通经活血，故多选用。方剂有生化汤、少腹逐瘀汤。

（4）滋阴补血。在瘀血未结，新血未生，血瘀而兼阴血亏虚情况下，须配伍滋阴补血药。如当归、熟地黄、白芍、鸡血藤等，方剂有桃红四物汤。

（5）清热解毒，养阴生津。温热病，内外痈肿等感染性、炎症性疾病引起的血瘀，常配伍此二法。在温热病热入营血时采用的凉血散血治法，就是根据血热宜凉，血瘀宜散的原则拟定的。常配伍的清热解毒药有牡丹皮、芦根、金银花、连翘、栀子、黄芩、黄连等，养阴生津药有生地黄、麦冬、玄参等，方剂有大黄牡丹汤、苇茎汤等。

（6）攻下通腑。对中下焦瘀血，若见腹胀满拒按，大便燥结，烦躁如狂，脉沉实有力，常配以此法。配伍的攻下药有大黄、芒硝，方剂有桃仁承气汤。

（7）止血固涩。根据瘀血不化，新血不生原理，在一定意义来讲，化瘀本身就具有止血的作用，但亦可与止血固涩药同用，以达到既能化瘀兼能止血。常配伍的止血药有三七、茜草、牡丹皮、蒲黄等。

方剂：血府逐瘀汤（《医林改错》）。

[组成] 生地黄 9 g，当归 9 g，桃仁 12 g，红花 9 g，枳壳 6 g，赤芍 6 g，柴胡 3 g，桔梗 4 g，川芎 6 g，牛膝 9 g，甘草 3 g，水煎服。

[功用] 活血祛瘀，行气止痛。

歌诀：血府当归生地红，柴芍枳草与川芎，桔梗桃仁牛膝入，活血宽胸止痛功。

[方解] 方中当归、桃仁、红花活血祛瘀，为主药；川芎、赤芍协助主药活血祛瘀，为辅药。生地黄配当归养血和血，使祛瘀而不伤阴血，牛膝祛瘀而通血脉，柴胡、枳壳、桔梗宽胸理气，使气行则血行，均为佐使药，甘草调和诸药为使药。合而用之，具有活血祛瘀，行气止痛的功效。用于冠心病属于血瘀气滞型者，方中川芎、红花应重用，并加丹参以加强活血祛瘀的作用。此外，以本方做基础加减，还可用于治疗高血压病、神经官能症、脑震荡后遗症、颅内占位性病变、眼前房积血、眼底出血、流产后腹痛、流产后胎盘残留出血等。

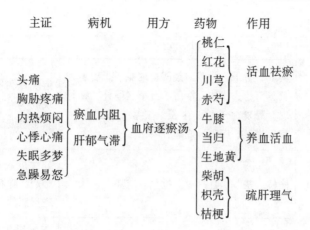

活血祛瘀代表方剂见表5-2。

表5-2　活血祛瘀代表方剂

分类	代表方剂	组成药物	主治
养血活血	桃红四物汤	桃仁、红花、熟地黄、当归、川芎、白芍	月经不调，经血多有血块，色紫黏稠
	温经汤	吴茱萸、当归、赤芍、川芎、党参、桂枝、阿胶、牡丹皮、半夏、麦冬、生姜、甘草	冲任虚寒兼血瘀的月经不调，痛经，不孕
祛瘀生新	膈下逐瘀汤	五灵脂、当归、川芎、桃仁、牡丹皮、赤芍、乌药、延胡索、香附、红花、枳壳、甘草	膈下瘀积，腹有积块，小儿痞块，痛处不移，卧则腹坠
	少腹逐瘀汤	小茴香、干姜、延胡索、没药、当归、川芎、肉桂、赤芍、蒲黄、五灵脂	下焦虚寒，少腹瘀血，少腹积块，少腹胀满，月经不调，经血有瘀块，崩漏少腹痛
	补阳还五汤	黄芪、当归尾、川芎、赤芍、桃仁、红花、地龙	中风后，半身不遂，口眼歪斜，语言不利，遗尿，便燥
	生化汤	当归、川芎、桃仁、炮姜、炙甘草	产后恶露不行，少腹冷痛
	失笑散	五灵脂、蒲黄	血瘀作痛，如经痛、产后恶露不行，心绞痛等
攻瘀散血	桃仁承气汤	桃仁、大黄、桂枝、芒硝、炙甘草	下焦蓄血，少腹胀满，大便色黑，小便自利，谵语烦渴，至夜发热，其人如狂，或经闭，经痛
	复元活血汤	柴胡、瓜蒌根、当归、红花、穿山甲、桃仁、大黄、甘草	跌打损伤，瘀血留于胁下，痛不可忍

续表 5－2

分类	代表方剂	组成药物	主治
攻瘀散血	鳖甲煎丸	鳖甲、射干、黄芩、柴胡、地虱、干姜、大黄、芍药、桂枝、葶苈、石苇、厚朴、牡丹皮、瞿麦、玉竹、半夏、党参、䗪虫、阿胶、蜂巢、赤硝、蜣螂、桃仁	疟疾日久不愈，胁下痞硬有块成为疟母，及肝脾肿大，属于血瘀气滞
	桂枝茯苓丸	桂枝、茯苓、牡丹皮、桃仁、芍药	妇女少腹癥块，月经困难，难产，胞衣不下，死胎不下，产后恶露不尽
破癥祛瘀	抵挡汤	水蛭、虻虫、桃仁、大黄	下焦蓄血，少腹满痛，小便不利，耗神发狂，身黄如疸
	大黄䗪虫丸	大黄、黄芩、桃仁、杏仁、赤芍、生地黄、干漆、虻虫、水蛭、蛴螬、䗪虫、甘草	五劳虚极羸瘦，腹满不能饮食，内有干血，肌肤甲错，两目暗黑

三、血热证治

血热是指血分有热或热邪侵犯血分的疾病。多由外感热邪，或肝郁化火等原因所致。

主证：心烦或口干不欲饮，尿赤便结，在热性病时可出现发热，夜间尤甚，神志昏迷，或燥热发狂。妇女月经提前，月经量多，血色鲜红，血热甚者可见各种出血症状，舌红苔黄，脉数。

病机：

$$\left.\begin{array}{r}感受热邪\\肝郁化火\end{array}\right\}\left.\begin{array}{r}热入\\血分\end{array}\right\}\to 血热\left\{\begin{array}{l}扰乱心神\to 心烦，躁扰，发狂\\阴血被耗\to 口干舌燥，便结，舌红\\脉络受损\\迫血妄行\end{array}\right.\to 月经提前，量多，各种出血，脉数$$

治则：清热凉血。

方剂：

（1）犀角地黄汤（《备急千金要方》）。

[组成] 犀角 3 g（研末冲服或锉细先煎，现用水牛角代犀角，后文同），生地黄 30 g，牡丹皮 9 g，赤芍 12 g，水煎服。

[功用] 清热解毒，凉血散瘀。

歌诀：犀角地黄芍药丹，血升胃热火邪干，斑黄阳毒皆堪治，热燔水分服之安。

[**方解**] 热入血分，热不清则血不宁，不滋其阴则火不熄，故治以清营凉血为主，养阴增液为辅的治则。方中犀角清心，大清营血之热，热清则血自宁，心火得清，则诸经之火自平，为主药；生地黄凉血而滋阴液，养阴清热，且协助犀角以解血分热毒，并增强止血作用，为辅药；赤芍、牡丹皮凉血散瘀，协助犀角、生地黄增强清营凉血、解毒化斑作用。又防止因犀角、生地黄寒凉太过而引起瘀血停滞的弊病。四药合用，具有泻热解毒、凉血散瘀的作用。犀角现用水牛角代，但用量宜重。热伤阴血较甚者，可赤芍改白芍；肝火亢盛者，加柴胡、栀子、黄芩；心火炽盛者，加黑栀子、黄连、连翘；神昏谵语，可加服安宫牛黄丸或紫雪丹。本方常用于急性黄疸性肝炎、肝昏迷、尿毒症出血、急性白血病、疔疮走黄、各种败血症，以及急性原发性血小板减少性紫癜等出现高热、出血而属于血热者。

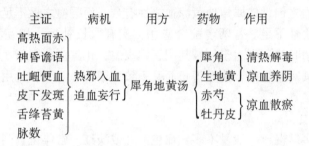

（2）清营汤（犀角、生地黄、玄参、麦冬、金银花、连翘、丹参、竹叶心、黄连）。

四、血溢（出血）证治

血溢或出血是指血液不循脉道，溢出脉外的病证。临床上，按其发病的原因，大致可分为血热出血，气虚出血，及瘀血出血等证型。血热出血又分为实热出血，和虚热出血两种证型。

（一）血热出血

血热出血是比较多见，正如唐容川所说："血证属热者十居六七，然亦有属虚寒者，十中亦有一二。"由于火性上炎，故此类出血多见于人体的上部，如衄血、吐血、咯血等。

（1）实热出血。

主证：出血多急骤，暴溢，或暴注，血色鲜红，血量较多，兼见火邪亢盛证候，如壮热烦躁，头痛头晕，胸胁疼痛，口干、口苦，渴喜冷饮，面红目赤，尿黄便秘，舌红苔黄厚，脉洪数，弦数，或滑数。

病机：因热伤脉络，血溢脉外所致。多由心、肝、肺、胃的实火引起。

$$\left.\begin{array}{l}心\\肝\\肺\\胃\end{array}\right\}实火\atop亢旺\left\{\begin{array}{l}脉络受损\\迫血妄行\end{array}\right\}出血\left\{\begin{array}{l}衄血\\吐血\\咯血\end{array}\right\}+实热证候$$

治则：清热泻火，凉血止血。

实热出血，由于火邪内炽，热伤脉络，单用止血药往往无济于事，必须采用清热泻火法。习惯上，上焦实热用黄芩，中焦实热用黄连，下焦实热用黄柏，三焦实热用栀子，火邪亢盛者，还要加大黄。清热泻火法用于止血，中医传统成为"釜底抽薪"法，对上呼吸道及上消化道的大出血，有时会收到相当满意的疗效。

方剂：犀角地黄汤合五炭散（棕榈炭、蒲黄炭、血余炭、小蓟炭、贯仲炭）。

两方都属止血之剂，然犀角地黄凉血之性有余，而凝血之性不足，五炭散凝血之性有余，而凉血之性不足。若两者配合应用，实有取长补短，相互协同的作用。因此，犀角地黄汤清其热，则血宁，滋其阴，则火熄，化其瘀，则新血生；五炭散折其上冲之势，又行其离经之血，使血得止而又不致瘀留为患。两方共用，则凉血凝血之力更强而血自止矣。

（2）虚热出血。

主证：出血多缓慢，一般量不多，血色鲜红或淡红。常伴见真阴亏损证候，如低热，或午后潮热，手足心灼热，双颧泛红，消瘦盗汗，口干唇焦，舌红或绛，少苔或无苔，脉细数无力。

病机：多有心、肺、肝、肾、胃等脏腑阴虚，虚火伤络，血不归经所引起。

$$\left.\begin{array}{l}心\\肝\\肺\\肾\\胃\end{array}\right\}阴虚\atop火旺\left\{\begin{array}{l}灼伤脉络\\迫血妄行\end{array}\right\}出血\left\{\begin{array}{l}衄血\\吐血\\咯血\end{array}\right\}+虚热证候$$

治则：养阴泻热，凉血止血。

方剂（选用）：

（1）心阴虚用补心汤。

（2）肺阴虚用百合固金汤。

（3）肝阴虚用一贯煎。

（4）肾阴虚用知柏地黄丸。

（5）胃阴虚用玉女煎。

（二）气虚出血

气虚是指人体全身或某一脏腑功能减退而产生的证候。气虚出血主要是指由于脾、肺气虚，气不摄血所引起的出血。此即所谓"气损则血无以存"。

主证：起病缓慢，病程较长，出血时作时止，来势较慢而量少，血色多淡，兼见气虚证候，如面色㿠白，少气懒言，语音低微，动则气短，倦怠乏力，心悸自汗，食欲不振，舌淡苔白，脉细弱。本证多见于便血，崩漏及某些紫癜疾病。

病机：

$$
\left.\begin{array}{c}肺脾\\气虚\end{array}\right\}气不摄血 \longrightarrow 血不循经 \longrightarrow 出血\left\{\begin{array}{c}便血\\崩漏\\紫癜\end{array}\right\} + 气虚证候
$$

治则：脾气虚弱——健脾摄血；脾气下陷——益气升阳。

方剂：脾气虚弱——归脾汤（黄芪、党参、白术、茯苓、当归、远志、酸枣仁、木香、龙眼肉、生姜、大枣、炙甘草）。

脾气下陷——补中益气汤（黄芪、党参、白术、陈皮、升麻、柴胡、当归、炙甘草）。

（三）血瘀出血

主证：血色紫暗或成凝块，常伴有局部刺痛或小腹胀痛，固定不移，出血后稍缓解，舌色紫暗，或有瘀斑，脉细涩。

病机：中医传统认为"瘀血不去，血不归经"。

$$
\left.\begin{array}{c}寒凝\\气滞\end{array}\right\}\left.\begin{array}{c}血流不畅\\血液停滞\end{array}\right\}血瘀\rightarrow血流瘀阻\rightarrow血不循经\rightarrow出血
$$

治则：活血止血。

血瘀出血，在治疗上，既要止血，又要祛瘀，而要点在于祛瘀。

方剂：七厘散（《良方集腋》）。

[组成]　血竭30 g，麝香、冰片各0.32 g，乳香、没药、红花各5 g，朱砂3.6 g，儿茶7.2 g，以上八药，共研粉末，瓷瓶收藏，用时每服0.03 g，冲酒服，或用烧酒调敷伤处。

[功用]　散瘀定痛，活血止血。

歌诀：七厘血竭与儿茶，冰麝乳没红朱砂，跌打损伤瘀作痛，活血止血祛痛传。

[方解]　血竭、红花活血祛瘀；乳香、没药行气祛瘀；麝香、冰片香散走窜，入血行气。六药合用，具有散瘀活血，消肿止痛作用，为本方主药。儿茶清热止血；朱砂镇心安神。本方常用于软组织损伤，局部血瘀疼痛。

主证	病机	用方	药物	作用
跌打损伤 瘀肿疼痛 血流不止	瘀血停滞 血不循经	七厘散	血竭、红花	活血祛瘀
			乳香、没药	行气祛瘀
			麝香、冰片	入血行气
			朱砂	清热止血
			儿茶	镇心安神

出血证的治法，除根据寒热虚实，出血部位，出血原因用药之外，还应急则先止血以治其标，缓则以治本，并佐以止血药。在用止血药的同时，常并用活血药，以防血止留瘀之弊。若出血严重，气随血脱，有面色苍白，四肢冰凉，脉微欲绝等症状时，则又宜益气以固脱，即用大补元气的独参汤抢救，加上输血。

第三节　津液病证治

津液的病变，一般可概括为津液不足与水液内停两种情况。

一、津液不足证治

本证多因过汗，失血，呕吐，泄泻，多尿，以及烦热灼伤津液所致。此外，津液的生成障碍，亦为津液不足原因之一。

主证：口干咽燥，唇燥舌干，皮肤干燥，甚则干瘪无弹性，小便短少，大便干结，舌质红或绛，少苔或无苔乏津，脉细数。

病机：

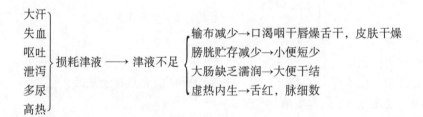

治则：生津养液，益气生津，或益胃生津。

方剂：生津养液——增液汤；益气生津——生脉散；益胃生津——益胃汤。

（一）增液汤（《温病条辨》）

[组成] 玄参30 g，麦冬24 g，生地黄24 g，水煎服。

[功用] 滋阴清热，润肠通便。

歌诀：增液汤用玄地冬，滋阴润燥大有功，热病津枯肠燥结，增水行舟便自通。

[方解] 方中重用玄参养阴生津，清热润燥，为主药；麦冬滋液润燥，生地黄养阴清热，均为辅助药。三药质润，均能通便，合用有滋阴增液，润肠通便的作用。此方妙在寓泻于补，以补药之体，做泻药之用，即可攻实，又可防虚。本方治疗，原书比喻为"无水舟停"，用之则可"壮水行舟"；并指出本方"非重用不为功"，"不便，再作服"，这都说明本病津液不足的严重和"存得一分津液，便有一分生机"的重大意义。加入鲜首乌，润肠通便效果更佳。

主证	病机	用方	药物	作用	
大便秘结			玄参	养阴生津	增液润燥
口渴喜饮	热结阳明	增液汤	生地黄	养阴清热	
舌质红干	伤津耗液		麦冬	滋阴润燥	壮水行舟
脉象细数					

（二）生脉散（《内外伤辨惑论》）

[组成] 人参9g，麦冬9g，五味子6g，水煎服。

[功用] 益气敛汗，养阴生津。

歌诀：生脉散中麦味参，汗多伤气复伤阴，神疲气短脉虚软，益气生津令人钦。

[方解] 方中人参补肺益气而生津，且可大补元气，为主药；麦冬养阴润肺而生津，为辅药；五味子敛肺止汗而生津，为佐使药。三药配合，一补，一清，一敛，具有益气敛汗，养阴生津的作用。使气充汗敛，脉复津生，则诸症可解。本方可用于日射病、肺结核、慢性支气管炎、小儿夏季热、心脏病并发心力衰竭等，属于气阴两虚者。

主证	病机	用方	药物	作用
体倦汗多				
气短口渴			人参	益气生津
呛咳少痰	气阴两虚	生脉散	麦冬	养阴清热
舌燥少苔			五味子	敛肺止汗
脉象虚弱				
甚或散大				

（三）益胃汤（《温病条辨》）

[组成] 沙参9g，麦冬15g，生地黄15g，玉竹9g，冰糖3g，水煎服。

[功用] 益胃生津。

歌诀：益胃生津用沙参，生地麦冬玉竹随，冰糖适量和同服，胃阴受劫服之除。

[方解] 本方为滋养胃阴的代表方剂，方中所用的沙参、麦冬、生地黄、玉竹、冰糖，均为甘寒生津之品，对热在气分，汗下之后，热渐退而胃阴未复者，则较为适合。由于本方纯以甘凉滋润的药物组成，故其滋养胃阴的作用较佳。

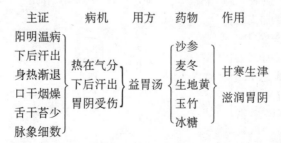

主证	病机	用方	药物	作用
阳明温病			沙参	
下后汗出	热在气分		麦冬	
身热渐退	下后汗出	益胃汤	生地黄	甘寒生津
口干烟燥	胃阴受伤		玉竹	滋润胃阴
舌干苔少			冰糖	
脉象细数				

二、水液内停证治

机体的水液代谢过程中，水液的转输及排泄，与肾关的开合，脾脏的运化水湿，肺脏的通调水道，膀胱和三焦的气化有关。一旦这些脏腑功能失调，均可导致水液环流异常或排出障碍，水液内停，可聚而成饮成痰，亦可导致浮肿。

主证：咳嗽痰多，头昏目眩。心下悸，气短，或胁下胀满，咳唾引痛，舌苔白滑，脉弦；或症见腹胀纳少、口淡无味、小便不利、肠鸣腹泻、舌苔白腻、脉濡；或症见下肢浮肿，甚或一身面目俱肿，或腹大如鼓、舌淡苔白滑、脉沉弦。

病机：

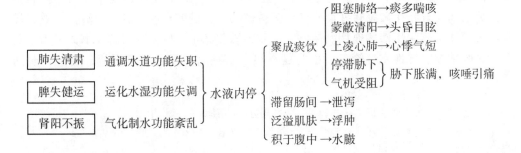

治则：痰饮阻肺，治以通阳化饮，方用苓桂术甘汤。水留肠间，治以健脾止泻，方用参苓白术散。泛溢肌肤，治以温阳利水，方用真武汤或实脾饮。

方剂：

（1）苓桂术甘汤（《伤寒论》）。

[组成] 茯苓15 g，桂枝9 g，白术9 g，炙甘草6 g，水煎服。

[功用] 温中化湿，除痰降逆。

歌诀：苓桂术甘蠲饮剂，健脾又化膀胱气，饮邪上逆气冲胸，胸满能除眩悸治。

[方解] 方中茯苓健脾渗湿利水，为主药；桂枝通阳化气，温化水饮，为辅药；白术健脾燥湿，为佐药；甘草补脾益气，调和诸药，为使药。四药合用，温运健脾，为治本之剂。正如张仲景所说："病痰饮者，当以温药和之。"若脾气虚甚，可加党参；痰多而清稀，加半夏、陈皮。本方亦可治心性水肿，或肾性水肿属阳虚者。

主证	病机	用方	药物	作用
胸胁支满				
头昏目眩			茯苓	健脾利水
心悸气短	脾阳不振		桂枝	温阳化气
倚息不卧	水饮内停	苓桂术甘汤	白术	运脾燥湿
苔白滑润			甘草	调和脾胃
脉象弦滑				

（2）参苓白术散（《太平惠民和剂局方》）。

［组成］党参 15 g，茯苓 15 g，白术 9 g，扁豆 12 g，陈皮 6 g，山药 12 g，薏苡仁 12 g，砂仁 6 g，桔梗 6 g，莲子 12 g，炙甘草 6 g，水煎服。

［功用］补脾益气，和胃止泻。

歌诀：参苓白术扁豆陈，山药甘莲砂苡仁，桔梗上浮兼保肺，枣汤调服益脾神。

［方解］本方即六神散（党参、茯苓、白术、扁豆、山药、炙甘草）加莲子、桔梗、薏苡仁、砂仁而组成。治疗脾胃当补其虚，除其湿，导其滞，调其气。方中人参、茯苓、白术、山药、莲子、扁豆、薏苡仁补益脾气，茯苓、扁豆、薏苡仁渗湿利水，砂仁、陈皮调气行滞，配人参、白术、茯苓、甘草暖胃补中，并能克服诸药导滞之性，使其补而不滞；扁豆为化湿降浊之品，合桔梗以升清，合薏苡仁、茯苓以降浊。诸药配合，使清气得升，浊阴得降，则泄泻可愈。

应用本方治疗慢性胃肠炎，见有消化功能减退，食欲不振，泄泻等症，及慢性肾炎尿蛋白日久不消而见脾虚浮肿者。对于肺结核，症见咳嗽痰多，食欲不振，倦怠乏力，属脾气亏虚者，亦可用本方治疗，取其既能补脾胃之虚，又能补肺气之虚，达到"培土生金"的目的。

主证	病机	用方	药物	作用
形体瘦弱 少气乏力 咳嗽痰多 食欲不振 或吐或泻 胸脘痞闷	脾不健运 土不生金 肺气亏虚	参苓白术散	党参、茯苓	健脾补气
			白术、炙甘草	调胃和中
			山药、扁豆	补脾固肠
			莲子、薏苡仁	渗湿止泻
			砂仁、陈皮	理气导滞
			桔梗	祛痰止咳 载药上行

（3）真武汤（《伤寒论》）。

［组成］熟附子 12 g，茯苓 15 g，白术 9 g，白芍 9 g，生姜 3 片，水煎服。

［功用］温阳利水。

歌诀：真武汤壮肾中阳，茯苓术芍附生姜，小便不利有水气，喘悸身肿服之良。

［方解］肾阳不足，水气不能蒸化，故方中以附子之辛热，温壮肾中阳气，以温化在里之寒水；主水虽在于肾，而制水则在于脾，脾阳失运，故辅以白术之温运脾阳，补脾制水；茯苓淡渗，协助白术健脾利水；佐以生姜之辛温，散在表之水邪，温卫阳而祛寒；使以白芍之酸寒，一以缓急止痛，一以制约附、姜之辛燥太过。笔者认为，若见浮肿较甚，而里寒较盛，兼有四肢欠温者，方中熟附重用，生姜改干姜，加入桂枝；泽泻、炙甘草，则其回阳制水之力更加。

现代常用本方加减治疗肺源性心脏病的咳嗽气喘，心悸水肿，有较好疗效。对于风湿性心脏病心力衰竭的水肿，慢性肾炎的浮肿，亦有一定的疗效。

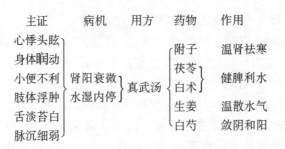

主证	病机	用方	药物	作用
心悸头眩			附子	温肾祛寒
身体眴动			茯苓	
小便不利	肾阳衰微	真武汤	白术	健脾利水
肢体浮肿	水湿内停		生姜	温散水气
舌淡苔白			白芍	敛阴和阳
脉沉细弱				

（4）实脾散（《重订严氏济生方》）。

药物组成：厚朴、白术、木瓜、木香、草果仁、大腹皮、附子、茯苓、干姜、生姜、大枣、炙甘草。

第四节　气、血、津液要点

（1）气虚、血虚都有一般共性和不同证候，但在临床辨证时，还必须结合各自脏腑的特点进一步分析，确定具体脏腑的气虚或血虚，才能正确地进行治疗。一般说来，"气虚"可按脾、肺气虚论治；"血虚"可按心、肝血虚论治。

（2）气、血相互依存，关系密切，中医有"气为血之帅，血为气之母"及"气行则血行，气滞则血瘀"的说法。临床亦常见气血同病，例如气虚可导致血虚，血虚可导致气虚，最终会导致气血两亏；气滞可导致血瘀，血瘀可导致气滞。故处方用药之时，应注意气血兼顾。

（3）津液与气血也有密切关系，中医有"气行则水行，气滞则水停""津血同源"的说法，故临床上有水气内停，气阴两虚，阴血不足等症候，因而在处方用药之时，也要注意气津和血液兼顾。即行气利水、气阴双补、补血养阴等治法。

第六章　脏　腑　论　治

　　脏腑辨证是分辨病所在的脏腑（病位），和同一患病的脏腑的不同证候的辨证方法。它是中医辨证论治的一个重要组成部分。

　　脏腑学说是我国人民几千年来在认识人体和与疾病作斗争的过程中逐步形成的理论，并发展成为中医学的理论核心。中医学的脏腑，虽然在某种程度上具有现代医学解剖学的概念，但主要不是指实质脏器本身，而是指人体的生理功能单位。目前脏腑学说与现代医学的解剖学生理学还没有融会贯通，但是，用脏腑学说指导中医临床实践是行之有效，经得起实践的检验，说明脏腑学说有其客观真理性。

　　脏腑辨证是临床各科辨证论治的前提，尤其是在内科，应用更为广泛，可以说是辨证的基础。当前在临床工作中以现代医学辨"病"，中医学脏腑辨证的方法分型论治，已取得了较大成效，它是中西医结合有效方式之一。因此掌握脏腑病证，对搞好中医西医结合创造我国的新医学、新药学具有特别重要的意义。

　　中医的辨证方法虽然多种多样，但辨明疾病的具体病变部位和病理变化过程，最终都落实到脏腑和所在组织器官的功能失调上。例如，八纲辨证只能是分析归纳各种症候的类别、部位、性质、正邪盛衰等关系的纲领。若进一步分析疾病的具体病理变化就必须落实到脏腑上来，用脏腑辨证的方法才能解决。因而在临床上脏腑辨证往往是和八纲、病因、气血津液等辨证方法紧密结合运用。如心火炽盛的患者，表现有心中烦热，失眠，口舌糜烂疼痛，口渴，尿黄便结，舌红脉数有力等症状，用八纲辨证分析是属于里实热证，用病因辨证分析，属于火热为患，用津液辨证分析是火热伤津引起津液不足，用脏腑辨证，其病变部位在心，其具体病变机理是心火亢旺。这样的辨证就明确地概括了疾病的病位，脏腑，病因，性质，正邪斗争情况和疾病的并发症（津液不足），反映着疾病的本质，为治疗上的立法、处方和用药提供了可靠依据。

　　脏腑辨证是以脏腑学说为基础，各脏腑的生理功能受到影响，就会出现病理变化，根据病理变化的特点，便可以判断病证所属的脏腑。因此，掌握各脏腑的生理功能，熟悉各脏腑的病变规律，是掌握脏腑辨证的基本方法，例如，肺主气，有宣发，肃降的生理功能，故咳嗽，气喘等症状是属于肺的病理变化，这样从脏腑生理功能来推测脏腑的病证，再从八纲及气血来进一步分析脏腑的寒热虚实，气血盛衰，是掌握脏腑辨证的基本方法。

　　中医学认为脏腑是密切相关的，五脏之间存在着互相滋生和互相制约的关系，脏与腑之间又有表里关系，内脏与体表组织之间又有所属的关系，他们在疾病的发生，发展以及治疗上可以互相影响，因此，在辨证时须从整体出发，不仅致虑一脏一腑的病理变化，还须考虑脏腑的互相联系和互相影响，才能全面地了解疾病的发展和演变，从而确定正确的治疗方法。此外，不能孤立地辨认某些症状，对症状应充分根据辨证论治的方法区别对待，不能拘泥于某一种病，而须具体的辨证，从而采用相应的治疗措施。例如失眠一病，当辨证其属于心血虚或心阴虚以后，还应仔细地辨明其病变是否影响到脾或肾，影响到脾时，则为心脾两虚，影响到肾时则为心肾不交。在治疗上一时采取不同的方法，心脾两虚用归脾汤治疗，心肾不交则用交泰丸治疗。

脏腑辨证与治疗方法是有密切联系，脏腑病变的治疗是以脏腑生理病理情况为依据，针对脏腑病变特点来拟定的。例如，脾胃有运化水谷的功能，要是暴饮暴食，损害脾胃，出现中焦运化水谷功能失调的病变表现为脘腹胀满，疼痛拒按，厌食嗳腐，吐泻酸臭等症候，就可以拟定消食导滞法则治疗。又如，肝性喜条达疏泄，是肝的生理特点，一旦发生病变，出现肝气郁结表现有两胁胀痛，乳房胀痛，月经不调，性情急躁等病症，就应针对这一病机拟定疏肝理气的法则进行治疗。

第一节 脏 病 证 治

一、心病证治

（一）心的生理与病理

心在脏腑中具有首要地位，为人体生命活动的中心，在各个脏腑中起着主导作用，故有"心者，君主之官，神明出焉"（《素问·灵兰秘典论》）。心的生理功能是主血脉，主神志；在液为汗，在志为喜，在体合脉，开窍于舌，与小肠相表里，可见中医学的"心"主要涉及血液、循环、植物神经及中枢神经等系统的生理功能。

心的生理功能 { 主血脉——推动和调节血液运行于脉中
主神志——接受和反映外界信息，进行精神意识思维活动

心的病理变化主要体现在血液运行障碍，情志思维活动异常和舌质的变化。

心的病理表现 { 血液运行障碍——心悸、心痛、四肢厥冷、吐血、衄血。
情志思维异常——失眠多梦、健忘、易惊、发狂、哭笑无常、神昏谵语

舌质变化 { 心血不足——舌淡
心血瘀阻——舌黯紫，或瘀点
心火上炎——舌尖红赤，舌质溃疡
痰迷心窍——舌强不语

以上心的病理表现基本上包括血液循环系统疾病，神经精神疾病，植物神经系统功能紊乱，舌体疾病等现代医学疾病。

（二）心病的辨证论治

心的病证有虚实之分，虚证分为阴阳，气血不足。实证常为火邪，瘀血，痰浊等侵犯心脏或心包所致。此外，外感热病过程中表现出热入心包亦属于心的病证，将在第七章第二节中介绍。

虚证：

1. 心气虚，心阳虚与心阳虚脱

病因：①先天禀赋不足。②年老体弱。③思虑劳心过度。④用药汗、下太过。⑤其他疾病转变，如肾阳亏虚，肾水凌心。⑥风寒湿痹舍于心。⑦痰浊、瘀血等阻塞心脉，累及心脏。

心气虚与肺气虚；心阳虚与肾阳虚的证候常同时并见，还可以兼夹寒湿，痰浊，瘀血等病邪。

心气虚，心阳虚，心阳虚衰（心阳虚脱）是心脏功能活动轻重不同的三个阶段。一般来说，心气虚进一步发展可出现心阳虚的病证，心阳虚进一步发展也可导致心阳虚脱，是心脏病的危重阶段。三个病证之间虽有病情轻重深浅的关系，但并不一定成为传变规律。在一定条件下，心气虚也可能突然发展成心阳虚脱的危证，心阳虚脱也可由急性病证突然恶化引起。这三个病证既可分别见于不同的疾病，也可见于同一疾病的发展过程中。

主证：心气虚，心阳虚，心阳虚脱共有的症状是：心悸，气短，动则尤甚，自汗，舌淡嫩苔白。

心气虚：兼见面色㿠白，倦怠乏力，少气懒言，喜叹息，脉细弱，或脉结代。

心阳虚：除上述心气虚证候外，兼见形寒肢冷，心胸憋闷（心前区有压迫感），心痛，舌质紫暗，脉细弱或结代。

心阳虚脱：兼见大汗淋漓，面色苍白，四肢厥冷，唇甲青紫，呼吸微弱甚至晕厥昏迷，脉微欲绝。

三种心虚病证的鉴别见表6-1。

表6-1　三种心虚病证的鉴别

病症	共同症状	不同症状
心气虚	心悸气短、动则尤甚、自汗、舌淡嫩、苔白	面色㿠白、倦怠乏力、少气懒言、喜叹息、舌淡嫩，脉细弱或结代
心阳虚		面色苍白，形寒肢冷，心胸憋闷，心区疼痛，舌淡或暗紫，脉细弱或结代
心阳虚脱		面色苍白，大汗淋漓，四肢厥冷，唇甲青紫，呼吸微弱，脉微欲绝

总的来说，心气虚无寒象表现，但兼见一般气虚证候；心阳虚则有寒象表现，且兼见心胸憋闷或心前区疼痛。心阳虚脱，并有寒象表现，且兼见心及全身衰竭和虚脱证候。

以上三证可见于现代医学的神经官能症、心肌病、心瓣膜病、心律失常、冠心病、心力衰竭、休克等病。

病机：

心气虚
- 鼓动无力→血液运行无力，脉道不充——面色㿠白，心悸气短，舌淡，脉细弱。
- 胸中宗气运转无力——喜叹息、气短
- 表卫不固——自汗
- 功能低下——倦怠乏力，少气懒言
- 脉来不匀——脉结代

心阳虚
- 鼓动无力→血行不周、脉道不充——面色苍白，心悸气短，舌淡，脉细弱
- 阴寒内盛→心脉瘀阻——心胸憋闷，心区疼痛，舌紫暗
- 肌肤失于温煦——形寒肢冷，面色苍白
- 脉来不匀——脉结代
- 卫表不固——自汗

心阳虚脱
- 心阳暴脱→宗气大泄——大汗淋漓
- 鼓动无力，温照失职
- 阴寒凝滞→血运不畅，气行不周——唇甲青紫，呼吸微弱，脉微欲绝
- 阳气不达四肢——四肢厥冷
- 神无所主——晕厥或昏迷

治则：

心气虚——补益心气，安神定志。

心阳虚——温通心阳，安神定志。

心阳虚脱——回阳救逆。

常用药物：

补益心气——党参、黄芪、人参。

温通心阳——附子、桂枝、肉桂、干姜。

安神定志——酸枣仁、柏子仁、茯神、远志、夜交藤、龙齿、朱砂。

回阳救逆——附子、人参。

方剂：

（1）心气虚用养心汤（《证治准绳》）。

[组成] 党参9 g，黄芪9 g，川芎6 g，当归9 g，酸枣仁9 g，柏子仁9 g，远志6 g，茯神9 g，茯苓12 g，五味子6 g，肉桂0.6 g，半夏曲9 g，炙甘草6 g，加生姜3

片，大枣 3 枚，水煎服。

[功用] 补益心气，养血安神。

歌诀：养心汤用草芪参，二茯芎归柏子寻，夏曲远志兼桂味，再加酸枣总宁心。

[方解] 方中党参、黄芪补益心气，川芎、当归滋养心血，茯神、茯苓、远志、柏子仁、酸枣仁养心安神，五味子收敛心气，半夏曲祛除痰证，以防痰迷心窍，肉桂引药入心，诸药配合则有补益心气、滋养心血、宁心安神的功效。

主证	病机	用方	药物	作用
怔忡惊悸 神倦乏力 失眠多梦 自汗舌淡 脉象细弱	心气亏虚 心血不足	养心汤	党参、黄芪	补益心气
			川芎、当归	滋养心血
			茯神、茯苓、远志 酸枣仁、柏子仁	安神定志
			五味子	收敛心气
			半夏曲	祛除痰涎
			肉桂	引药入心

（2）心阳虚用桂枝甘草龙骨牡蛎汤（《伤寒论》）。

[组成] 桂枝 3～9 g，炙甘草 6 g，龙骨 30 g，牡蛎 30 g，水煎服。

[功用] 温补心阳，镇惊安神。

歌诀：桂甘龙牡补心阳，心悸汗出四肢凉，若去桂甘加参附，能医虚脱与亡阳。

[方解] 方中以桂枝、甘草温通心阳，龙骨、牡蛎重以镇惊，涩以敛汗，四药配合成为重镇安神之剂。本方去桂枝甘草加人参，炮附子，成参附龙牡汤，变温通心阳为温补肾阳，为大封大固之方，可治亡阳虚脱，汗出肢冷，神志恍惚等危重急病之证。若脉微者，可合生脉散（人参、麦冬、五味子）。心阳虚常与心脉瘀阻并见，故如见心胸憋闷或阵痛者，应加行气活血化瘀药，如延胡索、川芎、薤白、桃红、红花、三七、降香、乳香等。

主证	病机	用方	药物	作用
怔忡惊悸 汗出肢冷 舌质淡润 脉沉细弱	心阳亏虚 失于温照 心失所养	桂枝甘草龙骨牡蛎汤	桂枝 甘草	温通心阳
			龙骨 牡蛎	敛汗安神

（3）心阳虚脱用四逆加人参汤（《伤寒论》）。

[组成] 熟附子 15 g，干姜 9 g，炙甘草 6 g，人参 9 g（另炖），水煎服。

[功用] 回阳救逆，补气固脱。

歌诀：四逆汤中附姜草，四肢厥冷急兼尝，再加人参兼补气，回阳救逆效力彰。

[方解] 方中以附子大辛大热，温发阳气，驱散寒邪为主药。辅以干姜温中散寒，协助附子加强回阳救逆，佐以炙甘草温养阳气，且能缓和附子干姜之过于燥烈，再加人参以大补元气固脱，共成回阳救逆之剂。

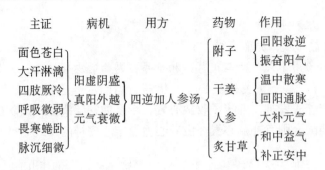

主证	病机	用方	药物	作用
面色苍白 大汗淋漓 四肢厥冷 呼吸微弱 畏寒蜷卧 脉沉细微	阳虚阴盛 真阳外越 元气衰微	四逆加人参汤	附子	回阳救逆 振奋阳气
			干姜	温中散寒 回阳通脉
			人参	大补元气
			炙甘草	和中益气 补正安中

在心阳虚的症候中有一表现称为水气凌心，其证候分为两种类型：

（1）心阳不振，肺脾气虚。

主证：心悸、气短、头晕、目眩，心下逆满，气上冲胸，胸中发闷，咳嗽咯痰，痰白而稀，舌质淡，舌苔白，脉沉弦。

病机：心阳不振，肺脾气虚，不能布散水津，或留而为饮，或水气上冲。

治则：温阳化饮。

方剂：苓桂术甘汤（茯苓、桂枝、白术、甘草）。

（2）心阳不振，肾阳虚衰。

主证：小便不利，肢体浮肿，心下悸动，头目眩晕，腹痛下利，筋惕肉瞤，或肩背酸痛，舌淡胖，苔白滑，脉沉细弱。

病机：心阳不振，肾阳虚衰，气化失职，肾阳虚不能化水，水邪上泛。

治则：温阳利水。

方剂：

（1）真武汤（附子、茯苓、白术、生姜、白芍）。

（2）心气虚或心阳虚而出现脉结代者可用炙甘草汤（《伤寒论》）。

［组成］炙甘草15 g，党参15 g，桂枝9 g，阿胶9 g（熔化），生地黄15 g，麦冬9 g，麻仁12 g，生姜9 g，大枣6枚，水煎服。

［功用］滋阴补血，益气复脉，阴阳双补。

歌诀：炙甘草汤参桂姜，麦冬生地麻仁裹。大枣阿胶加酒服，补血复脉效力强。

［方解］本方能定悸复脉，故又名复脉汤，方中重用炙甘草，其性甘温，能益气补中，化生气血，为复脉之本，是主药。党参，大枣健脾补气，以助气血生化之源。生地黄、阿胶、麦冬、麻仁，补心血、养心阴，以充养血脉。桂枝合炙甘草以温心阳，配生姜以通血脉，使血行旺盛，共为辅佐药，加酒同煮，以助药势而通经脉，共为使药。诸药合用，阴阳并补，益气补血，共奏益气复脉，滋阴补血之功。本方重点在于补心气，通心阳。心阳恢复，要再配合补血滋阴的药物以充盈血脉，使阳气有所依附而不致浮散，则心气自能制止，结代脉亦能恢复正常。在临床运用时应充分注意阴阳之间的互相关系而加以灵活运用。近代用本方治疗功能性心律失常。

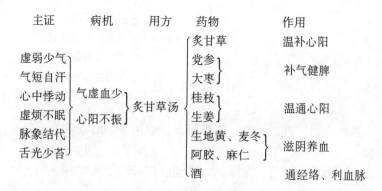

2. 心血虚与心阴虚

病因：①血生化之源不足，或继发于失血之后，如产后失血过多、崩漏、外伤出血等。②情志不遂，五志过极化火伤阴，营血亏虚，阴精暗耗。③久病耗伤阴血，导致心阴心血亏损。④脾虚运化功能失调，生化来源不足，形成心血亏虚。⑤肾阴不足，水不济火，心火亢旺，损耗心阴。

心血虚常与脾气虚，心阴虚常与肾阴虚同时并见。辨证施治时要注意抓住主要矛盾。（表6-2）

心血虚和心阴虚共有的症状是：心悸、心烦、健忘、易惊、失眠、多梦。

心血虚：除上述症状外，兼见一般血虚症状，如面色苍白，唇甲无华，皮肤枯槁，头晕目眩，唇舌色淡，脉细弱。

心阴虚：除上述症状外，兼见一般阴虚内热证候，如午后潮热，低热或手足心热，两颧潮红、夜间盗汗、口燥咽干、舌质红或绛，无苔或少苔乏津，脉细数。若阴虚火旺，可见口舌生疮。

表6-2 心血虚与心阴虚

病症	共同症状（主证）	不同症状
心血虚	心悸心烦 健忘易惊 失眠多梦	面色苍白，唇甲无华，皮肤枯槁，头晕目眩，唇舌色淡，脉细弱。
心阴虚		双颧潮红、潮热、手足心热、夜间盗汗、舌红少苔，脉细数。

病机：

心主血，藏神。血属阴，阴血不足，心失所养，心神不藏，故见心悸心烦，失眠多梦，健忘易惊。心血虚不能上荣于面，故见面色苍白，唇舌色淡，皮肤枯槁。心血不能上荣于脑，则见头昏目眩；心血虚，则肝血不足，筋失濡润，血虚不能充盈脉，故见脉细弱。心阴虚则阴不制阳，虚热内生，或见低热、潮热，手足心热、颧红盗汗，口燥咽干，舌红少苔，脉细数。

$$
\left.\begin{array}{l}
\text{心悸心烦}\\
\text{失眠多梦}\\
\text{健忘易惊}
\end{array}\right\}\text{神不内守←心失所养←阴血不足}
\left\{\begin{array}{l}
\text{心血虚}\left\{\begin{array}{l}\text{血不荣面→面色苍白，唇舌色淡}\\\text{血不荣脑→头昏目眩}\\\text{血不充脉→脉细弱}\end{array}\right.\\
\text{心阴虚}\left\{\begin{array}{l}\text{虚热内生→潮热、颧红，手足心热}\\\text{阳无所附→汗随阳越→盗汗}\end{array}\right.
\end{array}\right.
$$

治则：心血虚，治以补益心血，安神定志。心阴虚，治以滋养心阴，安定心神。

常用药物：

补益心血——当归、白芍、龙眼肉、熟地、阿胶、紫河车。

滋养心阴——生地黄、麦冬、百合、柏子仁、浮小麦。

方剂：

（1）心血虚用四物汤（熟地黄、当归、白芍、川芎）。

应用本方治心血虚时，可加阿胶、首乌、党参、龙眼肉等补血益气药，又因心血虚多伴有心神不宁，故一般配以茯神、远志、柏子仁、酸枣仁、龙齿、琥珀、朱砂等安神定志药。

（2）心阴虚用补心汤（天王补心丹）（《校注妇人良方》）。

[组成] 人参15 g，玄参9 g，丹参9 g，茯苓15 g，五味子9 g，远志6 g，桔梗9 g，当归12 g，天冬9 g，麦冬9 g，柏子仁12 g，酸枣仁9 g，生地黄15 g，水煎服。

[功用] 滋阴清热，养血安神。

歌诀：补心汤中柏枣仁，二冬苓地志归身，三参桔味朱砂拌，滋阴养血安心神。

[方解] 方中生地黄、人参益气、滋阴清热，使心神不为虚火所扰，为主药。丹参、当归补血养心，党参益心气，柏子仁、茯苓、远志安心神，使心血足则而神自藏，均为辅药。天冬、麦冬滋阴降火，心火平则无以扰心神。五味子、酸枣仁收敛心气，心气平则神自安，皆为佐药。桔梗载药上行，以通心气，令药力作用于上焦，为使药。朱砂入心安神，诸药合用，共成滋阴清热，补心安神之剂。

主证	病机	用方	药物	作用
心悸心烦 失眠多梦 健忘易惊 口干盗汗 潮热颧红 舌红少苔 脉象细数	心阴亏虚 虚火扰神	补心汤	生地黄、玄参 天冬、麦冬	滋阴降火
			丹参、当归	补血养心
			党参、黄芪	补益心气
			远志、柏子仁 朱砂、茯苓	养心安神
			酸枣仁、五味子	收敛心气
			桔梗	载药上行

以上的心气虚和心阳虚，心阴虚和心血虚均属心病虚证。因为阴阳是互根的，所以它们之间是互相依存互相制约，一方发病会影响另一方。心气虚则会导致心阳虚，心阳虚常见心气虚证候，心阴虚日久会导致心阳虚，心阳虚，也可伴有心阴不足。因此，在治疗上要注意抓住主要矛盾。

实证：

1. 心火亢旺

病因：①七情郁久化火。②六淫内郁化火。③过食辛辣、温补药物。

主证：心烦、失眠、口渴、口舌糜烂疼痛，小便短赤，舌尖红赤，舌苔黄燥，脉数而有力，心火下移于小肠，可见小便短赤涩痛，甚至尿血。

本证可见于现代医学的神经官能症、舌炎、口腔炎、尿血、泌尿系感染等疾病。

病机：

$$
心火亢旺
\begin{cases}
扰动心神——心烦、失眠 \\
灼伤津液——口渴、尿少而赤 \\
火邪上熏——口舌溃疡糜烂、舌尖红赤 \\
热移小肠，火伤脉络——尿血、小便涩痛
\end{cases}
$$

治则：清心泻火。

常用药物：

清心火——病轻者用淡竹叶、莲子心。病重者用黄连、黄芩、栀子、犀角、灯心草、连翘、大黄。

利小便——木通、泽泻、茯苓、猪苓、滑石。

方剂：导赤散或泻心汤。

（1）导赤散（《小儿药证直诀》）。

[组成] 生地黄 24 g，木通 12 g，甘草梢 6 g，淡竹叶 9 g，水煎服。

[功用] 清心利水。

歌诀：导赤生地与木通，草梢竹叶四般攻。口糜淋痛心火烈，引热同归小便中。

[方解] 方中生地黄清热凉血养阴，为主药。淡竹叶、木通清心降火而利水，能引热下行，从小便而出，为辅药。甘草梢清热解毒，又能调和诸药，为佐使药。诸药合用，有清心养阴，利水导热之功。本方清心泻火而不苦寒伤胃，利水而不伤阴是其特点。若心经热盛可加黄连，治血淋可选加小蓟、瞿麦、白茅根、旱莲草、琥珀末、阿胶等药。口舌糜烂，可加玄参、金银花、连翘，外搽冰硼散。

主证	病机	用方	药物	作用
面赤心烦				
夜寐不宁			生地黄	清热凉血
口渴冷饮	心火上炎		木通	泻火利尿
口舌生疮	热移小肠	导赤散	淡竹叶	清心除烦
小便短赤			甘草梢	清热解毒
尿时刺痛				

（2）泻心汤（《金匮要略》）。

[组成] 大黄 9 g，黄连 6 g，黄芩 9 g，水煎服。

[功用] 泻火解毒，清热化湿。

歌诀：泻心汤中用三黄，并用芩连及大黄。集中优兵歼顽敌，热邪实火皆能降。

[方解] 方中以大黄之苦寒泻热通便，引热下行，泻下焦之火；黄连之苦寒泻火坚阴，泻中焦之火；黄芩之苦寒，清热泻火解毒，泻上焦之火，兼有凉血作用。三药配伍，最善清泻三焦之火热，用治各种火热证。

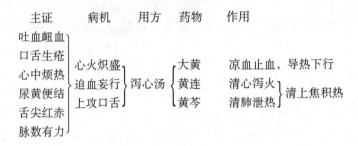

心火亢旺与心阴不足，皆有口舌糜烂生疮之症，两者应加以鉴别，否则会产生误诊与误治。前者为里实热证，后者为里虚热证，同样表现为心经热证，但有虚实之分。在治疗上，前者用清心泻火，后者用滋阴降火法则，一泻一补，两者有所区别。临床上，心火亢旺多与肝火亢旺，心阴不足多与肾阴亏虚同时存在。（表6－3）

表6－3　心火亢旺与心阴不足的鉴别

病症	共同表现	不同表现		治则	方剂
心火亢旺	心烦，口舌生疮，溃烂	里实热证	壮热，舌红苔黄燥，脉数有力	清心泻火	导赤散或泻心汤
心阴不足		里虚热证	低热，舌红嫩少苔，脉细数	滋阴降火	知柏八味丸

2. 痰火扰心。

病因：本证多由情志不遂，郁而化火。炼津成痰，痰与火结，内扰心神所致。

主证：神智错乱，哭笑无常，狂躁妄动，甚则打人骂人，心烦心悸，面赤气粗，口渴，尿赤，舌红苔黄腻，脉滑数有力。

本证可见于现代医学的癔病、癫痫、精神分裂症、狂躁性精神病等。

病机：

$$
痰火互结 \begin{cases} 内扰心神——神志错乱，哭笑无常，心烦心悸 \\ 火属阳主动——狂妄躁动，打人骂人 \\ 火热炎上——面赤气粗，口渴 \\ 热灼小肠——尿赤便结 \end{cases} \begin{cases} 苔黄腻， \\ 脉滑数 \end{cases}
$$

治则：清心泻火，涤痰开窍。

常用药物：泻火药：黄芩、黄连、栀子、大黄。

涤痰药：胆南星、天竺黄、竹沥、白矾、礞石。

镇心药：生铁落、朱砂。

方剂：礞石滚痰丸《丹溪心法附余》。

[组成] 礞石（火硝煅）15 g，大黄12 g，黄芩12 g，沉香3 g，水泛为丸，每次服9粒，开水送服。

[功用] 清热泻火，重涤顽痰。

歌诀：滚痰丸用青礞石，沉香黄芩与大黄。百病多因痰作祟，顽痰怪证此能匡。

[方解] 方中礞石制以火硝，其性疏快，有下气平喘，利痰定惊之功，为方中主药；配以黄芩清肺肝之火，大黄荡涤热结，以开痰火下行之路。沉香调气降逆，既能开郁，又能引导痰火下行。精神失常的狂躁症，最宜用硝黄之类泻下药，釜底抽薪，涤除肠垢，使痰火随大便排泄，则神志苏醒。本方虽有礞石重坠顽痰，若无泻下的大黄则痰火仍无出路。故大黄在本方中亦属主要药物。临床常用以治疗精神病和癫痫患者，证见痰热蒙蔽清窍，身体壮实者，对于一般慢性支气管炎，哮喘属于痰热壅盛，一般方剂难以收效，而体质壮实者亦可投用。年老体弱以及孕妇慎用本方。

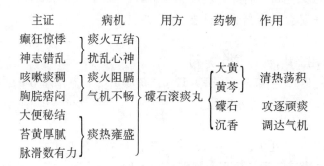

3. 痰迷心窍

病因：本证多由情志郁结，气机郁结，化生痰浊，阻遏心窍或外感热病所致。

主证：神志痴呆，意识不清，自言自语，若无旁人，甚则神志昏迷，不省人事，舌强不语，喉中痰鸣，呕吐痰涎。本证有寒痰与热痰之分，偏于寒者，则兼见面色苍白，唇甲发紫，四肢不温，苔白滑腻，脉沉滑而缓；偏于热者，则兼见面赤气粗，四肢温暖，舌红苔黄腻，脉沉滑数。

本症见于现代医学的抑郁型精神病、癫痫、脑血管意外、肝昏迷、尿毒症等疾病。

痰迷心窍不同证型与鉴别见表6－4。

表6-4　痰迷心窍不同证型与鉴别

病症	证型	共同表现	不同表现
痰迷心窍	寒痰	神志昏迷，喉中痰鸣，呕吐痰涎	面白气微，四肢不温，苔白腻，脉缓滑
	热痰		面赤气粗，四肢温暖，舌红苔黄腻，脉滑数

病机：

$$\left.\begin{matrix}抑郁\\恼怒\\思虑\end{matrix}\right\}气机郁滞→气郁生痰→痰浊\left\{\begin{matrix}蒙蔽心窍→神志痴呆或昏迷\\壅盛于上→喉中痰鸣，呕吐痰涎\end{matrix}\right.$$

治则：寒痰——温化寒痰兼开窍（温开），热痰——清化热痰兼开窍（凉开）。

常用药物：

温化寒痰——陈皮、半夏、远志、制南星。

清化热痰——天竺黄、竹沥、胆南星、贝母、礞石

开窍醒神——郁金、石菖蒲、远志、麝香。

方剂：

（1）寒痰宜用涤痰汤（《济生方》）

[组成]半夏9g，橘红9g，枳实12g，茯苓15g，制南星6g，人参5g，石菖蒲5g，竹茹5g，甘草3g，水煎服。

[功用]涤痰开窍。

歌诀：涤痰汤用半夏星，甘草橘红参茯苓；竹茹菖蒲兼枳实，痰迷心窍服之醒。

[方解]本方为二陈汤加枳实、制南星、人参、石菖蒲、竹茹组成。方中二陈汤燥湿化痰，理气和中。枳实行气消痰，石菖蒲、制南星、竹茹涤痰开窍，人参补气健脾，诸药合用，共奏理气化痰开窍之功。或可配以苏合香丸以芳香开窍。

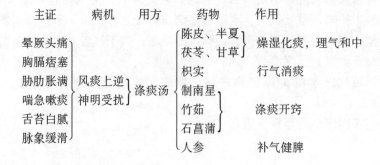

（2）热痰宜用温胆汤《千金方》。

[组成]陈皮6g，半夏9g，茯苓12g，甘草3g，枳实6g，竹茹9g，水煎服。

或加大枣同煎。

[**功用**] 理气化痰，清胆和胃。

歌诀：温胆竹茹共枳实，方中兼配上二陈。利气调中兼祛湿，除痰清热可安神。

[**方解**] 本方的组成药物即二陈汤加枳实、竹茹、大枣。方中枳实与半夏相配，化痰降逆作用比二陈汤为强，竹茹与陈皮相配，理气和胃作用比二陈汤为佳。大枣与茯苓甘草相配，更有和中安神作用。本方以枳实、竹茹凉性药与半夏、陈皮温性药配伍。清热而不寒，化痰而不燥，与二陈汤的燥湿化痰有所区别。痰迷心窍者可加郁金、石菖蒲以开窍。或同时送服牛黄清心丸或至宝丹。

主证	病机	用方	药物	作用
虚烦不眠 心悸不安 甚则晕厥 呕吐痰涎 舌苔黄腻 脉象滑数	痰热上扰 心神不宁	温胆汤	陈皮、半夏 茯苓、甘草	燥湿化痰
			竹茹	清热化痰
			枳实	行气消痰

4. 心血瘀阻

病因：本证常有心气虚或心阳虚，推动血液运行不力。或气滞、血寒，导致血流失畅，或因情绪激动，劳累受寒，过嗜甘肥，饮酒，痰浊凝聚等因素诱发或加重。古代称本证为"胸痹"，即胸中气血闭塞不通的意思，本证为本虚标实之证。

主证：心悸，心前区或胸骨后闷痛或刺痛（痰浊重者闷痛，瘀血重者刺痛），痛引左肩臂，轻者时痛时止，重则绞痛不安，口、唇、指甲青紫，四肢厥冷，大汗淋漓。舌质暗红或有紫斑，脉微细，或涩，或结代。

现代医学的冠状动脉粥样硬化性心脏病的心绞痛、心肌梗死多属此证。此外，风湿性心瓣膜病、慢性肺源性心脏病、心功能不全等亦可见此证。

病机：

心阳（气）虚	心动无力 寒凝气滞	气血 运行不畅	轻：心血瘀滞	心悸 心痛	脉涩 或结 代
气滞 血寒	血脉不利		重：心血瘀阻	心脉血流不通：心绞痛不止 全身血流不畅：唇甲青紫，舌暗紫 阳气不能外达四肢：四肢厥冷 阳不卫外，心汗外越：大汗淋漓	

治则：宣痹通阳，活血化瘀。

常用药物：宣痹通阳——瓜蒌、薤白、桂枝。活血化瘀——桃仁、红花、丹参、郁金、血竭、乳香、没药、蒲黄、五灵脂、川芎、归尾、赤芍。

方剂：瓜蒌薤白桂枝汤合失笑散。

（1）瓜蒌薤白桂枝汤（《金匮要略》）。

[**组成**] 瓜蒌 15 g，薤白 9 g，桂枝 9 g，水煎服。

[**功用**] 通阳散结，豁痰行气。

歌诀：瓜蒌薤白桂枝汤，汤中三药组成方，宣阳通痹并除痰，胸痹心痛服此方。

[**方解**] 方中瓜蒌宽胸涤痰，薤白、桂枝通阳止痛，诸药配合则有宣阳通痹，豁痰下气之功，应用时可加丹参、赤芍、郁金等行气活血的药物，如痰涎结聚较重，可加半夏。

```
        主证      病机      用方       药物    作用
      胸痛彻背 ┐            ┌          瓜蒌 ┐ 宽胸涤痰
      背痛彻心 │ 胸阳闭阻 │ 瓜蒌薤白  薤白 │
      心痛阵发 │ 痰饮蓄积 │ 桂枝汤     桂枝 ┘ 通阳止痛
      咳痰气急 ┘            └
```

（2）失笑散（《太平惠民和剂局方》）。

[**组成**] 五灵脂 9 g，生蒲黄 9 g，水煎服（或加酒、醋同煎），或等分为末，每次 6～9 g，每日 2～3 次，用开水送服。

[**功用**] 活血祛瘀散结止痛。

歌诀：失笑五灵与蒲黄，心腹结痛效非常。活血去瘀能止痛，产后痛晕急煎尝。

[**方解**] 本方为祛瘀止痛之剂，方中以五灵脂通利血脉，行血止痛。生蒲黄化瘀止血，加醋或酒煎热服，能增强散瘀止痛的功效，且能制五灵脂腥臊的气味。两药合用，则能祛瘀止痛。本方可治瘀血内停所致的经痛、产后恶露不行、少腹疼痛或产后血晕等症。

```
        主证         病机       用方     药物     作用
   心前区绞痛阵发 ┐           ┌        五灵脂 ┐ 祛瘀止痛
   少腹急痛拒按   │ 瘀血阻滞 │ 失笑散  生蒲黄 ┘ 活血祛瘀
   产后恶露不行   │ 不通则痛 │
   瘀血停滞       ┘           └
```

心血瘀阻除用瓜蒌薤白桂枝汤合失笑散治疗外，还可用血府逐瘀汤加桂枝；胸闷者加枳实、薤白；心悸者加炙甘草、生龙骨、牡蛎；苔腻有痰者，合瓜蒌薤白半夏汤。汗多者加党参、黄芪。若出现心阳衰竭，应即内服参附汤或四逆加人参汤回阳救逆，并结合西药进行抢救。

（三）心病对他脏的影响及其机理

1. 心病传肺

（1）心气虚衰，心鼓动无力，血瘀不运，阻滞肺脉，导致肺气失宣，出现心悸气短，咳嗽喘促等症状。此证可见于现代医学的心源性哮喘。

（2）心火能克肺金，心火亢旺，可以上炎灼肺，使肺阴受损，产生肺燥咳嗽，证见心悸、心烦、干咳、少痰，痰中带血，舌红脉数。若进一步耗伤肺阴，更可见潮热，低热，手足心热，口燥咽干，干咳无痰，舌红，无苔乏津，脉细数。此外，心阴亏虚，虚火上炎灼肺，亦可导致肺阴不足而出现上述肺阴虚的症状。

2. 心病传肾

（1）心阳虚衰，心火不能下温肾阳，则会导致肾阳亏虚，肾虚水泛，上凌于心，证见心悸气短，咳喘不卧，双足浮肿等。此证可见于现代医学的心力衰竭。

（2）心火亢旺，下灼肾阴，导致肾阴亏损，虚阳妄动，证见阳举、遗精，性欲亢旺。

3. 心病传肝

（1）心主血，肝藏血，心阴血不足，则肝阴血亦亏，此时可见心悸怔忡，面色无华，头昏目眩，手足麻木，筋惕肉𣼲，月经稀少，但寐多梦等症状。

（2）心火亢旺，可以引动肝火，导致肝火亢旺。此时除见有心火亢旺的症状外，还兼见面红目赤，头昏头痛，性急易怒，胸胁疼痛，口干口苦，脉弦数等肝火亢旺症状。

4. 心病传脾

（1）心主血，脾统血。心血不足，脾失滋养，则会导致脾气虚弱，此时可见心脾两虚的症候，如心悸气短，面色苍白，唇甲无华，食欲不振，食饱腹胀，大便时溏，舌淡苔白，脉细弱等。

（2）心阳虚弱则火不生土，导致脾阳不振，临床出现心脾阳虚的症候。如面色苍白，畏寒肢冷，心悸气短，面肢浮肿，胃纳欠佳，大便溏泄，恶心呕吐，口泛清水等，此证可见于现代医学中的冠心病、风湿性心脏病及慢性心力衰竭等疾病。

心病传变示意见图 6-1。

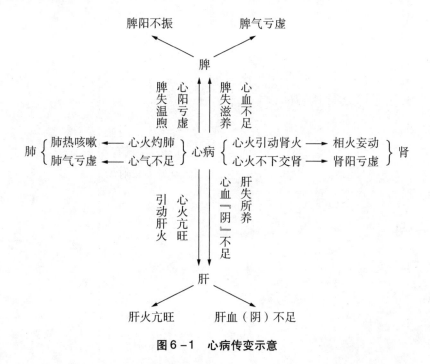

图 6-1　心病传变示意

（四）心病证治要点

（1）心病以虚证为多见，可分气虚，阳虚，血虚，阴虚，其鉴别要点在于掌握气虚、阳虚、血虚、阴虚之不同表现，以及出现的神志、血运失常的不同症候，便可确定是心的阳、气虚或阴、血虚。心气虚无寒象，证见心悸，喜叹息，脉细弱，宜补心气安心神。心阳虚则见形寒肢冷、心痛、脉沉细，宜通心阳，有瘀者，佐以活血化瘀。心阳衰竭，则大汗淋漓、唇甲青紫、四肢厥冷、脉微欲绝，宜回阳救逆。心血虚则面色苍白、唇甲无华、心悸气短、舌淡、脉细弱，宜补心血。心阴虚则见虚热、心悸心烦、舌红无苔、脉细数，宜养心阴。

（2）阴阳互根，临床亦见心的气血不足或心的阴阳两虚。治疗时应根据不同情况，分别采用气血或阴阳双补，如十全大补汤之气血双补，炙甘草汤之阴阳并调。

（3）痰火扰心与痰迷心窍两证，在发病学上除了与心有关外，还与肝、肾、脾有关，临床上治疗时，应从心、肝、脾、肾四脏，全面考虑并从主要矛盾方面着手。

（4）心脉瘀阻，病因虽多，但以阳气不足为多见，故临床上应按标本缓急之不同，予以活血化瘀，补益阳气，或温阳散寒等法，不能单用活血化瘀一法治疗。

常见心病证治见表6－5。

表6-5　常见心病证治

	病因	病机	证候				治则	方剂
			共同症状	其他症状	舌象	脉象		
心气虚	(1) 年老脏器虚衰； (2) 误用汗下太过； (3) 他病传变	心气不足，鼓动无力，气血运行不畅	心悸气短，自汗，动则尤甚	面色㿠白，体倦乏力，喜出长气	舌淡胖嫩，苔白	弱	补益心气，安神定志	养心汤
心阳虚		心阳亏虚，鼓动无力，血行不周，血脉阻滞		面色苍白，形寒肢冷，心胸憋闷	舌淡或紫暗，苔白	细弱或结代	温通心阳，安神定志	桂甘龙牡汤
心阳虚脱		心阳暴脱，宗气大泄		面色苍白，四肢冰冷，大汗淋漓，呼吸微弱	舌紫暗，苔白滑	微而欲绝	回阳救逆	四逆加人参汤
心血虚	(1) 阴血生化之源不足； (2) 失血伤津； (3) 劳神过度	血不养心，神不内守	心悸心烦，失眠多梦，健忘易惊	面色苍白无华，唇甲色枯，皮肤枯槁，头晕眼花	舌淡，苔白	细弱	补养心血，安神定志	四物汤
心阴虚		阴虚阳亢，阳不入阴，神不内守		面色潮红，低热，五心烦热，盗汗，口燥咽干	舌红无苔或少苔乏津	细数	滋养心阴，安神定志	天王补心丹
心火亢旺	(1) 情志之火内发； (2) 六淫内郁化火； (3) 过食辛辣或温补药	内扰心神，伤阴动血		心烦不眠，口舌生疮，溃烂口渴，咽烂吐血	舌尖红赤，苔黄燥	数有力	清心泻火	导赤散或泻心汤

续表 6-5

病因	病机	证候				治则	方剂
		共同症状	其他症状	舌象	脉象		
痰火扰心 多由情志不遂，气机不舒所致	气郁化火，灼津成痰，痰火相结，内扰心神	精神反常神志错乱	心烦失眠，易惊，口苦，语无伦次，哭笑无常，打人骂人，狂躁	舌红苔，黄腻	脉滑数有力	清心泻火，涤痰开窍	礞石滚痰丸
痰迷心窍 多由精神刺激引起	气机郁结，生化痰浊，阻遏心窍		意识不清，自言自语，如呆若痴，突然昏倒，喉中痰鸣	舌红，苔黄腻	滑数	清热化痰，开窍醒神	温胆汤
				舌淡，苔白滑	缓滑	温化寒痰，开窍醒神	导痰汤
心血瘀阻 (1)心阳（气）虚，鼓动无力，血滞;(2)气滞、血寒;(3)痰浊阻络	气血运行不畅，心脉瘀阻		轻症：胸闷心痛，牵引左肩；重症：心痛不安，唇甲青紫，大汗淋漓，四肢厥冷，面色苍白	舌淡或有瘀点，舌紫暗，苔白滑	脉沉细或涩，脉微欲绝	宣阳通痹，活血化瘀，回阳救逆	瓜蒌薤白桂枝汤合失笑散、四逆汤

二、肝病证治

（一）肝的生理与病理

肝是人体重要脏器之一，其生理功能主要表现在血和气两方面，故有"肝以血为体，以气为用"的说法。具体的生理功能是：主藏血，主疏泄，喜条达而恶抑郁，在体合筋，在志为怒，在液为泪，开窍于目，与胆相表里。肝经起于足大趾，上绕阴器（外生殖器），过少腹，分布于两胁，循咽喉，连目系，上至头顶，故上述部位的某些病变，多从肝论治。可见中医学中的肝主要涉及现代医学的肝脏本身，以及消化、血液、中枢神经、植物神经、生殖等系统，与人体两侧的部位也有一定关系。

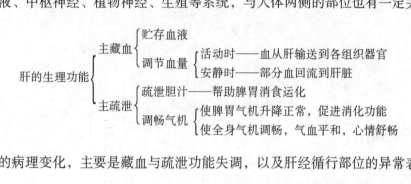

肝的病理变化，主要是藏血与疏泄功能失调，以及肝经循行部位的异常表现。

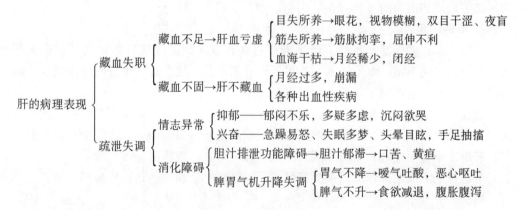

肝经循行部位异常导致胁肋疼痛、少腹痛、疝气、耳聋耳鸣、乳房胀痛、偏头痛、颠顶痛等。

由上述的病理变化，可知反映于临床的肝病，主要是包括现代医学中肝脏本身的病变、中枢神经、植物神经、血液系统、生殖系统、消化系统等疾病，以及某些眼科疾病。

（二）肝病的辨证论治

肝病的表现概括为虚实两证，临床上也实证为多见。

虚证：

1. 肝血不足

病因：①慢性疾病耗伤血液，导致肝失所藏，肝失濡养。②由于脾胃虚弱等原因导致生血不足而成血虚，血虚则肝血不足，肝失濡养。

主证：头晕目眩，失眠多梦，双目干涩，视物模糊，夜盲，爪甲干枯，关节伸屈不利，月经稀少，面色苍白，唇色淡白，舌淡苔白，脉细弱。

本证可见于现代医学的贫血、慢性肝脏疾病、神经官能症、慢性眼部疾患、月经不调等疾病。

病机：

$$
\text{肝血不足}\ (\text{面色苍白，唇舌淡白，脉细})
\begin{cases}
\text{血不荣脑——头晕目眩}\\
\text{目失所养——双目干涩，视物模糊，夜盲}\\
\text{筋失所濡——爪甲干枯，关节伸屈不利或肢体麻木}\\
\text{血不养心——失眠多梦}\\
\text{血海干枯——月经稀少}
\end{cases}
$$

治则：补养肝血。

常用药物：①补养肝血。如熟地黄、当归、白芍、枸杞子、阿胶、鸡血藤、丹参。②方剂。如四物汤（熟地黄、白芍、当归、川芎）。

2. 肝阴不足

病因：本证多因暴怒伤肝，情志抑郁过久，或其他慢性病日久耗伤肝脏阴液所致。此外，肾阴不足，水不涵木，亦可导致肝阴不足。故本证可由肝脏本身疾病，或肾脏疾病引起。前者属于原发，后者属于继发。

主证：头昏眼花，视物模糊，双目干涩，手足麻木，唇甲干枯，兼见阴虚内热证候，如低热或潮热，手足心热，两颧潮红，夜间盗汗，口燥咽干，舌红少苔，脉弦细数。若继发于肾阴虚者，则兼见腰膝酸软，耳鸣耳聋，遗精健忘等症状。

本证可见于现代医学的无黄疸型肝炎、神经官能症和某些眼科疾病等。

病机：

$$
\text{肝阴不足}
\begin{cases}
\text{肝阳偏亢——头昏眼花}\\
\text{目失所养——双目干涩，视物模糊}\\
\text{筋失濡润——手足麻木，唇甲干枯}\\
\text{虚热内生——低热潮热，手足心热，盗汗，舌红少苔，脉弦细数}
\end{cases}
$$

治则：滋养肝阴。

常用药物：枸杞子、山茱萸、女贞子、熟地黄、首乌、沙苑子。

方剂：一贯煎（《柳洲医话》）。

[组成] 北沙参9 g，麦冬9 g，当归9 g，生地黄24 g，枸杞子12 g，川楝子6 g，

水煎服。

［**功用**］滋养肝阴，疏肝理气。

歌诀：一贯煎用生地黄，沙参枸杞麦冬藏。当归川楝合为剂，肝阴亏虚服之康。

［**方解**］方中生地黄滋养肝肾，为主药，辅以北沙参、麦冬、枸杞子滋养肝阴，以加强养阴作用，当归养血和肝；佐以川楝子疏肝泄热，使肝气条达，则郁热可除。诸药配合，共奏滋阴柔肝、疏肝之功。近多用本方治疗慢性无黄疸型肝炎。证见两胁疼痛，失眠多梦，口燥咽干，低热不退，舌红少苔乏津，脉弦细数等肝肾阴虚，肝气不舒者，有较好疗效。阴虚而火旺者，可去当归加丹参、白芍、素馨花，以舒肝和血，柔肝止痛；饭后腹胀，胃纳欠佳者，加砂仁、鸡内金、麦芽、谷芽，以行气消胀，消食导滞。失眠者，可加酸枣仁、柏子仁；转氨酶升高者，可加女贞子、旱莲草、五味子。肝脏肿大者，加鳖甲。

主证	病机	用方	药物	作用
胁肋隐痛 口苦心烦 时觉低热 头昏目眩 舌红少津 脉弦细数	肝阴不足 虚热内生	一贯煎	生地黄 枸杞子	滋肾柔肝
			沙参 麦冬	养肝胃阴
			当归	养血和肝
			川楝子	疏肝泄热

肝阴不足与肝血不足均为肝病的虚证。血属于阴，故肝阴不足与肝血不足有共同的表现，如头晕目眩，两目干涩，视物模糊，手足麻木等。其主要不同，表现为肝阴不足兼见一般阴虚证候，肝血不足兼见血虚证候。前者常与肾阴虚，后者常与心血虚同时存在。（表6－6）

表6－6　肝阴不足与肝血不足的鉴别

病证	共同表现	不同表现	治则	方剂
肝阴不足	头昏目眩，两目干涩，视物模糊，手足麻木	兼见阴虚症候，舌红绛少苔或无苔，脉弦细数	滋养肝阴	一贯煎
肝血不足		兼见血虚证候，舌淡白苔白，脉细弱	滋补肝血	四物汤

实证：

1. 肝气郁结

病因：本证是肝失疏泄的常见表现，属于气郁、气滞等气机失调的病症，多因情志不舒，恼怒伤肝引起。

主证：抑郁，或急躁易怒，两胁疼痛，胸闷不舒，善太息，经期乳房胀痛，妇女见月经不调、痛经，喉咙有梗阻感，不思饮食，恶心呕吐，舌苔薄白，脉弦。若气滞血瘀，可见胁痛如锥刺，癥瘕痞块，舌色紫暗，舌边有瘀斑或瘀点，脉弦涩。若郁久化热，可兼见发热、口干口苦、舌红苔黄、脉弦数等症状。

本证多属慢性疾病，以妇女比较多见，也有因突然精神刺激，肝气闭阻而急发的。证见昏倒不省人事、身颤肢麻、两手拘急、甚则胸满气梗、面红或苍白等症状。

肝气郁结可见于现代医学的肝炎、胆囊炎、肝脾肿大、月经不调、慢性胰腺炎、溃疡病、神经官能症等病。

病机：

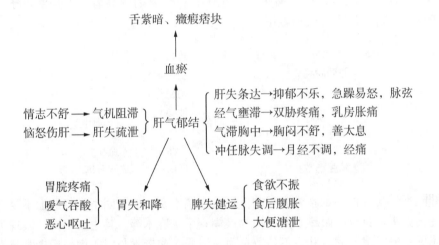

治则：疏肝理气，有血瘀者兼活血化瘀。

常用药物：

疏肝理气——柴胡、郁金、香附、青皮、川楝子。

活血化瘀——丹参、桃仁、红花、三棱、莪术。

方剂：

（1）柴胡疏肝散（《景岳全书》）。

[组成] 柴胡6 g，白芍9 g，枳壳6 g，川芎6 g，香附6 g，炙甘草3 g，陈皮9 g，水煎服。

[功用] 疏肝理气，和血止痛。

歌诀：柴胡疏肝有枳芍，川芎香附草同着。疏肝理气兼解郁，肝气郁结服之卓。

[方解] 本方是舒畅气机，调和脾胃，活血止痛的基本方剂。方中柴胡疏肝理气，又能达邪外出，陈皮、枳壳行气导滞，通降胃肠，白芍、甘草调理肝脾，缓急止痛，川芎、香附行气活血止痛。诸药配合，具有疏肝理气，和血止痛的功效。如并见胃气上逆呕吐者，可加法半夏、竹茹、生姜等药和胃降逆；胁肋窜痛者，可加青皮、川楝子、延胡索；月经后期，少腹痛者，可加乌药、砂仁、延胡索、木香等行气之品。肝气犯脾而致脾虚失运，证见食欲不振，食后腹胀，或大便溏泻者，可加党参、

茯苓、白术等健脾补气之药，或用痛泻要方。血瘀而兼见癥瘕痞块者，可加丹参、三棱、莪术等活血化瘀药。近代常用本方治疗肋间神经痛、慢性无黄疸型肝炎、溃疡病、慢性胆囊炎等，属于肝气郁结者。

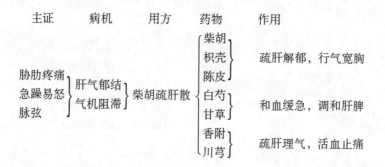

（2）逍遥散（《太平惠民和剂局方》）。

［组成］柴胡9 g，当归9 g，白芍9 g，白术9 g，茯苓12 g，生姜3 g，薄荷3 g，炙甘草6 g，水煎服。

［功用］疏肝解郁，健脾养血。

歌诀：逍遥散里薄归柴，苓草术姜芍药偕；疏肝健脾养血方，肝郁脾虚此方良。

［方解］方中柴胡疏肝解郁，为主药；当归、白芍养血和肝，为辅药。茯苓、白术、甘草健脾和胃，为佐药。煨生姜和中，与当归、白芍同用，并能调和气血，助少许薄荷轻清疏散，以增强疏肝解郁作用，两药均为使药。诸药合用，则有疏肝理脾的功效。若肝郁化热，证见午后发热，头痛目眩，颊赤口干，舌红苔黄，脉弦数，可用本方加丹皮、栀子以清肝热，方名曰丹栀逍遥散《内科摘要》。

主证	病机	用方	药物	作用
双胁疼痛 乳房胀痛 头昏目眩 月经不调 脉象弦细	肝气郁结，脾胃失调	逍遥散	柴胡、薄荷	疏肝解郁
			当归、白芍	养血柔肝
			茯苓、白术 煨姜、甘草	健脾和胃

（3）痛泻要方（《景岳全书》）。

［组成］白术9 g，白芍6 g，陈皮4 g，防风6 g，水煎服。

［功用］泻肝补脾。

歌诀：痛泻药方用术芍，再入防风及陈皮，若作食伤医便错，此方原是理肝脾。

［方解］本方所治的腹痛泄泻，是肝旺脾虚所致，证见食欲不振，胃脘微胀，泻出的大便有未完全消化的食物，易误诊为伤食，但伤食的痛泻，泻后痛减，肝旺脾虚的痛泻，泻后痛不减，且脉弦。《医方考》说："泻责之脾，痛责之肝，肝责之实，脾责之虚，脾虚肝实，故令痛泻。"这就简要说明痛泻的病因病机，故治应泻肝补脾之法。方中白术健脾燥湿，为主药。白芍柔肝缓急止痛，为辅药。陈皮理气和胃，为

佐药。防风散肝舒脾，为使药。四药配合，则为疏肝健脾，止痛止泻的方剂，若大便呈水样，加车前子、茯苓、干姜；脓血样便者，加白头翁，黄芩；发热者，加黄连、黄芩；里急后重者，加槟榔、木香；腹痛甚者，倍白芍，加青皮、乌药。笔者曾以本方合柴芍六君子汤治疗慢性结肠炎，属于肝脾不和型者，亦收到一定的疗效。

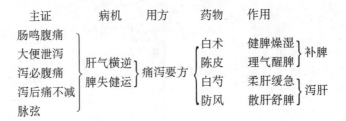

2. 肝火上炎

病因：本证多由肝气郁结，郁久化火所致，即所谓"气有余便是火"，过于烟酒及进食肥甘厚味，可蕴热化火；火热之邪外侵入里也可导致肝火上炎。

主证：面红目赤，头痛头昏，耳鸣耳聋，胁肋灼痛，急躁易怒，口苦咽干，尿黄便秘，两目红赤肿痛，视物模糊，甚则衄血吐血，舌质红苔黄燥，脉弦数有力。

现代医学的肝胆疾病、急性胰腺炎、急性结膜炎、耳源性眩晕、高血压病、甲状腺功能亢进、上消化道出血、更年期综合征、狂躁症等，可见此证。

病机：

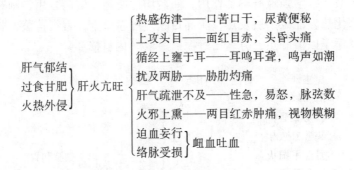

治则：清肝泻火。

常用药物：

清肝泻火——龙胆草、夏枯草、栀子、黄芩、青黛、羚羊角。

清肝明目——草决明、青箱子、谷精草、密蒙花、夜明砂、桑叶、菊花。

方剂：当归龙荟丸或龙胆泻肝汤。

（1）当归龙荟丸（《丹溪心法》）。

[组成] 当归、龙胆草、炒栀子、黄连、黄柏、黄芩各30 g，大黄、青黛、芦荟各15 g，木香6 g，麝香0.15 g。共研细末，炼蜜成丸。每服3～6 g，每日2次，生姜汤或开水送下。

[功用] 清热降火，平肝止痛。

歌诀：当归龙荟用四黄，龙胆芦荟木麝香。黑栀青黛姜汤下，一切肝火尽能攘。

[**方解**] 本方是由龙胆泻肝汤去木通、泽泻、车前子、柴胡、生地黄、甘草，加黄连、黄柏、大黄、芦荟、青黛、木香、麝香而组成。方中龙胆草、芦荟、青黛直入肝经而清肝泻火，大黄、黄连、黄芩、黄柏、栀子，通泻上中下三焦之火，并配合木香麝香等走串通窍药物以行气通窍，后两药能助诸药清热泻火，使其药力更为迅速猛烈，当归和血养肝，又能制清热泻火药之苦寒太过。诸药共用，则有清肝泻火的功效。临床应用时可去麝香，血压高者，可加钩藤、石决明、夏枯草、牛膝以平肝潜阳，清肝明目，并引血下行；出血者可以酌加侧柏叶、旱莲草、茜草炭等以凉血止血；眼睛肿痛者，可加金银花、连翘、蒲公英等以清热解毒消肿。

主证	病机	用方	药物	作用
头昏头痛			龙胆草、芦荟、青黛	清肝泻火
两胁疼痛				
大便秘结	肝气郁结		大黄、黄芩、黄柏	清三焦之火
小便短涩	郁久化火	当归龙荟丸	黄连、栀子	
烦躁不安	肝火亢旺		木香、麝香	行气通窍
惊悸抽搐			当归	和血养肝
脉象弦数				

（2）龙胆泻肝汤（《医方集解》）。

[**组成**] 龙胆草9 g，黄芩9 g，栀子9 g，柴胡6 g，当归6 g，泽泻9 g，木通9 g，车前子15 g，生地黄18 g，甘草3 g，水煎服。

[**功用**] 泻肝胆实火，清肝胆湿热。

歌诀：龙胆泻肝栀芩柴，生地车前泽泻偕。木通甘草当归合，肝经湿热力能排。

[**方解**] 方中龙胆草清泻肝胆实火，并能清下焦湿热，为主药。黄芩、栀子苦寒直折，辅助龙胆草，以增强清肝胆实火之效，共为辅药。泽泻、木通、车前子协助龙胆草清利肝胆湿热，使从小便而出。生地黄、当归养血益阴以和肝，使泻火之药不致苦燥伤阴，亦可防止肝胆火盛伤阴，使邪去而不伤正，均为佐药。甘草和药调中，柴胡疏泄肝胆之气，并做引经药，均为使药。临床有用本方治疗急性胆囊胆道炎、急性膀胱炎、急性肾盂肾炎、急性睾丸炎、急性阴囊湿疹、外阴炎、急性盆腔炎、急性结膜炎、急性中耳炎、带状疱疹、高血压病等，属于肝经实火者。治急性膀胱炎，可随症加减，如大便燥结加大黄；小便时痛甚，生地改鲜地黄，并加黄柏、滑石、淡竹叶。治急性胆囊炎，可加蒲公英、地丁、金钱草、绵茵陈等。治急性结膜炎，可加菊花、白蒺藜等。

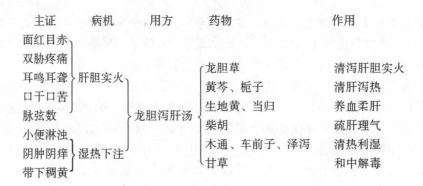

肝气郁结，肝阳上亢，肝火上炎三者在病理上互有联系，区别在于肝气郁结是肝的疏泄功能失常，以至肝的气机阻滞；肝阳上亢多是肝阴不足，不能制约肝阳，使肝阳升动太过；肝火上炎，是肝气郁结，化火上逆。故有"郁而不舒为肝气，浮而上亢为肝阳，气郁化火为肝火"的说法。

3. 肝阳上亢

病因：①肝肾阴虚，阴不制阳，阳盛于上而形成。临床上以此为多见，成为本虚标实之证。②肝火亢盛，耗伤阴液，亦导致阴虚阳亢之肝阳上亢。

主证：眩晕头痛，头重脚轻，耳鸣耳聋，胸胁胀痛，急躁易怒，面部烘热，口燥咽干，脉弦。若为肝肾阴虚引起的，则兼见腰膝酸软，手足麻木，视物模糊，舌红少苔，脉弦细数；肝经实火引起的，则兼见肝火亢旺的证候，如面红耳赤，口苦口干，尿黄便结，甚则衄血吐血，舌红苔黄燥，脉弦数有力。本证可见于高血压病、更年期综合征、神经官能症、美尼尔氏综合征、肝胆疾病等。

病机：

$$\left.\begin{array}{l}\text{肝阴不足}\\\text{肝经实火}\end{array}\right\}\text{肝阳上亢}\left\{\begin{array}{l}\text{阳气偏盛于上}\to\text{头晕头痛，头重脚轻，耳鸣耳聋}\\\text{肝气疏泄失职}\to\text{胸胁胀痛，急躁易怒，脉弦}\\\text{阳亢于上}\to\text{面部烘热，口燥咽干}\end{array}\right.$$

治则：阴虚阳亢宜滋阴潜阳。实火阳亢宜清肝泻火。

常用药物：

滋养肝阴——生地黄、白芍、山茱萸、枸杞子、熟地黄、女贞子。

清肝泻火——龙胆草、夏枯草、栀子、黄芩。

平肝潜阳——天麻、钩藤、菊花、石决明、珍珠母、生龙骨、生牡蛎、磁石。

方剂：阴虚阳亢用杞菊地黄汤加平肝潜阳类药物，或用建瓴汤。

（1）杞菊地黄汤（《医级》）。

[组成] 枸杞子9g，菊花9g，熟地黄15g，山茱萸9g，山药15g，牡丹皮9g，茯苓9g，泽泻9g，水煎服。

[功用] 滋肾柔肝。

歌诀：杞菊地黄含六味，熟地淮萸丹泽苓，再加杞菊此方成，肝肾阴虚服之灵。

[方解] 方中六味地黄丸（熟地黄、山茱萸、山药、茯苓、牡丹皮、泽泻）滋阴补肾，降火泄热，枸杞子、菊花滋肝明目。诸药配合，具有滋肾柔肝的作用，高血压病有阴虚阳亢时可用此方治疗。

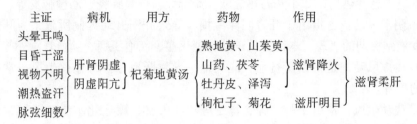

```
    主证      病机      用方      药物            作用
 头晕耳鸣┐                    ┌熟地黄、山茱萸┐
 目昏干涩│                    │山药、茯苓    │滋肾降火┐
 视物不明├肝肾阴虚┐杞菊地黄汤┤              ├        ├滋肾柔肝
 潮热盗汗│阴虚阳亢┘          │牡丹皮、泽泻  ┘        │
 脉弦细数┘                    └枸杞子、菊花   滋肝明目┘
```

（2）建瓴汤（《医学衷中参西录》）。

[组成] 生地黄18 g，白芍12 g，山药30 g，牛膝30 g，生龙骨（先煎）24 g，生牡蛎（先煎）24 g，代赭石（先煎）24 g，柏子仁12 g，水煎服。

[功用] 育阴潜阳，镇肝熄风。

歌诀：建瓴汤赭石与地芍，淮牛龙骨牡柏子仁。阴虚阳亢此方寻，育阴潜阳效如神。

[方解] 方中生地黄、白芍滋肾柔肝，山药、牛膝补益肝肾，生龙骨、生牡蛎、代赭石平肝熄风，柏子仁安神定志。诸药配合，具有育阴潜阳，镇肝息风的功效。本方常用于治疗高血压病，属于阴虚阳亢型者，对症状改善和降压方面有一定疗效。

```
    主证      病机      用方      药物          作用
 头目眩晕┐                    ┌生地黄、白芍    滋肾柔肝
 耳鸣目胀│                    │山药、牛膝      补益肝肾
 心悸健忘├肝肾阴虚┐建瓴汤  ┤
 失眠多梦│阴虚阳亢┘          │龙骨、牡蛎、代赭石  平肝熄风
 脉弦有力┘                    └柏子仁          安神定志
```

不同病因所致肝阳上亢的证候鉴别见表6-7。

表6-7　不同临因所致肝阳上亢的证候鉴别

病证	病因病机	共同表现	不同表现	治则	方剂
肝阳上亢	肝肾阴虚、阴虚阳亢	头痛眩晕、头重脚轻、耳鸣耳聋、胸胁胀痛、急躁易怒、面部烘热	腰膝酸软，手足麻木，视物模糊，舌红少苔，脉弦细数，具有阴虚内热之症	滋阴潜阳	杞菊地黄汤加味或建瓴汤
	肝火亢旺、火盛阳亢		面红目赤，口苦口干，便结尿黄，衄血，吐血，舌红苔黄燥，脉弦数有力	清肝泻火	龙胆泻肝汤

4. 肝风内动

病因：肝风是属内风，其产生原因有下列四方面。

（1）热极生风：是指由于高热伤津，或燔灼肝经，筋脉失养，以致肝风内动。故本证常见于急性热病，如小儿高热惊厥、流行性脑脊髓膜炎、乙型脑炎等。

（2）阴虚风动：是指由于肝肾阴津亏损，导致肝阳升动无制所致，为肝的阴阳失调，发展到极期的表现。本证常见于动脉硬化症、高血压病、脑血管意外等。

（3）血虚风动：是指由于贫血，或失血，导致肝血亏虚，血虚生风。常见于一些贫血的患者。

（4）痰动生风：是由于肺、脾、肾三脏功能失常，脾运化水湿功能异常或津液不能正常的输布和排泄，聚而生湿，变而为痰，又因热、气、火等病因，致使痰浊扰动肝风。

临床证治：

1）热极生风。

主证：高热，神志昏迷，手足拘挛，阵阵抽搐，项强，两目上翻，甚则角弓反张，舌红，脉弦滑数。

病机：

$$
高热
\begin{cases}
阳热亢盛 \rightarrow 热扰心神 \rightarrow 神志昏迷 \\
热灼真阴 \rightarrow 筋脉失养 \rightarrow 火盛风动 \\
内热炽盛 \rightarrow 舌红脉滑数
\end{cases}
\begin{cases}
拘挛抽搐 \\
颈项强直 \\
两目上翻 \\
角弓反张
\end{cases}
$$

治则：清热熄风，辛凉开窍。

常用药物：

清热熄风——羚羊角、钩藤、桑叶、菊花、地龙、蜈蚣、全蝎、僵蚕。

方剂：清热熄风用羚角钩藤汤。辛凉开窍用至宝丹、紫雪丹或安宫牛黄丸。

羚角钩藤汤（《通俗伤寒论》）。

[组成] 羚羊角5 g，钩藤9 g，桑叶9 g，贝母12 g，竹茹15 g，生地黄15 g，菊花9 g，白芍9 g，茯神9 g，甘草3 g，水煎服。

[功用] 清热镇惊，平肝熄风。

歌诀：羚角钩藤芍地黄，贝草竹茹茯菊桑。阳邪亢盛成痉厥，热急生风急服方。

[方解] 方中以羚羊角、钩藤清热平肝，熄风解痉，为主药。桑叶、菊花助主药以清热熄风，为辅药。生地黄、白芍、甘草养阴增液，以柔肝舒筋；贝母、竹茹清热化痰；茯神宁心安神，均为佐药。甘草又能调和诸药，为使药。诸药合用，具有清热止痉，平肝熄风的功效。方中可酌加全蝎、僵蚕、蜈蚣等熄风之药；痰多者可加竹沥、天竺黄、胆南星等清热化痰药。根据临床经验，热盛者，可加大青叶、板蓝根之类清热解毒药；热邪内闭，心神受扰而出现神志昏迷者，可与至宝丹，紫雪丹或安宫牛黄丸等清热开窍剂合用，则疗效更佳。

　　凡热病过程中出现高热烦躁，手足抽搐，以及妊娠子痫的惊厥抽搐而有高热神昏者，都可用本方治疗。

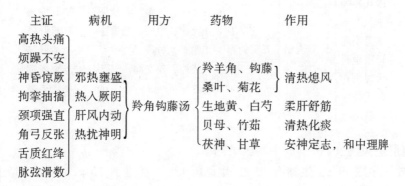

　　2）阴虚风动。

　　主证：头痛眩晕，肢体麻木或震颤，舌体颤动，甚则猝然昏倒，舌强不语，半身不遂，口眼㖞斜，舌质光红，脉弦细数。

　　病机：

$$
肝肾阴虚
\begin{cases}
肝阳上扰 \rightarrow 头痛眩晕 \\
筋失濡养 \rightarrow 肢体麻木或震颤，舌体颤动 \\
风痰闭窍 \rightarrow 猝然昏倒 \\
肝阳化风 \rightarrow 舌强不语，半身不遂，口眼㖞斜 \\
虚热内生 \rightarrow 舌质光红，脉弦细数
\end{cases}
$$

　　治则：滋阴潜阳，平肝熄风。

　　常用药物：

　　滋养肝阴——生地黄、白芍、山茱萸、枸杞子、熟地黄、首乌、女贞子、沙苑子。

　　平肝潜阳——龟板、鳖甲、龙骨、牡蛎、珍珠母。

　　镇惊熄风——钩藤、僵蚕、地龙、蜈蚣、全蝎、羚羊角。

　　方剂：天麻钩藤饮或镇肝熄风汤。

　　a. 天麻钩藤饮（《中医内科杂病证治新义》）。

　　[组成] 天麻9g，钩藤15g，石决明24g（先煎），栀子9g，黄芩9g，牛膝12g，杜仲9g，益母草12g，桑寄生24g，夜交藤15g，茯神15g，水煎服。

　　[功用] 平肝熄风，滋阴清热。

　　歌诀：天麻钩藤用寄生，杜栀石决夜交藤。益母黄牛配茯神，阴虚风动此方行。

　　[方解] 方中天麻、钩藤平肝熄风，为主药，配以石决明镇肝潜阳，杜仲、桑寄生、牛膝补养肝肾，栀子、黄芩清泄肝热，夜交藤、茯神安神定志，益母草活血通络。据药理实验，本方多数药物，具有降血压作用，因此，临床上常用于高血压病，属于肝肾阴虚，肝阳上扰。脑血管意外，半身不遂者，亦可酌情加减应用。

主证	病机	用方	药物	作用
眩晕头痛 眼花耳鸣	风阳上扰	天麻钩藤饮	天麻、钩藤、石决明	平肝熄风
手足麻木 半身不遂 口眼歪斜 舌强语塞	风痰入络		杜仲、牛膝、桑寄生	补养肝肾
			栀子、黄芩	清泄肝热
			茯神、夜交藤	养血安神
舌质光红 脉弦细数	阴虚内热		益母草	活血通络

b. 镇肝熄风汤（《医学衷中参西录》）。

[组成] 牛膝 30 g，生赭石 30 g，生龟板 15 g，生龙骨 15 g，生牡蛎 15 g，白芍 15 g，玄参 15 g，天门冬 15 g，川楝子 6 g，生麦芽 6 g，茵陈 6 g，甘草 4 g，水煎服。

[功用] 镇肝熄风。

歌诀：镇肝熄风芍天冬，玄麦赭石龟牡龙。牛膝青蒿草川楝，肝阳上亢有奇功。

[方解] 方中重用牛膝，降其血之上行（引血下行），并能滋养肝肾。代赭石降其气之上逆（使气下降），并能平肝潜阳；龟板、龙骨、牡蛎、白芍滋阴潜阳，柔肝熄风，司为辅药，玄参、天冬、白芍滋阴养液，柔润熄风；青蒿、川楝子清泄肝阳之有余，再配麦芽以疏肝解郁，遂其肝脏条达之性，麦芽、甘草和中益胃，均为佐使药。诸药合用，则成镇肝熄风之剂。本方用于高血压病，属于肝阳上扰型，有一定疗效，可随证加菊花、黄芩、夏枯草、地龙、玉米须等具有降压作用的清热平肝药物，以增强疗效。

主证	病机	用方	药物	作用
眩晕头痛 面色红赤	肝阳上亢	镇肝熄风汤	牛膝	引血下行，滋补肝肾
			代赭石	使气下降，平肝潜阳
目胀耳鸣 心中烦热 嗳气时作	肝逆犯胃		龟板、龙骨、牡蛎	滋阴潜阳，柔肝熄风
			白芍、玄参、天门冬	滋阴增液，柔润熄风
			青蒿、川楝子、麦芽	清肝泻热，疏肝理气
肢体麻木	肝风入络		甘草	调和诸药

本方与天麻钩藤饮均用以治疗阴虚风动之证，但镇肝熄风汤镇潜清降之力较天麻钩藤饮强。天麻钩藤饮则滋养肝肾，清肝泄热，养血安神之力较大。

上述两方可随证加减，若肢体麻木舌颤者，加豨莶草、地龙舒筋活络。痰火内闭，昏倒不省人事，宜先开窍化痰，可用竹沥、姜汁、石菖蒲、胆南星等。牛黄清心丸（成药）亦可应用。大便秘结者，宜通腑泄热，可加生大黄、玄明粉、炙甘草（调胃承气汤），往往大便一通，痰热下泻，神志可清。

3）血虚风动。

主证：面色萎黄，唇淡无华，皮肤枯槁，头昏目眩，视物模糊，肢体麻木或震颤，肌肉瞤动，舌淡苔白，脉弦细。

$$
\left.\begin{matrix}贫血\\失血\end{matrix}\right\}肝血亏虚\left\{\begin{matrix}血不荣容上→面色萎黄，唇淡无华，头昏目眩，视物模糊，舌淡苔白\\\left.\begin{matrix}筋脉失养\\虚风内动\end{matrix}\right\}皮肤枯槁，肢体麻木震颤，肌肉眴动\\脉管不充→脉弦细\end{matrix}\right.
$$

治则：养血熄风。

常用药物：

滋养肝血——当归、白芍、熟地黄、枸杞子。

平肝熄风——钩藤、僵蚕、蜈蚣、全蝎、地龙。

方剂：阿胶鸡子黄汤（阿胶、白芍、石决明、钩藤、生地黄、茯神、鸡子黄、生牡蛎、络石藤、甘草）或四物汤（熟地黄、白芍、当归、川芎）加钩藤、全蝎、僵蚕。

4）痰动肝风。

主证：轻则见头晕目眩，四肢麻木，重则见突然昏倒，喉中痰鸣，口眼歪斜，或昏迷抽搐，口吐痰涎，舌淡苔白腻，脉弦滑。

病机：

$$
痰浊\left\{\begin{matrix}上扰头目→头晕目眩\\阻滞气血→四肢麻木\\闭阻神窍→昏倒或昏迷\\扰动肝风→口眼歪斜，手足抽搐\end{matrix}\right.
$$

治则：化痰熄风。

常用药物：

化痰熄风——天南星、白附子、皂角、竹沥、天麻、白矾等。

方剂：轻则用半夏白术天麻汤，重则用青州白丸子（《太平惠民和剂局方》）。

青州白丸子。

[组成] 天南星90 g，半夏21 g，白附子60 g ，川乌（去皮脐）15 g，研成细末，日晒夜露（春五日、夏三日、秋七日、冬十日），糯米粉煮粥糊，和成药丸，如绿豆大。小儿惊风，每服2～3丸，薄荷汤送服。成人风痰，每服20丸，生姜汤送服，如为风痰瘫痪，则用温酒送服。

[功用] 祛风化痰。

歌诀：青州白丸星夏并，白附川乌俱用生，晒露糊丸姜薄饮，风痰瘫痪小儿惊。

[方解] 方中半夏、天南星燥湿散寒以祛痰，白附子、川乌温经逐风。四药配合，则有祛风化痰作用。

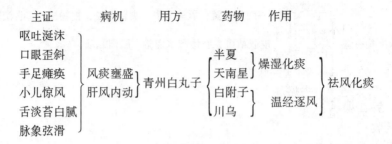

本方具有祛风化痰的功效，适用于一切风痰引起的疾患。但方中药物，都是辛热燥烈之品，对于上述症状属于寒性的方可应用，如属于热性的，就不相宜。因此，在使用时必须掌握全身症状，辨清寒热，方不致误。

不同病因所致肝风内动的证治鉴别见表6-8。

表6-8　不同病因所致肝风内动证治鉴别

病症	病因	共同表现		不同表现	治则	方剂
肝风内动	热动肝风	轻	头昏目眩 四肢麻木 肌肉震颤 四肢抽搐	高热，尿黄，便结，面红，目赤，舌红苔黄燥，脉弦数	清热熄风	羚角钩藤饮
	阴虚风动			潮热颧红，手足心热口燥咽干，舌红无苔，脉弦细数	滋阴熄风	天麻钩藤饮，镇肝熄风汤
	血虚风动	重	突然昏倒 不省人事 口眼歪斜 半身不遂 角弓反张	面色萎黄，唇淡无华，皮肤枯槁，舌淡，脉弦细	养血熄风	阿胶鸡子黄汤
	痰动肝风			喉中痰鸣呕吐痰涎苔白腻，脉弦滑	化痰熄风	半夏白术天麻汤，青州白丸子

中风（肝风内动）后，气虚血滞，脉络瘀阻，所致半身不遂，口眼歪斜等后遗症，可用补阳还五汤治疗。

补阳还五汤《医林改错》

[组成] 黄芪30～90 g，当归尾9 g，赤芍9 g，地龙9 g，川芎9 g，桃仁9 g，红花9 g，水煎服。

[功用] 补气活血，祛瘀通络。

歌诀：补阳还五用芪芎，桃红归芍与地龙。半身不遂属气虚，补气活血可为功。

[方解] 方中重用黄芪以大补元气，为主药，气足才可推动血行，营养周身。辅以当归尾、川芎、赤芍活血和营；少佐桃仁、红花、地龙以化瘀通络。诸药配合，可使气旺血行，瘀祛络通，诸证自可渐愈。本方对于脑血管意外和小儿麻痹的后遗症，以及其他原因所致的手足瘫痪、截瘫或下肢痿软而属于气虚血瘀者，均可酌情加减使

用。如气虚兼阳虚有寒象者，可加熟附子、肉桂或桂枝以温阳散寒；脾胃虚弱的，可加党参、茯苓、白术以健脾补气；痰多的可加半夏、天竺黄；失音不语的，加远志、石菖蒲、郁金开窍化痰，或配用解语丹（白附子、石菖蒲、天麻、远志、全蝎、羌活、胆南星、木香、甘草）以祛除痰涎、宣窍通络。

本方分量宜注意，去瘀药不宜重，黄芪量不宜轻。黄芪分量可从 30 g 或 60 g 开始，效果不显可再增量。

5. 肝经湿热

病因：本证多因感受湿热之邪，蕴结于肝经所致。

主证：阴囊湿疹，或睾丸肿痛，局部皮肤发红灼热，小便短赤，妇女带下色黄腥臭，外阴瘙痒糜烂，流秽水，舌红苔黄腻，脉弦数。

本证可见于现代医学的急性睾丸炎，以及妇女生殖器炎症，如女阴炎、阴道炎、宫颈炎、盆腔炎等。

病机：

$$
\left.\begin{array}{l}\text{湿热外邪}\\\text{内阻中焦}\\\text{湿热交蒸}\end{array}\right\}\text{湿热蕴结肝经}\left\{\begin{array}{l}\text{男性——睾丸肿大，热痛，阴囊湿疹}\\\text{女性——带下黄臭，外阴瘙痒，糜烂流水}\end{array}\right.
$$

治则：清泄肝火，清利湿热。

常用药物：

清泻肝火药见肝火上炎。清利湿热药——泽泻、木通、车前子、绵茵陈、猪苓、滑石、茯苓。方剂：龙胆泻肝汤（龙胆草、栀子、黄芩、柴胡、木通、车前子、泽泻、生地黄、当归、甘草）。

睾丸肿痛者可加川楝子、延胡索、土茯苓、橘核、荔枝核等理气散结，行气止痛药，并可酌情加桃仁、赤芍、丹参等活血化瘀药。妇女带下色黄臭，可加蒲公英、紫花地丁、红藤、草河车等清热解毒药，若兼见赤带，可加生地黄、牡丹皮、小蓟等清热凉血药。兼有阴痒者，另用白鲜皮、蛇床子、苦参、黄柏、寮刁竹、明矾熏洗坐浴。

6. 寒滞肝脉

病因：本证多由外感寒邪，侵袭足厥阴肝经，使气血凝滞，或饮食不节，损伤脾胃，寒湿内生，致使少腹气机郁结而成。

主证：少腹胀痛，连及腰背，下引睾丸而痛，或睾丸坠胀，遇寒则剧，遇热则缓，或阴囊冷缩，痛引少腹，舌润苔白，脉沉弦或沉紧。

本证多见于现代医学的慢性睾丸炎、附睾炎、附睾结核、疝气、肠痉挛等疾病。

病机：

$$\left.\begin{array}{l}\text{外寒}\\\text{内寒}\end{array}\right\}\text{侵袭肝经}\rightarrow\text{寒凝肝脉}\left\{\begin{array}{l}\text{气血凝滞}\rightarrow\text{少腹胀痛，睾丸坠胀}\\\text{收引拘急}\rightarrow\text{阴囊冷缩，痛引少腹}\end{array}\right.$$

$$\downarrow$$

苔白润、脉沉弦或沉紧

治则：暖肝散寒，理气止痛。

常用药物：

温肝散寒——吴茱萸、附子、肉桂、艾叶、干姜、仙灵脾。

理气止痛——川楝子、青皮、小茴香、乌药、橘核、荔枝核。

方剂：

（1）暖肝煎（《景岳全书》）。

［组成］小茴香6 g，肉桂6 g，乌药9 g，沉香3 g，当归9 g，枸杞子9 g，茯苓9 g，生姜9 g，水煎服。

［功用］温肝散寒，行气止痛。

歌诀：暖肝煎内杞茴沉，乌药姜归桂茯苓，肝寒气滞少腹痛，温肝行气此方灵。

［方解］此方适用于肝寒气滞所致的少腹疼痛及疝气。方中肉桂、小茴香温阳散寒以暖肝；乌药、沉香行气止痛，调气降逆以舒肝；当归、枸杞子补血以养肝，柔肝止痛；生姜散寒和胃，茯苓健脾渗湿。诸药合用，则肝寒气滞所致的少腹胀痛，睾丸坠胀，疝气等症得以缓解。寒甚则加吴茱萸、干姜，再甚加附子。临床可与橘核丸合方用。

主证	病机	用方	药物	作用
少腹冷痛 阴囊冷痛 畏寒肢冷 疝气寒痛 舌苔白滑 脉沉弦	肝肾亏虚 阴寒凝滞	暖肝煎	当归、枸杞子、肉桂	温补肝肾
			小茴香、生姜	驱散寒邪
			乌药、沉香	行气止痛
			茯苓	利湿健脾

（2）橘核丸（《济生方》）。

［组成］橘核9 g，海藻9 g，昆布9 g，海带9 g，延胡索9 g，川楝子9 g，桃仁9 g，厚朴4 g，木香4 g，枳实4 g，木通4 g，肉桂2.4 g，水煎服。

［功用］行气止痛，软坚散结

歌诀：橘核丸中二木桃，朴实延胡藻带昆，桂心橘核与铃子，癞疝顽痛此方珍。

［方解］本方为治疗疝气的常用方，对阴囊持续肿胀之"癞疝"有一定疗效。方中橘核行气散结为主药，木香、川楝子行气止痛，桃仁、延胡索活血散瘀为辅药，桂心温补肝肾而散寒，厚朴、枳实破气散结，海藻、昆布、海带，咸润软坚散结，木通通利血脉而除湿，为佐使药。诸药配合具有行气止痛，软坚散结的功效。应用时可随

证加减。若寒痛较剧，可加吴茱萸，干姜和附子，及小茴香以加强祛寒止痛作用。如睾丸肿硬，可加黄皮核，荔枝核以加强行气散结作用，若舌质有瘀点或呈紫暗，可加三棱、莪术以加强行气散瘀作用。

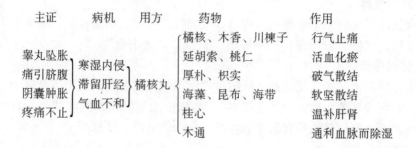

主证　　病机　　用方　　药物　　　　　　　作用

睾丸坠胀　　　　　　　　　　　　橘核、木香、川楝子　　　行气止痛
痛引脐腹　寒湿内侵　　　　　　　延胡索、桃仁　　　　　　活血化瘀
阴囊肿胀　滞留肝经　橘核丸　　　厚朴、枳实　　　　　　　破气散结
疼痛不止　气血不和　　　　　　　海藻、昆布、海带　　　　软坚散结
　　　　　　　　　　　　　　　　桂心　　　　　　　　　　温补肝肾
　　　　　　　　　　　　　　　　木通　　　　　　　　　　通利血脉而除湿

足厥阴肝经循行绕前阴入少腹，所以上述的肝经湿热与寒凝肝脉主要表现为外生殖器的病变。肝经湿热的表现属热证，喜冷恶热；寒凝肝脉的表现为寒证，喜暖恶寒。在治疗上，前者用清肝泻热法，后者用温肝散寒法。（表6-9）

表6-9　肝经湿热与寒滞肝脉证治鉴别

病证	病因	共同表现	不同表现	治则	方剂
肝经湿热	湿热蕴结肝经	外生殖器病变	阴囊湿疹，或睾丸肿痛，局部皮肤发红灼热，女外阴糜烂，苔黄腻，脉数	清肝泻火、清热利湿	龙胆泻肝汤
寒凝肝脉	寒邪侵袭肝经		少腹胀痛，睾丸坠胀，阴囊冷缩，痛引少腹，苔白润，脉沉弦	温肝散寒、理气止痛	暖肝煎或橘核丸

（三）肝病对他脏的影响及其机理

1. 肝病传心

（1）肝火亢旺，可波及心，引动心火亢旺，临床上除见面红目赤，急躁易怒，头昏头痛等肝火亢旺症状外，仍见有心烦不眠，心悸多梦，甚至口舌生疮，舌尖红，苔黄燥等心火亢旺的症状。

（2）肝阴（血）不足，心失所养，可致心阴（血）亏虚。临床上除见头昏目眩，视物模糊，手足麻木，性情急躁等肝阴不足症状外，仍见有心悸易惊，心烦健忘，失眠多梦，舌尖红少苔，脉弦细数等心阴虚的症状。

2. 肝病传脾

肝气郁结，常可导致脾胃虚弱，发生"肝脾不和"或"肝胃不和"。因肝为刚脏，性喜条达，郁则气逆，逆则乘脾胃，故肝脾不和与肝胃不和之证，由肝引起较

多。这种病理现象叫"木旺乘土"。临床上除见肝气郁结的症状外，肝脾不和兼见食欲不振，食后腹胀，大便溏泄等脾虚的症状，脾胃不和兼见胃脘胀痛，恶心呕吐，嗳气吐酸等胃气上逆的症状。

3. 肝病传肺

肝火亢旺，反侮肺金，使肺失清肃，造成气逆咳嗽，两胁作痛，咯痰不爽，面红咽干等症状，这种"肝火犯肺"的咳嗽，叫作"木火刑金"。

4. 肝病传肾

肾水能涵肝木，为母子关系。肝阳过亢，不仅耗伤肝阴，又可下及肾阴，导致肾阴亏虚，此病理现象，称为"子盗母气"。临床上除见肝阴虚的症状外，兼见腰膝酸软，耳鸣耳聋，遗精健忘等肾阴虚的症状。（图6-2）

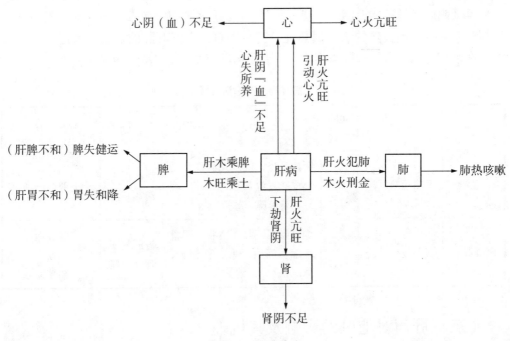

图6-2 肝病传变

（四）肝病证治要点

（1）肝的病理变化主要表现在疏泄与藏血功能异常。疏泄失职常可导致肝气郁结，肝火上炎，肝阳上亢，肝阴不足等，进而损及肝的藏血功能，而产生出血症候。肝疏泄失职，肝气郁结，肝火亢旺，肝阳上亢，都属有余，藏血功能障碍，则多属不足。肝气，肝火，肝阳常有余，而肝阴，肝血常不足，是肝病的特点。由此，在临床上，肝病以实证为多见。

肝阳上亢，常由肝阴不足，阴不制阳所致；肝气郁结，日久化火，又可以耗血伤阴，导致阴血耗损，阳升无制而成肝风内动。故肝气郁结，肝火亢旺，肝阳上亢，肝风内动，肝阴（血）不足，五者关系密切，实际上是同一肝病的不同发展阶段而已，但它们有虚实之分，应参照病因，舌脉仔细鉴别，随证施治。

（2）肝开窍于目，足厥阴肝经循行于外生殖器、乳房，并与冲任二脉相连，故眼、生殖器、乳房和妇女月经都与肝相关。这些部位的病变要从肝论治。

（3）肝病的治疗着重调整疏泄和藏血功能两个方面。疏肝理气，平肝泻火是调整疏泄的方法。养血柔肝，滋肾柔肝是调整藏血的方法。此外，养血熄风，育阴潜阳，活血疏肝等，亦是调整肝气、肝阳有余，肝血、肝阴不足的方法。

（4）肝阴不足与肝火亢旺，皆有热证表现，但前者为虚热，后者为实热。一虚一实，宜注意鉴别，鉴别要点在于舌脉，肝阴不足是舌红绛少苔或无苔，脉弦细数。兼见一般阴虚的内热症状；肝火亢旺舌红苔黄燥，脉弦数有力，兼见一般实热症状。肝阴不足治宜滋肝降火，肝火亢旺治宜清肝泻火，一补一泻，有所不同，宜予区别施治。（图6-3）

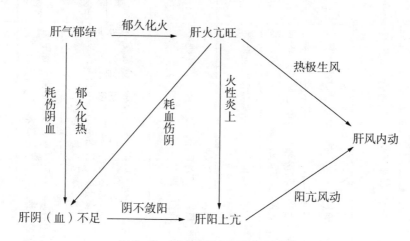

图6-3　肝病病证之间的相互关系

肝病证治小结见表6-10。

表 6 - 10　肝病证治小结

病证内容	病因	病机	共同症状	证候 其他症状	舌象	脉象	治则	方剂
肝血不足	久病耗血失血、生血不足	肝失阴养	头昏目眩、两目干涩、视物模糊、手足麻木、肋肋疼痛	面色苍白，唇甲无华，皮肤枯槁，心悸气短	舌淡白，苔薄白	细弱	滋补肝血	四物汤
肝阴不足	久病伤阴肾阴亏虚	肝失濡养		低热潮热，手足心热，颧红，口燥咽干	舌红绛，苔或无苔 少	细数	滋养肝阴	一贯煎
肝气郁结	精神刺激	肝失疏泄、气滞血瘀		双肋疼痛，乳房胀痛，痛经，抑郁或急躁，月经不调	舌淡红，苔白清	弦	疏肝解郁	柴胡疏肝散或逍遥散
肝阳上亢	肝肾阴虚	阴虚不能制阳致使肝阳上亢	头晕头痛、耳鸣耳聋、烦躁易怒	头胀目胀，两目干涩，失眠健忘，肢麻震颤	舌红少津	弦而有力	滋阴潜阳	建瓴汤
肝火上炎	肝气郁结郁而化火、火热之邪侵袭	肝火上炎、气血上逆、或动阴血		面红目赤，口苦口干，尿黄便结，甚则咯血、咳血、衄血	舌红，苔黄燥	弦而数	清肝泻火	龙胆泻肝汤
肝风内动 热极生风	高热生风	风火相煽、筋脉失养	头晕目眩、四肢麻木、肌肉震颤、四肢抽搐、半身不遂、口眼歪斜、角弓反张	高热，昏迷，项强，角弓反张，尿黄便结	舌红，苔黄燥	弦数	清热熄风	羚角钩藤饮
肝风内动 阴虚风动	肝肾阴虚	阴虚阳亢、阴虚风动		素有肝阳上亢，突然昏倒，半身不遂，语言不利，低热，颧红，舌干	舌红，少苔	弦细数	滋阴熄风	天麻钩藤饮或镇肝熄风汤
肝风内动 血虚风动	肝血亏虚	血不养肝、筋失濡养		面色苍白，视物模糊，皮肤枯槁，唇甲无华，心悸气短，手足麻木	舌淡，苔白	弦细	养血熄风	四物汤或阿胶鸡子黄汤
肝风内动 痰动肝风	脾虚生痰	痰浊积聚、扰动肝风		喉中痰鸣，漉漉有声，呕吐痰涎	舌淡，苔白腻	弦滑	化痰熄风	青州白丸子

续表 6-10

病证内容	病因	病机	证候				治则	方剂
			共同症状	其他症状	舌象	脉象		
肝经湿热	湿热侵袭	湿热蕴结肝经，肝气受阻	外生殖器病变	阴囊湿疹，或睾丸肿痛，局部皮肤发红灼热，女阴糜烂流水，外阴瘙痒	舌红苔黄腻	弦数	清肝泻火，清利湿热	龙胆泻肝汤
寒滞肝脉	寒邪侵袭	寒邪凝聚肝经，血气凝滞	外生殖器病变	少腹胀痛，睾丸坠胀，或阴囊冷痛，痛引少腹	舌淡苔白润	沉弦	温肝散寒，理气止痛	暖肝煎或橘核丸

三、脾病证治

（一）脾的生理与病理

脾为人体消化水谷的重要脏器之一，与胃、小肠共同行使消化功能。脾与胃亦是维持人体生命活动的重要器官，故中医有："脾胃为后天之本"的说法。脾的主要生理功能有主运化水谷精微、运化水湿；主统血；在体合肌肉，在志为思，在液为涎，其华在唇，开窍于口，外应于腹，与胃相表里。其生理特性是脾气主升，喜燥恶湿。可见中医的脾具有运化功能，调节体液和统摄血行的作用。

脾的生理功能 {
主运化 {
水谷精微 —→ 通过肺的输布作用 —→ 输布全身，营养组织器官
体内水湿 {
清者 —→ 输布全身，滋润组织器官
浊者 —→ 下归于肾、膀胱，排出体外
}
}
主统血——统摄周身血液，使血循经脉运行，不溢于脉外
}

脾的生理特性 {
脾气主升——使水谷精微上输心肺，化生气血，营养全身
喜燥恶湿——维持脾脏本身生理功能
}

脾的病理变化主要表现在运化与统血功能失调，以及脾气升降异常。临床主要表现有食欲不振、少食、腹胀、泄泻、身倦无力、形体消瘦、水肿、吐血、便血、崩漏、脱肛、子宫下垂等。

脾的病理表现 {
运化失常 {
运化水谷失常 {
面色萎黄、身倦无力、形体消瘦、口淡乏味、
食欲不振、食后腹胀、大便溏泄
}
运气水湿失调 {
浮肿、痰饮
困脾——舌苔腻、口甜、脘腹饱胀
}
}
统血失职——出血倾向——吐血便血、皮下出血、月经过多、崩漏
脾气下陷——内脏下垂——脱肛、肾下垂、胃下垂、子宫下垂
}

从以上的病理变化可以看出，反映于临床的脾病，主要是包括现代医学的某些消化系统疾病、出血性疾病、神经肌肉系统疾病和内脏下垂等。

（二）脾病的辨证论治

脾病的表现概括为虚实两证，临床上以虚证为多见。

虚证：

1. 脾气虚

病因：本证多由素体虚弱、劳倦及饮食不节，或久病及病后损伤脾气所致。由于脾气虚所表现的功能不同，临床常见有三类证候。

（1）脾失健运。

主证：食欲不振，食后腹胀，大便溏泄，或肢体浮肿，小便不利，并伴有面色萎黄，身倦无力，少气懒言，动则气短，舌质淡嫩，边有齿印，苔白，脉缓弱。

本证可见于现代医学的消化不良，胃、十二指肠溃疡病，慢性胃炎，慢性结肠炎，功能性消化不良，胃肠神经官能症，肠结核，慢性肝炎，早期肝硬化等疾病。

病机：

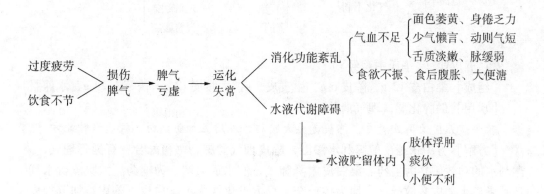

治则：益气健脾

常用药物：

益气——党参、黄芪、甘草。

健脾——茯苓、白术、山药、扁豆、薏苡仁、大枣。

方剂：四君子汤、香砂六君子汤、参苓白术散。

若腹泻日久而大便溏稀者，可酌加肉豆蔻、芡实等固涩药，或葛根、升麻、柴胡等升提之品。若见浮肿、腹水者，可用实脾散或五皮饮。

1）实脾散（《重订严氏济生方》）。

［组成］厚朴9 g，白术9 g，木瓜12 g，木香6 g，草果9 g，大腹皮12 g，熟附子15 g，茯苓15 g，干姜9 g，甘草3 g，水煎服。方中可加生姜3片、大枣3枚。

［功用］温阳健脾，行气利水。

歌诀：实脾苓术与木瓜，甘草木香大腹加，草果附姜兼厚朴，虚寒阴水效堪夸。

［方解］方中附子、干姜、草果温中祛寒，温养脾肾；白术、茯苓、甘草健脾燥湿；厚朴、木香、大腹皮行气散满；木瓜芳香醒脾祛湿。诸药配合，能使脾气得升，水气得行，则浮肿自消。本方可用以治疗慢性肾炎浮肿，早期肝硬化腹胀，下肢浮肿，轻度腹水，以及心力衰竭轻度浮肿，食欲不振者。如体虚气短声微者，可加党参、黄芪。本方虽名"实脾"，实则脾肾两治。

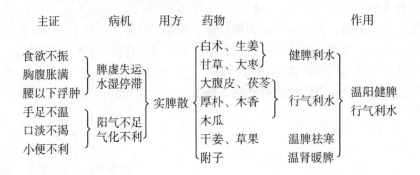

2）五皮饮（《华氏中藏经》）。

[组成] 桑白皮12 g，陈皮6 g，生姜皮9 g，大腹皮12 g，茯苓皮24 g，水煎服。

[功用] 健脾化湿，理气消肿。

歌诀：五皮饮用五般皮，陈茯姜桑大腹施，或用五加易桑白，脾虚水肿此方司。

[方解] 方中茯苓皮健脾利水渗湿，陈皮理气健脾，两药配合，有健脾理气，渗湿利水的功效，共为主药。桑白皮肃降肺气，使水道通调，为辅药。大腹皮行水气，消肿满，生姜皮辛散行水，均为佐使药。局方五皮饮为去桑白皮、陈皮，加五加皮、地骨皮，主治作用基本相同，但行气作用逊于原方。急、慢性肾炎和心脏病水肿，属于脾虚湿滞者，都可用本方治疗。湿重可配五苓散，肺有热配泻白散用。

主证	病机	用方	药物	作用
全身浮肿			陈皮	理气和中
心腹胀满			茯苓皮	渗湿健脾
小便不利	脾虚气滞 水湿壅阻	五皮饮	桑白皮	泻肺利水
舌苔白腻			大腹皮	下气利水
脉象沉缓			生姜皮	辛散利水

（2）脾不统血。

主证：面色苍白或萎黄，食少倦怠，气短懒言，便血，或皮下出血，或月经过多和崩漏等，舌质淡白，苔白，脉细弱。

本证可见于各种出血（如消化道出血、功能性子宫出血）、出血性疾病（如血小板减少性紫癜、过敏性紫癜、血友病）和再生障碍性贫血。

病机：

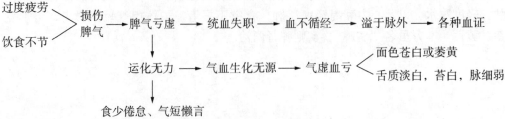

治则：补气摄血，引血归经。

常用药物：

补脾益气——黄芪、党参、人参、白术、茯苓、大枣、山药、炙甘草。

止血药——仙鹤草、蒲黄炭、血余炭、藕节炭、乌贼骨、灶心土。

方剂：脾不统血用归脾汤；月经过多或崩漏用固冲汤；便血不止用黄土汤。

1）归脾汤（《济生方》）。

[组成] 党参9 g，黄芪9 g，白术9 g，茯苓12 g，当归9 g，酸枣仁9 g，木香3 g（后下），远志6 g，龙眼肉9 g，生姜3片，大枣3枚，炙甘草6 g，水煎服。

[功用] 健脾养心，益气补血。

歌诀：归脾汤用术参芪，归草茯神远志随，酸枣木香龙眼肉，煎加姜枣益心脾。

[方解] 本方为四君子汤，当归补血汤加龙眼肉、酸枣仁、远志、木香、生姜、大枣而成，是治心脾两虚的常用方剂。方中以四君子汤（党参、茯苓、白术、甘草）健脾补气，脾胃强健，则气血自生，气能统血，为主药。当归补血汤（黄芪、当归）补血生血，使气固血充，为辅药。酸枣仁、远志、龙眼肉养心安神，木香理气醒脾，使补而不滞，均为佐药。生姜、大枣调和脾胃，为使药。诸药配合，具有健脾益气，补血养心的功效。

主证	病机	用方	药物	作用
面色萎黄 食少倦怠 心悸气短 失眠健忘 崩漏下血 皮下出血 舌淡苔白 脉象细弱	脾虚气弱 气不摄血 心血不足	归脾汤	党参、茯苓（茯神） 白术、炙甘草	健脾益气
			黄芪、当归	补气生血
			茯神、远志 枣仁、龙眼肉	养心安神
			木香	理气醒脾
			姜枣	调和脾胃

2）固冲汤（《医学衷中参西录》）。

[组成] 炒白术30 g，黄芪18 g，煅龙骨24 g（先煎），煅牡蛎24 g（先煎），山茱萸18 g，白芍12 g，海螵蛸12 g，茜草9 g，棕榈炭6 g，五倍子1.5 g（研末冲）。水煎服。

[功用] 益气健脾，固冲摄血。

歌诀：固冲汤用白术芪，龙牡芍萸茜草宜，倍子海蛸棕固涩，崩中漏下总能医。

[方解] 方中重用白术、黄芪益气补中以摄血，为主药。山茱萸、白芍、煅龙骨、煅牡蛎补肝肾，固冲任，为辅药。海螵蛸、棕榈炭、五倍子收涩止血，为佐药。茜草活血祛瘀，使血止而无留瘀，为使药。若出血过多，兼见手足厥冷，面色苍白，脉微者，应加重黄芪，并加人参、熟附子以益气固阳。

主证	病机	用方	药物	作用
崩漏下血			黄芪、白术	健脾益气
血淡质清			煅龙骨、煅牡蛎	固涩冲任
神疲气短	脾气亏虚			
食少便溏	气不摄血	固冲汤	山茱萸、白芍	滋补肝肾
腰酸膝软	冲任不固			
舌淡苔白			乌贼骨、茜草、棕榈炭、五倍子	收敛止血
脉象细弱			茜草	活血祛瘀

3）黄土汤（《金匮要略》）。

[组成] 干地黄、白术、熟附子、阿胶（烊化）、黄芩、甘草各9 g，灶心黄土30 g。水煎服。（先将灶心黄土水煎取汤，再煎余药，取药汁后纳入阿胶烊化。）

[功用] 温阳健脾，养血止血。

歌诀：温阳摄血黄土汤，术草胶附与地黄，更加黄芩成反佐，阳虚失血服之康。

[方解] 脾为统血之脏，脾气虚寒，不能统血，则血溢于外导致便血。方中灶心黄土温阳健脾止血，为主药。白术、附子温阳健脾，地黄、阿胶养血止血，白术、附子得干地黄、阿胶的配伍，可制其辛燥之性，阿胶、地黄得白术、附子的配伍，则不受其滋腻补，均为辅药。黄芩性味苦寒，一则防止附子的辛热动血，二则可以宁肝止血，用作反佐药。甘草调中，为使药。本方治疗溃疡病出血属于脾胃虚寒者，效果显著。若脾胃虚寒甚者，黄芩可以炒用，另加炮姜炭；若兼见脾气下陷，可加升麻、黄芪、柴胡。便血较多者，可加地榆、槐花炭等止血之品。

主证	病机	用方	药物	作用
便血崩漏			灶心黄土	温脾止血
血色暗淡			白术、熟附子	温阳健脾
四肢不温	脾气虚寒			
面色萎黄	统血失职	黄土汤	干地黄、阿胶	滋阴养血
舌淡苔白			黄芩	苦寒坚阴
脉沉细弱			甘草	甘缓和中

（3）脾气下陷。

主证：脱肛，子宫下垂，胃下垂，肾下垂，或大小便滑泄不禁，并见食少腹胀，少腹下坠，少气懒言，倦怠自汗，面色萎黄，舌淡苔白，脉细弱。

本证见于内脏下垂、慢性腹泻、慢性痢疾、遗尿症等。

病机：

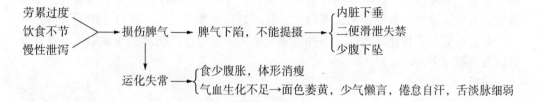

治则：升阳益气。

常用药物：

健脾益气——党参、黄芪、茯苓、白术。

升提中气——柴胡、升麻、葛根。

方剂：补中益气汤。

对于内脏下垂，本方应重用黄芪，以加强补气升阳作用。小便不禁者，用此方加桑螵蛸、五味子、金樱子、益智仁等，若久治不愈，可加罂粟壳，有较好疗效。大便滑泄不禁者，可用真人养脏汤。

真人养脏汤《太平惠民和剂局方》。

[组成] 党参9 g，白术9 g，白芍9 g，当归9 g，肉桂4 g，木香6 g（后下），煨肉豆蔻6 g，炙罂粟壳15 g，炙甘草6 g，诃子6 g，水煎服。

[功用] 温中健脾，涩肠固脱。

歌诀：养脏汤中木香诃，罂壳当归肉蔻和，术芍桂参甘草共，脱肛久病服之瘥。

[方解] 方中重用罂粟壳涩肠止泻，同温肾暖脾之肉桂并为主药。肉豆蔻温肾暖脾而涩肠，诃子涩肠止泻，人参、白术益气健脾辅助主药温肾暖脾之功，而增益气涩肠固脱之效。当归、白芍和血缓急，木香调气导滞止痛，使补涩之药不致气滞，为佐药。炙甘草益气和中，合白芍又能缓急止痛，调和诸药，为使药。诸药合用，具有温中涩肠的功效。若脾肾虚寒较甚者，可加干姜、附子；若泻痢日久，气陷脱肛者，加黄芪、升麻。本方可用于慢性结肠炎、慢性痢疾或肠结核，腹泻日久不止，而属于脾肾虚弱者。

主证	病机	用方	药物	作用
下痢稀薄			党参、白术、甘草	益气健脾
滑脱不禁			肉桂、肉豆蔻	温中止泻
甚或脱肛	脾肾阳虚	真人养脏汤	罂粟壳、诃子	涩肠固脱
食少倦怠	气虚下陷		当归、白芍	和血止痛
四肢不温			木香	调气理脾
腹痛喜暖				

2. 脾阳虚

病因：本证多由脾气虚日久发展而来，或因贪食生冷，或因过服寒凉药物，损伤脾阳。此外，久病失养，以及肾阳亏虚，脾失温煦，亦会损伤脾阳而导致本证。

主证：除见食欲不振，腹胀便溏，倦怠乏力等脾气虚的症状外，并见面色苍白，四肢不温，形寒气怯，口淡不渴，腹中冷痛，喜暖喜按，口泛清水，下利清谷，小便清长，或尿少浮肿，舌质淡嫩，苔白润，脉沉迟，或缓弱。妇女还可见带下清稀。

本证可见于胃神经官能症、慢性胃炎、溃疡病、慢性结肠炎、慢性痢疾、慢性肝炎以及白带增多等。

病机：

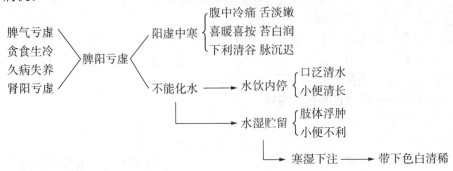

治则：温中健脾。

常用药物：

温中驱寒——附子、干姜、肉桂、肉豆蔻、吴茱萸、丁香、高良姜。

方剂：理中丸或附桂理中丸。

理中丸（《伤寒论》）。

[**组成**] 党参 15 g，白术 9 g，干姜 9 g，炙甘草 6 g，水煎服。

[**功用**] 温中散寒，健脾止泻。

歌诀：理中汤是祛寒方，党参甘草术干姜，吐利腹痛阴寒盛，或加附桂并扶阳。

[**方解**] 方中干姜温运中焦，驱散寒邪，恢复脾阳，为主药。党参益气健脾，振奋脾胃功能，为辅药。白术健脾燥湿，为佐药。炙甘草补脾和中，调和诸药，为使药。四药配合，具有温中散寒，补气健脾的功效。本方主要用于脾胃虚寒所致的吐、泻、腹痛诸证。如虚寒较甚者，可加附子、肉桂，名曰附桂理中丸其壮阳驱寒之力更大。有用本方治疗溃疡病，慢性胃炎，慢性结肠炎，胃肠神经官能症而属于脾胃虚寒者，可获疗效。若用本方治疗慢性结肠炎，可加赤石脂、肉豆蔻、石榴皮等温脾固涩之品。用于慢性痢疾，可加木香、当归、白芍等调和气血之品；如无积滞而痢不止者亦可酌加灶心黄土、诃子、罂粟壳温脾固涩。

主证	病机	用方	药物	作用
腹痛腹泻				
呕吐少食			干姜	温中散寒
口淡不渴	脾胃虚寒	理中丸	白术	健脾燥湿
少气懒言	升降失调		党参	补气益脾
舌淡苔白			炙甘草	和中补脾
脉沉细迟				

妇女带下白色清稀，可用附子理中丸合完带汤治疗。

完带汤（《傅青主女科》）。

[组成] 炒白术30 g，炒山药30 g，党参15 g，白芍15 g，车前子9 g，苍术9 g，陈皮3 g，黑芥穗3 g，柴胡3 g，甘草3 g，水煎服。

[功用] 健脾燥湿，疏肝理气。

歌诀：完带汤中二术陈，参甘白芍与前仁，柴胡黑荆山药药，脾虚湿滞带下珍。

[方解] 方中重用党参健脾益气，白术、山药以健脾燥湿，为主药。辅以苍术运脾燥湿，陈皮理气健脾，车前子利水祛湿。佐以柴胡、白芍疏肝解郁，黑芥穗祛风胜湿止带。甘草调和诸药为使药。诸药配合，成为益气健脾，燥湿止带之剂。临床运用时见腹痛者，可加艾叶、香附温中驱寒，理气止痛；腰膝酸软加菟丝子，杜仲以壮腰健肾；病久白带清稀，加鹿角霜、巴戟天以温肾固下。

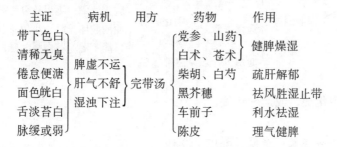

以上所述的脾不健运、脾不统血、脾气下陷、脾阳虚弱四个证候类型，均以脾气虚为病理学基础。前三者主要表现为主运化，主统血，主升的机能失常，脾阳虚弱是机能不足兼有寒象。它们四者除有食欲不振、脘腹胀满、体倦乏力、气短懒言、面色萎黄、舌淡苔白、脉虚弱等脾气虚的共同症状外，脾不健运的特点为腹胀、腹泻或水肿；脾不统血等特点为出血，而且大多数为血下溢；脾气下陷的特点为内脏下垂；脾阳亏虚的特点为脘腹疼痛、喜暖喜按、形寒气怯。辨证时要抓住它们的特点，加以鉴别。（表6-11）

表6-11 各种脾虚证型的证治鉴别

证型	共同病理学基础	共同临床表现	不同临床表现特点	治则	方剂
脾不健运	脾气亏虚脾机能不足	面色萎黄、体倦乏力、短气懒言、食欲不振、脘腹胀满、舌淡苔白脉虚或弱	食后腹胀，大便溏泄或水肿	健脾益气	参苓白术散
脾不统血			各种出血，多为血下溢	补脾摄血	归脾汤
脾气下陷			内脏下垂或二便滑泄不禁	益气升阳	补中益气汤
脾阳亏虚			脘腹疼痛，喜暖喜按，形寒气怯	温中散寒	理中丸

实证：

1. 寒湿困脾

病因：本证多因饮食生冷，过食瓜果，以及嗜食肥甘，导致脾脏运化失司等，使寒湿停于中焦；或因冒雨涉水，居处潮湿，湿邪内停脾脏，使脾阳受困所致。

主证：头重身困，脘腹胀闷，不思饮食，恶心欲吐，口淡不渴，或渴不欲饮，大便溏泄，小便不利，腹大胀满，四肢浮肿，舌苔白腻，脉濡缓。妇女可见白带过多。

本证见于现代医学中的慢性胃炎、慢性肠炎、慢性肝炎等疾病。

病机：

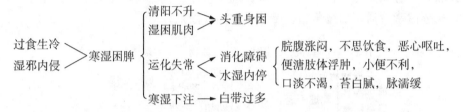

治则：温中化湿，或运脾化湿。

常用药物：

温中化湿——苍术、半夏、陈皮、厚朴。

运脾化湿——茯苓、白术、藿香、佩兰、砂仁、蔻仁。

方剂：温中化湿用厚朴温中汤。运脾化湿用胃苓汤。

（1）厚朴温中汤（《内外伤辨惑论》）。

［组成］厚朴15 g，陈皮9 g，甘草6 g，茯苓15 g，草豆蔻15 g，木香6 g（后下），干姜3 g，水煎服。

［功用］温中行气，燥湿除满。

歌诀：厚朴温中蔻木香，陈苓甘草与干姜，脾胃寒湿脘腹胀，温中行气功效张。

［方解］本方用厚朴以温胃行气，燥湿宽中，为主药；辅以草豆蔻温中散寒，燥湿除痰；佐以干姜助其温中散寒，陈皮、木香助其行气宽中，茯苓健脾渗湿，甘草调和诸药。呕吐者，可加半夏、生姜降胃止呕。

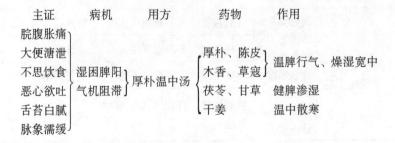

（2）胃苓汤（《丹溪心法》）。

［组成］苍术4 g，厚朴4 g，陈皮4 g，白术4 g，茯苓9 g，猪苓9 g，泽泻9 g，桂枝9 g，甘草3 g，水煎服。

［功用］燥湿健脾，利水消肿。

歌诀：胃苓平胃加五苓，平胃苍朴与甘陈，五苓泽桂猪白云，寒湿困脾效如神。

［方解］本方由平胃散合五苓散组成，用以治疗伤湿食滞，脘腹胀满，大便溏泄，小便短少之证。方中厚朴、陈皮燥湿除满，理气化滞；苍术、白术、茯苓健脾渗湿；猪苓、泽泻利水消肿；桂枝温阳化水；甘草调和诸药。诸药配合，则有燥湿健脾，利水消肿的功效。近有用本方治疗慢性肾炎水肿，肝硬化腹水，属于寒湿困脾之证者，有一定的疗效。

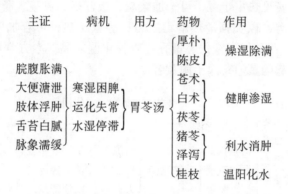

2. 湿热蕴脾

病因：①寒湿郁久，湿从热化，湿热内阻中焦；②湿热之邪外袭，郁而不达，内阻中焦，运化失常，湿热交阻，不得泄越；③饮食不节，嗜酒过度，损伤脾胃，运化失职，湿从内生，郁而化热。以上的病因均可导致湿热内蕴脾胃，形成本证。

主证：面色皮肤发黄鲜明如橘色，脘腹胀闷，不思饮食，厌食油腻，恶心呕吐，体倦身重，尿少而黄，或见发热，汗出热不解，口渴口苦，大便秘结或不畅，皮肤发痒，湿疹浸淫，舌苔黄腻，脉濡数。

本证见于现代医学的急性黄疸型肝炎、急性胆道感染及湿疹等病。

病机：

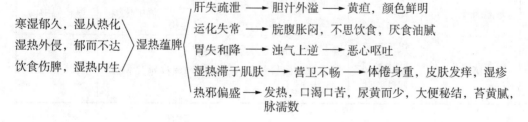

治则：清热利湿。

常用药物：

清热利湿——绵茵陈、金钱草、猪苓、泽泻、车前子、滑石、通草、薏苡仁。

方剂：黄疸用茵陈蒿汤。

茵陈蒿汤（《伤寒论》）。

[**组成**] 茵陈蒿18 g，山栀子9 g，大黄6 g，水煎服。

[**功用**] 清热利湿。

歌诀：茵陈蒿汤大黄栀，清热利湿最相宜，便秘尿黄腹胀满，湿热阳黄此方施。

[**方解**] 方中茵陈清泻肝胆郁热，且能利湿退黄，为主药。栀子清利三焦湿热，为辅药。大黄降泄郁热，为佐使药。茵陈配栀子能使湿热从小便而去，茵陈配大黄，能使郁热从大便而解。诸药配合，使湿去热消郁解，则黄疸自退。药虽三味，力专效宏，确能起到清热除湿，利湿退黄的功效。

临床运用时，若见热重于湿，可选加柴胡、板蓝根、黄芩、蒲公英、田基黄、鸡骨草、白花蛇舌草等，以加强清热解毒之力；湿重于热，可合加四苓散（猪苓、茯苓、白术、泽泻），并酌加白蔻仁、藿香等芳香化湿之品。本方常用于急性黄疸型肝炎，和其他原因引起的黄疸，属于阳黄者。

```
主证          病机        用方      药物      作用
黄疸色鲜┐
身热口渴│
小便短黄│  湿热郁蒸┐          ┌茵陈    清利肝胆湿热
        ├  肝失疏泄├ 茵陈蒿汤 ┤栀子    清三焦湿热
腹胀便秘│  胆汁外溢┘          └大黄    清泄郁热，导火下行
舌苔黄腻│
脉象滑数┘
```

以上所述的寒湿困脾与湿热蕴脾，病位相同，湿邪又为共同的致病因素，所以出现许多相同的临床表现，但又有各自的特点，寒湿困脾的临床特点是兼有寒象，湿热蕴脾的临床特点是兼有热象，一寒一热为鉴别的要点。在治疗上，两者亦有所不同，前者用温中化湿法，后者用清热利湿法。（表6-12）

表6-12　脾病实证类型的证治鉴别

证型	共同表现		不同表现	治则	方剂
寒湿困脾	湿证证候	头重如裹 四肢困倦 饥不思食 脘腹胀闷 肌肤浮肿	兼见寒证证候，舌淡苔白腻，脉濡缓	温中化湿	厚朴温中汤
湿热蕴脾			兼见热证证候，舌红苔黄腻，脉濡数，面目身黄，颜色鲜明，或皮肤湿疹	清热利湿	茵陈蒿汤

（三）脾病对他脏的影响及其机理

1. 脾病传心

心主血，但成血之物，则来自中焦脾胃，故脾为气血生化之源。脾气虚弱，运化失职，则血的生化来源不足，易致血虚，血虚则心失所养而导致心血不足。例如，临床上常见的长期食欲不振的患者，就会出现心悸气短，健忘易惊，面色无华，脉搏无力等心血不足的症状。

脾气亏虚，运化失常，水湿停滞，湿聚成痰，痰可迷心窍，亦可阻滞心脉，导致心脉痹阻。

2. 脾病传肺

肺主肃降，主宣发，为诸气之总枢。脾主运化，为后天气血生化之源。肺气的健旺，有赖于后天水谷精气的不断充养。故肺气的盛衰在很大程度上取决于脾气的强弱。因而有"脾为生化之源，肺为主气之枢"的说法。临床上脾气虚的患者，由于运化水谷的功能失常，水谷精气不能滋养肺脏，逐渐可导致肺气虚，而出现咳嗽气短，少气懒言，咯痰清稀等症状。这种病理现象，叫作"土不生金"或"脾虚肺弱"。

此外，脾气虚弱，运化失常，水湿停滞，湿聚成痰，痰浊阻滞肺络，而出现喘咳等症状。故有"脾为生痰之源，肺为贮痰之器"的说法。

3. 脾病传肝

脾生血而司运化，肝藏血而主疏泄，因此，脾气亏虚，消化吸收功能下降，血无生化之源，可以病及于肝，导致肝血不足。

脾气亏虚，健运失职，水湿内停，日久化热，湿热郁蒸肝胆，导致肝的疏泄不利，胆汁不能泄于肠道，逆入血中，产生黄疸。这种病理现象，叫作"土壅木郁"。

此外，脾失健运，生痰聚湿，痰浊可导致肝风内动。这种病理现象，叫作"脾虚风动"，或"痰动肝风"。

4. 脾病传肾

脾土能克制肾水，在正常情况下，脾气健运，能把体内过多的水湿运至膀胱排出，若脾阳不足日久，就会出现肾阳亏虚的症状，如腰膝酸软，耳鸣耳聋，畏寒肢冷，夜尿频数，肢体浮肿等。（图6-4）

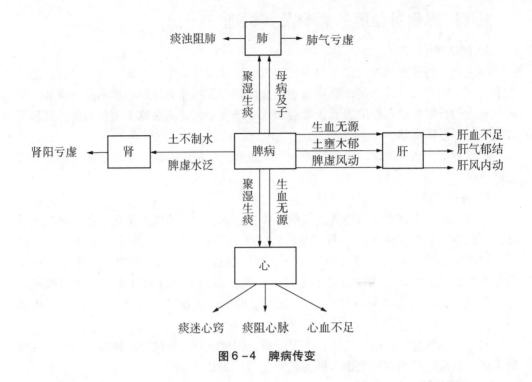

图6-4 脾病传变

（四）脾病证治要点

（1）脾的功能主要是运化水谷，从而充养全身，故在疾病的治疗上，调理脾脏的功能是很重要的。特别是对一些慢性虚损的疾病，常常从治脾入手，以利于其他脏腑病证的恢复。因而，调理脾胃，是中医学治疗体系中独特的一环。

（2）在治疗脾病时，应不偏执而受其局限。脾有病，影响他脏，自当以治脾为主；他脏有病影响脾脏，则当以先治他脏为要。但他脏影响脾脏，而脾病反较重者，则仍当以治脾为主。总之，治当随机应变。

（3）脾病的虚证和实证是相对的，脾虚失运，水湿停滞，多属本虚标实。轻症当先健脾，化其水湿，脾健则湿邪自去。湿邪困脾，脾虚水肿，则应祛除湿邪为主，湿去则脾的功能才能恢复。湿邪去后，但亦须注意健脾，防止湿邪再犯。

（4）湿盛可困脾，脾虚可致湿，湿证与脾虚是相互影响的。治疗时应根据脾病虚实易于转化和常有虚实夹杂的特点，区分虚少实多，或虚多实少，灵活运用化湿和健脾两种治法。

（5）脾的虚证，以脾气虚为根本。它进一步发展，可以导致具有寒证表现的脾阳虚。其他脾不统血和脾气下陷，也是脾气虚的进一步发展。因此，在临床上，对脾的虚证，无论是辨证或是治疗，都要抓住脾气虚这个根本。此外，脾的虚证常与心、肺、肾的虚证并见，应注意识察和同时治疗。

（6）各种脾病之间关系密切，总结如图6-5。

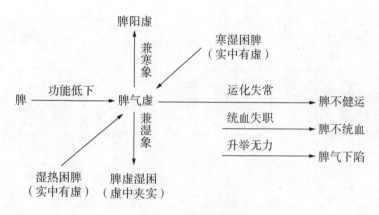

图6-5 不同脾病间关系

脾病证治小结见表6-13。

表6-13 脾病证治小结

病证内容		病因	病机	证候				治则	方剂
				共同症状	其他症状	舌象	脉象		
脾气虚	脾不健运	素体虚弱、劳倦过度、饮食不节、内伤脾气	脾气虚弱、运化失常	面色萎黄或苍白，食欲减退，少气懒言，身倦乏力	腹胀，食后尤甚，大便溏泄，或肢体浮肿，小便不利	舌淡嫩，苔白	缓弱或濡	健脾益气	实脾散 或 参苓白术散
	脾不统血		脾气虚弱、气不摄血		肌衄，便血，尿血，妇女月经过多或崩漏	舌淡，苔白	细弱	补脾摄血	归脾汤
	脾气下陷		中气不足、气虚下陷		久泻或久痢，脱肛，子宫脱垂，胃下垂，或其他内脏下垂	舌淡，苔白	弱	升阳益气	补中益气汤
脾阳虚		由脾气虚发展而来或贪食生冷、损伤脾阳	脾阳亏虚、阴寒凝滞		形寒肢冷，脘腹隐痛，痛处喜按，得温则舒，大便溏泄，完谷不化	舌淡，苔白	沉迟	温中健脾	理中丸
寒湿困脾		贪凉饮冷、久卧湿地、冒雨涉水	寒湿中阻、运化失职	身重体倦，头重如裹，不思饮食，脘腹胀满，恶心欲吐，苔腻脉濡	面目四肢虚浮，口淡不渴，大便溏泄，小便不利，妇女白带过多	舌淡，苔白腻	濡细或迟缓	温中化湿	胃苓汤 或 厚朴温中汤
湿热蕴脾		湿郁化热，或嗜食肥甘，或脾胃湿热，互相蕴郁	湿热内蕴、脾失健运、肝失疏泄、胆汁外溢		面目皮肤发黄，黄色鲜明，小便短黄，发热，口渴或皮肤湿疹，或兼见浮肿	舌红，苔黄腻	濡数	清热利湿	茵陈四苓散 或 茵陈蒿汤

四、肺病证治

（一）肺的生理与病理

　　肺是气体出入交换的场所，为人体的呼吸器官。它的主要生理功能是主气，司呼吸，主宣发和肃降，为一身之气出入升降的枢纽；肺通调水道，主行水；肺朝百脉，主治节；在体合皮，其华在毛，在液为涕，在志为悲忧，开窍于鼻，主声音，外应于胸；与大肠相表里。可见中医学的肺，主要涉及呼吸系统，体液、血液循环的调节，以及人体的卫外机能。

　　肺的生理解剖特性是，肺为娇脏，不耐寒热，易受外邪侵犯，此外，肺朝百脉，与他脏相通，因而，肺有病变，可传变他脏，其他脏器病变，亦可传变到肺，而使肺也发生病变。故有"五脏六腑皆令人咳，非独肺也"的说法。

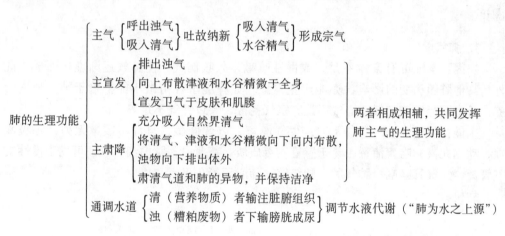

　　肺的病理变化主要表现在呼吸功能异常，气机出入升降失调，和水液代谢的紊乱。临床主要表现有咳嗽气喘、咳痰、咳血、干咳无痰、胸闷胸痛、气短懒言、尿少、浮肿等。

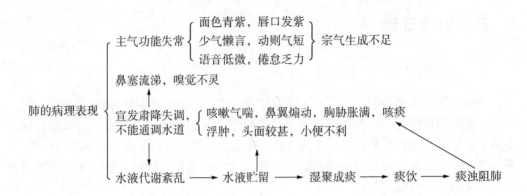

　　从以上的病理变化可以看出，反映于临床的肺病，主要包括现代医学的呼吸系统疾病、体液代谢和血液循环系统障碍，以及一些外感疾病。

虚证：

1. 肺气虚

病因：本证可有禀赋不足，或慢性咳嗽，久咳伤气，使肺气逐渐虚弱而成。此外，其他脏腑病变的影响，亦能产生本证。如脾虚水谷精微不能上输于肺，肺失所养；肾虚不能温养肺气；心气不足，宗气耗散，导致肺气不足等。

主证：面色㿠白，倦怠无力，少气懒言，声音低微，自汗，咳嗽无力，呼吸喘促，动则尤甚，咯痰清稀，易于感冒，舌质淡，苔薄白，脉虚细。本证可见于慢性支气管炎、支气管哮喘、肺气肿、肺结核、肺心病等久患者。

病机：

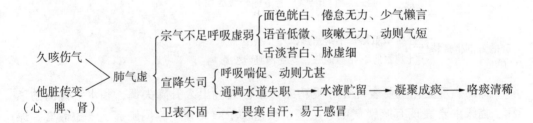

治则：补益肺气。

常用药物：

补益肺气——党参、黄芪、太子参、山药。

方剂：补肺汤《永类钤方》

[组成] 党参15 g，黄芪15 g，五味子6 g，熟地黄15 g，紫菀9 g，桑白皮12 g，水煎服。

[功用] 补益肺气。

歌诀：补肺汤中桑白皮，党参五味与黄芪，再加紫菀和熟地，补益肺气此方奇。

　　[**方解**] 方中党参、黄芪、五味子补益肺气，敛肺止咳，为主药。因久咳肺气虚弱，常易累及肾脏，故配熟地黄以补肾，为辅助药。再配以紫菀、桑白皮化痰止咳，使补而不腻，敛而不滞。本方常用于慢性支气管炎、阻塞性肺气肿、肺结核等病，见肺气虚弱者。

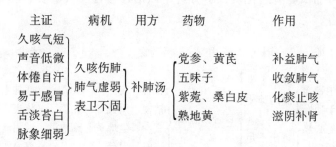

　　临床运用本方：可随证加减，自汗明显者，可加麻黄根、浮小麦等以固表敛汗；痰多者，可加橘红、贝母、杏仁等以化痰止咳；呼吸喘促者，可加紫苏子、白果等以降气平喘。

　　2. 肺阴虚

　　病因：本证多因久病体弱，或热邪久留，耗伤肺阴；或肺痨感染，久咳伤阴；或发汗太过，耗损肺津，导致津液不足所致。此外，燥邪伤肺，或他脏传变，亦可引起本证，如肾阴亏损、虚火上炎、灼伤肺津，或肝火犯肺、灼伤肺津等。

　　主证：午后发热，手足心热，颧红咽干，夜间盗汗，干咳无痰，或痰少而黏，或痰中带血，或声音嘶哑，舌红少苔，脉细数。

　　病机：

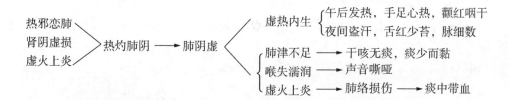

　　治则：滋阴润肺。

　　常用药物：

　　滋养肺阴——天门冬、麦冬、沙参、玉竹、百合、生地黄、川贝母、阿胶、南杏仁、百部。

　　方剂：百合固金汤（《医方集解》）。

　　[**组成**] 生地黄12 g，熟地黄9 g，玄参9 g，当归9 g，白芍9 g，百合15 g，麦冬9 g，川贝母6 g，桔梗6 g，甘草3 g，水煎服。

　　[**功用**] 养阴清热，润肺化痰。

　　歌诀：百合固金二地黄，玄参贝母桔甘藏，麦冬芍药当归配，滋阴润肺有擅长。

[方解] 方中百合、生地黄、熟地黄滋补肺肾，养阴清热，为主药。麦冬、川贝母助其润肺养阴，止咳化痰为辅药。玄参滋阴凉血清虚热，当归、白芍养血益阴，桔梗清肺化痰为佐药。甘草调和诸药，且合桔梗以利咽喉，为使药。诸药配合，具有养阴清热，润肺化痰的功效。若痰中带血者，可加阿胶、白及、白茅根等养阴止血之品；痰多者，可加瓜蒌清润化痰；本方可用以治疗慢性支气管炎，肺结核，或矽肺，属于肺阴不足者。

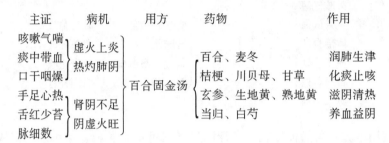

肺病中的虚证——肺气虚与肺阴虚，都可以见到咳嗽。但肺气虚还见到气虚的一般表现：体倦乏力，声低懒言，呼吸气短，自汗，舌淡苔白，脉细弱。肺阴虚还见到阴虚有热（虚热）的一般表现：潮热低热，手足心热，颧红盗汗，舌红少苔，脉细数。肺气虚和肺阴虚都有咳嗽一症，应注意以全身症状表现作为鉴别要点。

实证：

1. 风寒束肺
病因：本证是由于外感风寒之邪，袭表犯肺所致。

主证：咳嗽咯痰，痰白清稀，恶寒，口不渴，甚则胸闷不适，呼吸喘促。如表邪未解，则兼见恶寒发热、头痛无汗、鼻塞流涕、舌苔白滑、脉紧或浮紧。

本证可见于急性上呼吸道感染、慢性支气管炎、支气管哮喘、肺气肿等病急性发作。

病机：

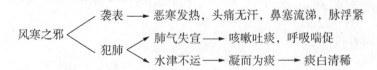

治则：宣肺散寒。

常用药物：

温肺——干姜、细辛、紫菀、冬花、百部。

温化寒痰——姜半夏、陈皮、白芥子、白前、橘红。

方剂：小青龙汤（《伤寒论》）。

[组成] 麻黄 6 g，白芍 9 g，细辛 3 g，干姜 6 g，桂枝 6 g，半夏 9 g，五味子 6 g，炙甘草 6 g，水煎服。

［功用］解表散寒，温肺化痰。

歌诀：小青龙汤是良方，桂芍甘草与干姜，麻夏细辛五味子，感寒喘咳痰多尝。

［方解］方中以麻黄、桂枝发汗解表，宣肺平喘，为主药。辅以干姜、细辛温肺散寒以化水饮，五味子敛肺止咳，且防肺气耗散太过，三者合用，有散有收，相互配合。半夏燥湿祛痰，白芍和阴，炙甘草调和诸药。诸药配合，有解表化饮，止咳平喘的作用，成为解表除饮的良方。临床上凡喘咳证见痰白清稀有泡沫，口淡不渴，小便清长，舌淡苔白滑者，不论有无恶寒发热，有汗无汗，均可使用本方治疗。近有用本方治疗慢性支气管炎，支气管哮喘，阻塞性肺气肿等疾病对老年人偏于寒性的喘咳更为适合。

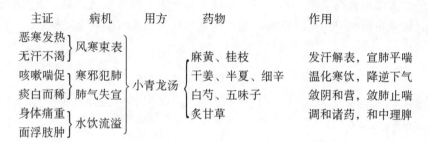

肺寒喘咳而无表证者，可用苏子降气汤（紫苏子、半夏、前胡、陈皮、厚朴、当归、肉桂、生姜、炙甘草）。

肺寒喘咳为表邪未解者，则用杏苏散（桔梗、陈皮、紫苏叶、枳壳、生姜、前胡、杏仁、茯苓、半夏、大枣、炙甘草）。

2. 风热犯肺

病因：本证多由外感风热侵犯肺卫所致。

主证：咳嗽，痰黄黏稠，恶风发热，口渴咽痛，鼻塞流黄涕，舌尖红，苔薄黄，脉浮数。本证可见于急性上呼吸道感染、急性气管炎、慢性支气管炎急性发作，肺炎初期等。

病机：

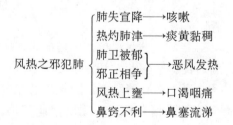

治则：疏风清热，宣肺止咳。

方剂：桑菊饮（《温病条辨》）。

［组成］桑叶 9 g，菊花 12 g，连翘 9 g，桔梗 9 g，杏仁 9 g，薄荷 3 g（后下），芦根 15 g，甘草 3 g，水煎服。

[**功用**] 疏风清热、宣肺止咳。

歌诀：桑菊饮中薄桔翘，杏仁甘草芦根调，风温咳嗽兼微渴，头痛身热此方疗。

[**方解**] 方中以桑叶、菊花甘凉轻清，疏散上焦风热，且桑叶善走肺络，清疏肺热，为主药。薄荷助桑叶、菊花以疏散上焦风热。杏仁、桔梗宣肺止咳，为辅药。连翘疏风散热，芦根甘寒清热生津而止渴，共为佐药。甘草调和诸药，为使药，与桔梗相配，并利咽喉。诸药合用，使表解热除，咳嗽消除而愈。

3. 痰热壅肺

病因：本证多由外感风热不解入里，或风寒入里，郁而化热所致。

主证：咳嗽或喘咳，痰黄黏稠，甚则咳吐脓血腥臭痰，或有发热、胸痛、口干、尿黄便结，舌红苔黄或厚腻，脉滑数。本证可见于急、慢性支气管炎，支气管扩张并发感染，肺炎初期或中期，肺脓疡，喘息性支气管炎及支气管哮喘等疾病。

病机：

$$
\left.\begin{array}{l}\text{风热之邪由表入里}\\ \text{风寒之邪入里化热}\end{array}\right\}\text{犯肺} \longrightarrow \text{肺热}\left\{\begin{array}{l}\text{宣降失职}\longrightarrow\text{咳嗽咳喘}\\ \text{肺津受灼}\longrightarrow\text{痰黄黏稠}\\ \text{热壅血败}\longrightarrow\text{咳吐脓血臭痰、胸痛}\\ \text{移热大肠}\longrightarrow\text{大便秘结}\\ \text{热盛于内}\longrightarrow\text{发热口干、尿黄、舌红苔黄、脉数}\end{array}\right.
$$

治则：清肺泄热，化痰止咳或平喘。

常用药物：

清肺热——黄芩、知母、生石膏、栀子。

化热痰——瓜蒌、浙贝母、竹茹、浮海石、桑白皮。

排脓化瘀——苇茎、败酱草、鱼腥草、薏苡仁、冬瓜仁、桔梗、桃仁、红花、赤芍。

止咳平喘——麻黄、地龙、杏仁、紫菀。

方剂：

（1）麻杏石甘汤（《伤寒论》）。

[**组成**] 麻黄9 g，杏仁9 g，生石膏30 g，甘草3 g，水煎服。

[**功用**] 辛凉宣泄，清肺平喘。

歌诀：麻杏石甘汤如方，辛凉宣肺热喘康，风热壅肺兼烦渴，痰多黄稠鼻搧安。

[**方解**] 方中麻黄辛温，宣肺平喘兼发汗，生石膏辛寒，清肺泄热，两药合用，既能发散，又能清热，均为主药。杏仁降肺气，助麻黄以宣肺平喘，为辅药。甘草甘平，制麻黄之燥烈，兼润肺生津。诸药配合，用以宣泄郁热，清肺平喘，使肺气宣畅，里热清除，则喘咳自愈。本方可用以治疗大叶性肺炎、支气管肺炎、支气管哮喘而属肺热壅盛者，有一定的疗效。

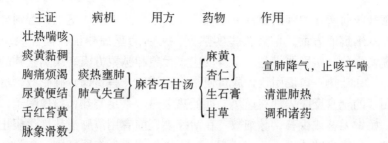

（2）泻白散（《小儿药证直诀》）。

[**组成**] 桑白皮 15 g，地骨皮 15 g，粳米一撮，甘草 6 g，水煎服。

[**功用**] 清热泻肺，化痰止咳。

歌诀：泻白桑皮地骨皮，甘草粳米四般宜，知芩地龙皆可加，肺热喘咳此方施。

[**方解**] 方中以桑白皮泻肺热而平喘咳，为主药。辅以地骨皮清肺中伏热，再以甘草，粳米养胃和中。诸药配合，成为泻肺平喘之剂。若肺热重者，可加知母、黄芩、地龙等。

主证	病机	用方	药物	作用
身热不退 午后尤甚	肺有伏热		桑白皮——泻肺清热，化痰平喘	
咳嗽喘急 痰黄而粘	宣降失职	泻白散	地骨皮——清退虚热	
舌红苔黄 脉象细数	阴虚内热		甘草 粳米	和中健脾

（3）苇茎汤（《备急千金要方》）。

[**组成**] 苇茎 30 g，薏苡仁 30 g，冬瓜仁 24 g，桃仁 9 g，水煎服。

[**功用**] 清肺化痰，逐瘀排脓。

歌诀：苇茎汤中用苇茎，桃薏冬瓜皆用仁，痰热肺脏成痈毒，化浊排脓效如神。

[**方解**] 方中苇茎清肺泄热，为主药。辅以冬瓜仁祛痰排脓；再以薏苡仁清热利湿兼排脓，桃仁活血化瘀，均为佐使药。本方对于肺痈将成，服之可使消散，已成脓者，服之又可使肺中脓排瘀祛，而痈可愈。肺痈将成，宜选加鱼腥草、蒲公英、银花、连翘等清热解毒药，促使其消散；若痈已成脓者，可加桔梗、甘草、浙贝母等以加强其排脓化痰的效果。

主证	病机	用方	药物	作用
咳吐脓血 其味腥臭	风热外袭		苇茎	清肺泄热
身热口干	痰热内结	千金苇茎汤	冬瓜仁	化痰排脓
舌红苔黄	肉腐成痈		薏苡仁	清热利湿排脓
脉象滑数			桃仁	活血化瘀

痰热壅肺与前所述的肺阴虚皆有咳嗽咯痰之证，两者应予鉴别，否则会产生误诊与误治。在八纲辨证方面，前者为里实热证，后者为里虚热证，同样表现为肺脏热证，但有虚实之分。鉴别要点是在全身反应、舌象和脉象方面。痰热壅肺的全身反应表现在实热，如壮热，口渴引饮，尿黄便结，舌质红，苔黄燥，脉弦数、滑数，或洪数；而肺阴虚的全身反应表现在虚热，如低热潮热，手足心热，口燥咽干，盗汗，舌质红或绛，娇嫩无苔或少苔，脉细数。在治疗上，前者用清肺泄热，化痰止咳，后者用滋阴润肺，化痰止咳法则。一清一润，一泻一补，两者有所区别。（表6-14）

表6-14 痰热郁肺与肺阴亏虚的证治鉴别

病证	共同表现	不同表现					治则	方剂
痰热壅肺	咳嗽、咯痰、喘促	热咳	痰黄而稠	舌红，舌质苍老，苔黄燥	脉数有力	实证兼热	清肺泄热、化痰止咳	麻杏石甘汤
肺阴亏虚		燥咳	无痰或少痰	舌红少苔，乏津而嫩	脉细数	虚证兼热	滋阴润肺、化痰止咳	百合固金汤

4. 痰浊阻肺

病因：本证多由肺气失宣，津液不布，化生痰浊，或脾虚失运，水湿停滞，湿聚成痰，痰浊阻肺所致。

主证：咳嗽痰多，痰白而黏，喉中痰鸣，易于咯出，胸闷纳呆，或见气喘恶心呕吐，舌苔白腻，脉滑。

本证可见于慢性支气管炎、支气管扩张、支气管哮喘、肺气肿等病。

病机：

肺气失宣 脾失健运 } 水津不布 → 痰浊阻肺 { 肺气失宣 → 咳嗽痰多、痰白而黏、气喘胸闷 / 湿浊中阻 → 胃气上逆 → 纳呆恶心呕吐 / 痰湿壅盛 → 舌苔白腻、脉滑

治则：燥湿化痰，或涤痰泻肺。

常用药物：

燥湿化痰——陈皮、半夏、橘红。

涤痰泻肺——葶苈子、桑白皮、瓜蒌、莱菔子。

方剂：燥湿化痰用二陈汤（《太平惠民和剂局方》）。痰多气喘用三子养亲汤（《韩氏医通》）。

（1）二陈汤。

[组成] 半夏9g，陈皮6g，茯苓15g，炙甘草4g，水煎服。

[功用] 燥湿化痰，理气和中。

歌诀：二陈汤用夏和陈，益以甘草与茯苓，利气调中兼祛湿，痰湿咳嗽此为灵。

[方解] 方中半夏燥湿祛痰，降逆止呕，为主药。痰之生是由于津液之不化，液

之结是由于气机之不运，治痰者不治其痰而治其气，气顺，则一身之津液亦随之而顺。故辅以陈皮燥湿化痰，疏利气机，使脾运而湿痰去，气机宣而胀满除，逆气降而呕恶止。痰从湿生，故佐以茯苓健脾利湿，使以甘草和中健脾。诸药配合，则有燥湿化痰，理气和中的功效。本方为治痰常用方，临床运用可随证化裁，若为热痰者，加黄芩、天竺黄、瓜蒌、桑白皮；寒痰者，可加细辛、干姜、制南星；风痰者，加胆南星、白附子。

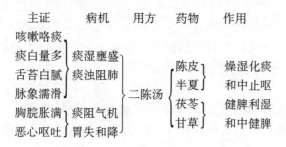

主证	病机	用方	药物	作用
咳嗽咯痰				
痰白量多	痰湿壅盛		陈皮	燥湿化痰
舌苔白腻	痰浊阻肺		半夏	和中止呕
脉象濡滑		二陈汤	茯苓	健脾利湿
胸脘胀满	痰阻气机		甘草	和中健脾
恶心呕吐	胃失和降			

（2）三子养亲汤。

[**组成**]　紫苏子9g，莱菔子9g，白芥子6g，水煎服。

[**功用**]　化痰顺气，降逆平喘。

歌诀：三子养亲化痰方，芥苏莱菔共煎汤，顺气降逆兼消食，寒痰郁滞服之康。

[**方解**]　方中紫苏子降气平喘，白芥子畅膈除痰，莱菔子消食化痰。三药合用，能使气顺痰消，咳逆自平。

主证	病机	用方	药物	作用
咳嗽气喘				
痰多食少	气逆痰滞		紫苏子	降气平喘
胸中痞闷	痰气互阻	三子养亲汤	白芥子	畅膈除痰
舌苔白腻			莱菔子	消食化痰
脉象滑数				

　　风寒束肺、风热犯肺、痰热郁肺及痰浊阻肺四个证候类型均以咳嗽或兼有气喘为主证。风寒束肺还可见咯痰稀白、口不渴、恶寒肢冷、舌苔白滑、脉紧；风热犯肺还可见咳黄痰、恶风发热、舌苔薄黄、脉浮数；痰热壅肺还见咯痰黄稠、口渴引饮、身热胸痛、舌苔黄燥、脉滑数；痰浊阻肺还见痰多黏稠、胸脘满闷、纳呆呕恶、舌苔白腻、脉滑。风寒束肺宜疏风散寒，风热犯肺宜疏风清热，痰热壅肺宜清肺化痰，痰浊阻肺宜燥湿化痰。

（二）肺病对他脏的影响及其机理

1. 肺病传心

（1）肺气虚弱，心脏内宗气不足，久则心肺两虚，心气不能推动血脉，而形成心血瘀阻的心胸疼痛。冠心病的一部分病因与肺气虚有关。慢性支气管炎、慢性阻塞性肺疾病的患者，肺气亏虚，日久亦会导致心气不足，形成肺源性心脏病。故肺心病即可见咳嗽、短气、自汗的"肺气虚"表现，亦可见心悸胸闷、唇指发紫的"心血瘀阻"表现，中医称之为肺心同病。

（2）肺热炽盛，可耗伤心阴，而引动心火，证见咳嗽气喘、心中烦躁而咯血。

（3）温热之邪犯肺，导致肺热喘咳，若不作及时的治疗，温热之邪可以逆传心包，而出现高热、神昏谵语、烦躁不宁等症状。

2．肺病传肝

肺失清肃，可引起肝的升发太过，即肺金亏虚则不能克木，产生木旺生火，因而，在咳嗽的同时，还见到胸胁引痛胀满、头晕、头痛等症状。这种病理现象，叫作"金衰木旺"，表现为肝火犯肺的病理传变。

3．肺病传脾

肺气亏虚，日久导致脾气虚，是由于子盗母气而成；此外，水谷不布，脾失所养，亦可导致脾气虚弱。临床除有肺气虚症状外，兼见浮肿、倦怠、腹胀、便溏等脾气虚症状。

4．肺病传肾

（1）肺能通调水道，下输膀胱，肾司开阖，而主二便，肺气不降，则水道不利，水湿内停，而影响到肾的功能，出现咳嗽、喘息不能平卧，浮肿等症状。此情况可见于"肾性水肿"。

（2）肺气亏虚，咳喘日久伤肾，而出现腰膝酸软、耳聋耳鸣、夜尿频数、腰以下冷等肾阳亏虚的症状。

（3）肺属金，肾属水，正常时，金水相生，金能生水，是肾水充足，则命门之火不妄动。若肺阴不足，则金不生水，常会导致肾阴亏损，便会出现腰膝酸软、耳鸣耳聋、男子遗精、女子闭经、咳嗽咽干、潮热盗汗等症状。肺结核患者，久病之后，可出现肾阴亏损的证候。（图6-6）

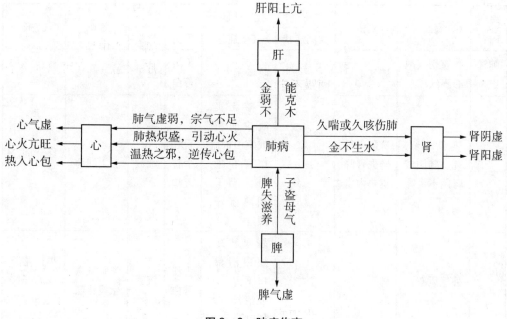

图 6 −6　肺病传变

（三）肺病证治要点

（1）肺病以咳、喘、痰为常见主证。辨咳有寒咳、热咳、燥咳、湿咳之分，寒咳宜温，热咳宜清、燥咳宜润、湿咳宜燥。辨喘有虚实之别，虚喘宜补，实喘宜泻。辨痰有寒痰，热痰等不同，寒痰宜温，热痰宜清。

（2）肺的虚证，常见肺气虚与肺阴虚，治肺气虚常采用健脾益肺之法，治肺阴虚常采用滋肾阴之法。亦即前者"培土生金"，后者"金水相生"的治法。

（3）肺的实证，多为外感传里犯肺，或痰浊郁肺所致。外感传里犯肺，宜辨别寒热，肺寒喘咳宜温肺散寒，肺热喘咳宜清肺泄热。痰浊阻肺宜采用健脾燥湿化痰的治法，痰祛则咳喘自宁。

（4）肺体清虚，居脏腑的最高位（肺为脏腑之华盖），以肃降为顺，在治疗上用药宜辛平甘润，轻清上浮，一般不宜用重浊和血分药。（表 6 – 15）

表 6-15　肺病证治小结

病证内容	病因	病机	证候				治则	方剂
			共同症状	其他症状	舌象	脉象		
肺气虚	久咳伤气或心脾气虚	肺气不足	咳嗽、气喘	咳嗽无力	舌淡苔白	虚弱	补益肺气	补肺汤加减
肺阴虚	热邪之留，耗伤肺阴或肾阴不足等	肺阴不足、肺失宣降、虚热内生		干咳无痰，痰少而黏，或痰中带血，声音嘶哑，口燥咽干，潮热盗汗，颧红	舌红少苔，乏津	细数	滋阴润肺	百合固金汤
风寒束肺	外感风寒	肺失宣降	咳嗽、气喘、咯痰	恶寒肢冷，痰白清稀，口不渴，小便清长，大便时溏	舌淡，苔白	沉紧	温肺散寒、化痰止咳	小青龙汤或苏子降气汤
风热犯肺	外感风热	肺失宣降		恶风发热，痰色黄，口渴咽痛	舌尖红	浮数	疏风清热、宣肺止咳	桑菊饮
痰热壅肺	外感风热或风寒入里化热	肺失宣降		身热口渴，痰黄而稠，甚则吐脓血臭痰，尿黄便结	舌红，苔黄	滑数	清肺泻热、化痰止咳	麻杏石甘汤或泻白散或苇茎汤
痰浊阻肺	脏腑功能失调，水液代谢紊乱而内生痰湿	痰湿阻肺、肺失宣降		咳嗽痰多，色白而粘，呈泡沫样，胸闷气喘，喉中痰鸣，甚则倚息不卧	舌淡，苔白腻	滑	燥湿化痰	二陈汤加减

五、肾病证治

（一）肾的生理与病理

中医学对肾很重视，肾阴、肾阳（命门火）是来源于先天的元阴、元阳，是人体脏腑阴阳的根本，只宜固密，不宜耗泄。肾的主要生理功能是，主藏精，主人体的生长、发育、生殖；主水，调节水液代谢；主纳气，参与呼吸功能；在体合骨，生髓；通于脑；齿为骨之余；其华在发，在志为恐，在液为唾，上开窍于耳，下开窍于二阴；外应于腰，与膀胱相表里。可见中医学的肾，主要涉及生殖、泌尿、血液、内分泌、骨骼、中枢神经及部分消化系统等功能。（图 6-7）

$$
\text{肾的主要生理功能}
\begin{cases}
\text{主藏精}
\begin{cases}
\text{先天之精（生殖物质）} \\
\text{后天之精（营养物质）}
\end{cases}
\text{主持人体的生长、发育、生殖} \\
\text{主水} \longrightarrow \text{主持与调节人体水液代谢} \\
\text{主纳气} \longrightarrow \text{参与呼吸功能，肺脏吸入清气，下纳于肾}
\end{cases}
$$

肾的病理变化，主要表现在藏精，主水和纳气的功能失调。

$$
\text{肾的主要病理表现}
\begin{cases}
\text{藏精不固} \longrightarrow \text{遗精、滑精、早泄、阳痿、不育} \\
\text{主水失职} \longrightarrow \text{水湿泛滥——水肿} \\
\text{纳气失常} \longrightarrow \text{呼多吸少，呼吸困难} \\
\text{命门火衰} \longrightarrow \text{五更泄泻；藏精、主水、纳气功能失职更甚} \\
\text{耳窍异常} \longrightarrow \text{耳鸣、失聪}
\end{cases}
$$

从以上可以看出，反映于临床的肾病，主要表现在生殖、泌尿、内分泌、中枢神经等系统的病症。某些呼吸系统、消化系统和腰部的疾病，也可与中医学的肾有关。其主要临床表现有腰膝酸软、头昏健忘、耳鸣耳聋、阳痿、遗精、滑精、早泄、不孕、不育、气喘、小便失禁、小便不通、五更泄泻等。

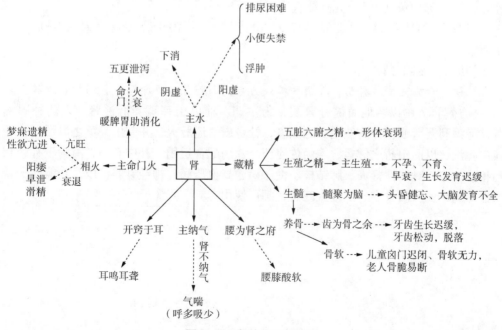

图 6-7　肾的生理与病理

（二）肾病的辨证论治

肾的病证多为虚证，故有"肾病无实证"的说法。但是，实际上把肾的实证，归于膀胱。

1. 肾阴虚

病因：本证多由久病伤及肾阴，或房事过度，或急性热病耗伤肾阴，或其他脏腑阴虚及肾等，均可形成本证。

主证：腰膝酸软，头晕目眩，耳鸣耳聋，遗精健忘，性欲亢进，脱发齿摇，并见低热潮热，五心烦热，咽干盗汗，双颧潮红，舌质红或绛，脉细数等阴虚证候。

病机：

久病伤肾　　　　　　　　虚热内生 —— 低热潮热、五心烦热、颧红盗汗，或舌红绛、脉细数
热病伤阴 ⎬ 肾阴虚　　　髓减骨弱 —— 腰膝酸软
他脏传变　　　　　　　　脑海空虚 —— 头昏目眩、健忘
　　　　　　　　　　　　相火妄动 —— 性欲亢进、遗精
　　　　　　　　　　　　阴精亏损 —— 脱发、齿摇、耳鸣、耳聋

治则：滋阴补肾。

常用方药：

滋补肾阴——熟地黄、山茱萸、女贞子、枸杞子、何首乌、龟板、旱莲草。

清退虚热——知母、青蒿、地骨皮、银柴胡。

方剂：

（1）六味地黄丸（《小儿药证直诀》）。

[组成] 熟地黄24 g，山茱萸12 g，山药12 g，泽泻9 g，茯苓9 g，牡丹皮9 g，水煎服。

[功用] 滋阴补肾。

歌诀：六味地黄善补阴，肾阴亏损效力专，山药丹苓萸泽泻，补泻相兼效双全。

[方解] 方中以熟地黄滋补肾阴，为主药。辅以山茱萸养肝滋肾，山药补脾滋肾；泽泻利湿泄浊，并防熟地黄之滋腻，牡丹皮清泄肝火，并制山茱萸之温涩，茯苓淡渗脾湿，以助山药之健运，均为佐使药。六药配合运用，补中有泻，寓泻于补，相辅相成。本方对慢性肾炎、肺结核、糖尿病、高血压病、神经衰弱，以及功能性子宫出血等病，属肾阴亏虚、阴虚火旺者，都可使用。

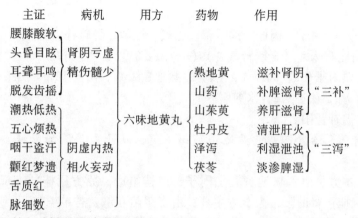

（2）左归饮（《景岳全书》）。

[**组成**] 熟地黄 15 g，山茱萸 9 g，山药 15 g，茯苓 15 g，枸杞子 9 g，炙甘草 3 g，水煎服。

[**功用**] 补益肾阴。

歌诀：左归熟地山茱萸，山药枸子草茯苓，腰酸遗精兼耳鸣，肾阴不足服之灵。

[**方解**] 方中熟地黄、枸杞子、山茱萸滋补肾阴，茯苓、山药、炙甘草滋养脾胃。本方是属于纯甘补阴之剂。可用于治疗神经官能症、原发性血小板减少性紫癜等见肾阴亏损之证者。

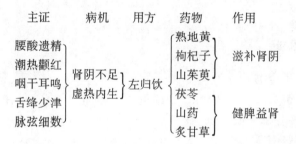

2. 肾阳虚

病因：本证的病因较多，一般来说，小儿多因早产，或孕母健康不良，形成先天禀赋不足，从而导致肾阳虚弱；壮年则因耗伤太过，老年由于肾气自然衰退所致；此外，久病失养，都可导致本证。

主证：面色苍白，形寒肢冷，精神萎靡，头晕耳鸣，腰膝酸软，双腿乏力，夜尿频数，或五更泄，舌质淡胖，脉沉尺弱。

病机：

禀赋不足 ⎫
老年衰退 ⎬肾阳虚弱 ⎰失于温煦 ⟶ 面色苍白，形寒肢冷，五更泄泻，舌淡胖，脉沉迟尺弱
壮年耗伤 ⎭   ⎨机能低下 ⟶ 精神萎靡，双腿乏力，夜尿频数
                  ⎩髓虚骨弱 ⟶ 腰膝酸软，头晕耳鸣

治则：温补肾阳。

常用药物：

温补肾阳——附子、肉桂、淫羊藿、巴戟、锁阳、骨碎补。

方剂：附桂八味丸（金匮肾气丸）（《金匮要略》）。

[组成] 熟附子9g，肉桂3g（焗），熟地黄15g，山药12g，山茱萸9g，牡丹皮9g，泽泻9g，茯苓9g，水煎服。

[功用] 温补肾阳。

歌诀：肾气丸治肾阳虚，熟地山药山茱萸，牡丹皮苓泽加附桂，温补肾阳此方宜。

[方解] 本方是由六味地黄丸加附子、肉桂组成，原方用桂枝，现通常多用肉桂。附子、肉桂温肾助阳，为本方主药；由于阴阳互济，若单温其阳，则易伤其阴，且阳亦无所附，故配熟地黄、山药、山茱萸以益阴摄阳；再以牡丹皮、泽泻、茯苓以降火利水，泻肾中之虚火。诸药合用，阴中求阳，肾阳恢复，诸证自除。临床上常用本方治疗慢性肾炎、糖尿病及神经衰弱等，而见有肾阳亏虚证候者。

主证	病机	用方	药物	作用
面色苍白 形寒肢冷 腰膝酸软 头晕耳鸣 夜尿频数 舌质淡胖 脉沉迟尺弱	肾阳虚弱 阴寒内生	金匮肾气丸	附子、肉桂	温肾壮阳
			熟地黄、山药、山茱萸	滋补肾阴
			泽泻、茯苓、牡丹皮	降火利水

右归饮（《景岳全书》）。

[组成] 熟地黄15g，山药9g，山茱萸9g，枸杞子6g，杜仲12g，熟附子9g，肉桂3g（焗），炙甘草9g，水煎服。

[功用] 温补肾阳。

歌诀：右归熟地与萸肉，山药杜仲草杞子，再加熟附与肉桂，肾阳亏虚可服之。

[方解] 方中附子、肉桂温壮肾阳，为主药。熟地黄、山药、山茱萸、枸杞子滋补肾阴，杜仲强肾益精，炙甘草补中益气，均为辅佐药。本方与金匮肾气丸，虽同为温肾壮阳之剂，但后者补中寓泻，而本方补而不泻，故助火壮阳的功能较强，适用于肾阳亏虚较重者。

主证	病机	用方	药物	作用
腰膝酸软 畏寒肢冷			熟附子 肉桂	温肾壮阳
夜尿频数 气怯神疲	肾阳不足 阴寒内生	右归饮	熟地、山药 枸杞子、山茱萸	滋补肾阴
舌淡苔白			杜仲	强肾益精
脉细尺弱			炙甘草	补中益气

由于受影响的功能不同，肾阳虚表现的形式有下列五种证候。

（1）肾气不固。

病因：肾气不足，下焦虚寒，不能固摄，以致精关不固，或膀胱失约。

主证：除上述肾阳虚的一般症状外，兼有小便频数清长，夜尿尤多，或小便不禁，或遗尿，或尿后余沥，或滑精早泄，白带清稀，舌质淡，苔薄白，脉沉弱。

本证可见于高血压病伴发肾功能不全者、尿崩症、遗尿症、慢性前列腺炎、性神经官能症，及某些慢性消耗性疾病。

病机：

$$肾气不固\begin{cases}精关失司 \longrightarrow 滑精、早泄 \\ 膀胱失约 \longrightarrow 尿频，特别夜尿频数，遗尿，尿失禁，尿后余沥\end{cases}$$

治则：固摄肾气。

常用药物：

补肾固涩——益智仁、桑螵蛸、覆盆子、金樱子、芡实。

方剂：遗尿、尿失禁、尿频等用缩泉丸或桑螵蛸散。

1）缩泉丸（《妇人良方》）。

［组成］乌药、益智仁各等分。共研细末，山药粉糊为丸，每日 12～18 g，分 2 次服。开水或米汤送下。

［功用］温肾固下，缩尿止遗。

歌诀：缩泉丸治尿频数，山药乌药益智仁，肾与膀胱皆虚寒，温肾缩尿效如神。

［方解］方中益智仁温补脾肾，固涩缩尿，乌药温肾以助膀胱气化而缩尿，山药健脾补肾。诸药配合，能温下焦虚寒，使肾与膀胱功能恢复，则尿频、遗尿等证痊愈。

主证	病机	用方	药物	作用
小便频数 小儿遗尿 头昏腰酸 两足无力 舌淡苔白 脉沉细弱	肾气不足 膀胱虚寒 水液失约	缩泉丸	益智仁 乌药 山药	温补脾肾，固涩缩尿 温肾助膀胱气化而缩尿 健脾补肾

2）桑螵蛸散（《本草衍义》）。

［组成］桑螵蛸 9 g，党参 9 g，茯神 9 g，当归 9 g，远志 4 g，石菖蒲 4 g，龙骨 15 g，炙龟板 15 g，水煎服。

［功用］调补心肾，固精止遗。

歌诀：桑螵蛸散治尿频，参苓龙骨龟板酌，菖蒲远志及当归，补肾宁心健忘却。

［方解］方中桑螵蛸补肾固精，止遗，为主药。茯神、远志、石菖蒲安神定志，

交通心肾，为辅药。党参、当归合用，双补气血，龙骨、龟板滋阴固涩，镇心安神；龙骨尚有增强桑螵蛸的固肾作用。诸药配合，则有调补心肾，双补气血，安神定志，固精止遗的作用。本方可加菟丝子、益智仁、五味子、乌药、补骨脂等补肾固涩之品。若见畏寒肢冷，小便清长，可加附子、肉桂以温肾散寒。临床上采用本方治疗神经衰弱有遗精、失眠、健忘、心悸等症状而属于心肾亏虚者，有一定疗效。

主证	病机	用方	药物	作用
尿频遗尿 余沥不净 小便失禁 腰膝酸软 耳鸣耳聋 舌淡苔白 脉细尺弱	肾阳亏虚 肾关不固 膀胱失约	桑螵蛸散	桑螵蛸	补肾固涩，止遗
			茯神 远志 石菖蒲	安神定志，交通心肾
			党参 当归	气血双补
			龙骨 龟板	滋阴固涩，镇心安神

3）金锁固精丸（《医方集解》）。

[组成] 莲子9 g，沙苑子9 g，芡实9 g，莲须9 g，煅龙骨15 g，煅牡蛎15 g，水煎服。

[功用] 固肾涩精。

歌诀：金锁固精芡实研，莲须龙牡蒺藜填，莲粉糊丸盐汤下，肾虚精滑此方先。

[方解] 方中以沙苑子补肾涩精为主药。莲子、芡实固肾涩精，健脾补气，为辅药。莲须、龙骨、牡蛎收敛涩精，均为佐使药。诸药合用，则有补肾涩精的功用。本方加入金樱子、五味子、菟丝子，效果更佳。临床上亦可随证加减，灵活化裁。若偏肾阳虚者，可加肉苁蓉、补骨脂、淫羊藿、山茱萸、熟附子、肉桂；偏肾阴虚者，可加女贞子、龟板、生地黄、旱莲草；偏阴虚火旺者，则可加知母、黄柏。

主证	病机	用方	药物	作用
头昏目眩 腰酸耳鸣 四肢乏力 滑精早泄 脉细尺弱	肾气不固 精关失司	金锁固精丸	沙苑子	补肾益精
			莲子 芡实	固肾涩精，健脾补气
			煅龙骨 煅牡蛎 莲须	涩精止遗

（2）肾不纳气。

病因：本证常因久病伤肾；或肺虚久咳；或年老体弱，损伤肾气，气不归元，肾失摄纳所致。

主证：喘促日久，呼多吸少，动则喘甚，气不得续，声音低怯，神疲自汗，腰膝酸软，舌质淡，脉沉细无力。

本证可见于老年性肺气肿、慢性阻塞性肺疾病、慢性支气管炎、支气管哮喘、慢性心功能不全等病。

病机：

慢性疾病、
年老体弱 ⎫ 肾气不足 ⟶ 肾不纳气 ⎰ 摄纳无权，气不归元 ⟶ 呼吸喘促，呼多吸少，气不得续
肺虚久咳 ⎭ 　　　　　　　　　　　　 ⎨ 肾虚腰膝失养 ⟶ 腰膝酸软
　　　　　　　　　　　　　　　　　　 ⎩ 肾气亏虚 ⟶ 自汗、神疲、声音低怯

治则：补肾纳气。

常用药物：

补肾纳气—核桃仁、五味子、补骨脂、冬虫夏草、蛤蚧、人参。

方剂：人参胡桃汤，人参蛤蚧散。

（1）人参胡桃汤（《济生方》）。

[组成] 人参9 g（或党参15 g），核桃仁15 g，生姜3片，水煎服。

[功用] 补肾纳气。

歌诀：济生人参胡桃汤，人参胡桃共煎尝，肺肾两虚喘难卧，补虚定喘庶能康。

[方解] 方中核桃仁性温味甘，入肺肾两经，既然温肺定喘，又能摄纳肾气，以本品治肺肾两虚的喘证，有纳气归肾，敛肺定喘功效。人参大补元气，专治肺脾气虚。两药一治肺气虚损，一治肾气不纳，共有补虚定喘的功效。

　　　主证　　病机　　用方　　药物　　作用
咳逆上气⎫
呼多吸少⎪
咳喘不止⎬ 肾阳亏虚⎫ 人参胡桃汤⎰ 核桃仁　温肾纳气
舌淡苔白⎪ 肾不纳气⎭ 　　　　　⎩ 人参　　大补元气
脉细尺弱⎭

（2）人参蛤蚧散《卫生宝鉴》。

[组成] 蛤蚧1对（研冲），人参9 g，川贝母9 g，茯苓9 g，桑白皮9 g，杏仁9 g，知母9 g，炙甘草6 g，水煎服。

[功用] 补肺益肾，纳气定喘。

歌诀：人参蛤蚧桑白皮，川贝杏草与茯苓，再加知母齐煎服，肾虚气喘服之灵。

[方解] 方中蛤蚧补肺益肾，纳气定喘；人参大补元气；川贝母润肺化痰；杏仁、桑白皮利肺气，降其逆；知母清热而又滋肾阴；茯苓、甘草健脾和中。诸药配合，则有补肾纳气之功。

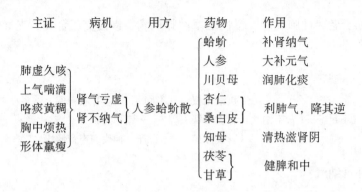

主证　　病机　　用方　　药物　　作用

肺虚久咳
上气喘满
咯痰黄稠　肾气亏虚
胸中烦热　肾不纳气　人参蛤蚧散
形体羸瘦

蛤蚧　补肾纳气
人参　大补元气
川贝母　润肺化痰
杏仁
桑白皮　利肺气，降其逆
知母　清热滋肾阴
茯苓
甘草　健脾和中

除用以上两方治疗外，还可应用七味都气丸（六味地黄丸加五味子）。若肢冷，可加熟附子、补骨脂；出冷汗，可加黄芪、煅龙骨、煅牡蛎。

（3）肾虚水泛。

病因：本证多由于素体肾虚；或久病失调，肾气内伤；或劳倦伤脾，脾虚及肾；或思虑伤心，心虚及肾所致。以上各种因素，皆能导致肾阳亏虚，不能温化水液，小便排泄障碍，以致水湿内停。

主证：面色灰滞或㿠白，四肢不温，周身浮肿，腰以下尤甚，按之凹陷，腰膝酸软，小便短少，或见心悸气短，喘咳痰鸣。舌质淡胖，苔白，脉沉细尺弱。

本证可见于慢性肾炎，心力衰竭，或肝硬化失代偿期等疾病。

病机：

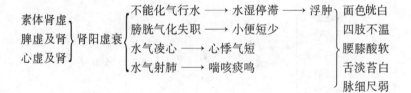

素体肾虚
脾虚及肾　肾阳虚衰
心虚及肾

不能化气行水 —— 水湿停滞 —— 浮肿　面色㿠白
膀胱气化失职 —— 小便短少　　　　四肢不温
水气凌心 —— 心悸气短　　　　　　腰膝酸软
水气射肺 —— 喘咳痰鸣　　　　　　舌淡苔白
　　　　　　　　　　　　　　　　　脉细尺弱

治则：温阳利水。

常用药物：

温阳补肾——附子、肉桂、巴戟、锁阳、淫羊藿。利水消肿——茯苓、猪苓、泽泻、车前子。

方剂：真武汤（熟附子、白芍、茯苓、白术、生姜）。

若咳喘自汗，不能平卧者，可加人参、五味子、煅牡蛎等益气固敛之品；若浮肿显著，小便短少者，可加五苓散（猪苓、茯苓、泽泻、白术、桂枝），济生肾气丸（附桂八味丸加牛膝、车前子）；腹胀严重者，加大腹皮、冬瓜皮。

（4）肾虚泄泻。

病因：本证多因肾阳不足，命门火衰，不能暖脾以助运化所致。

主证：五更泄泻，泻前腹痛肠鸣，泻后则缓，大便溏泻，或混有不消化食物残渣，腹部畏寒，遇冷加剧，兼见一般肾阳亏虚证候，舌淡胖嫩，脉沉细尺弱。

本证可见于慢性结肠炎、慢性痢疾、肠结核等病。

病机：

肾阳不足 ⎫
命火虚衰 ⎭ 脾胃失于温煦 —→ 脾虚失运 —→ 水留肠间 —→ 五更泄泻

治则：温肾止泻。

常用药物：温补肾阳——附子，肉桂，补骨脂，仙茅，仙灵脾；健脾益气——党参，茯苓，白术，山药，莲子；止泻——赤石脂，肉豆蔻。

方剂：四神丸（《证治准绳》）。

［组成］补骨脂15 g，肉豆蔻6 g，五味子6 g，吴茱萸5 g，生姜3 片，大枣3枚，水煎服。

［功用］温肾暖脾，固肠止泻。

歌诀：四神骨脂与吴萸，肉蔻五味四般须；或加姜枣同煎服，五更泄泻此方需。

［方解］方中补骨脂温阳补肾，壮命门之火，以温养脾土，为主药。肉豆蔻行气消食，暖胃涩肠，为辅药。吴茱萸温中散寒；五味子收敛止泻，均为佐药。再佐以生姜温胃散寒，大枣养胃。诸药合用以治肾虚泄泻。本方可用于治疗慢性结肠炎，慢性痢疾，或肠结核等疾病属于脾肾阳虚的久泻者。

主证	病机	用方	药物	作用
黎明泄泻				
不思饮食				
食不消化	肾阳亏虚		补骨脂	温壮肾阳
腹中阵痛	脾失温煦	四神丸	肉豆蔻	暖胃涩肠
腰酸肢冷	脾阳不足		五味子	收敛止泻
舌淡苔白			吴茱萸	温中散寒
脉细尺弱				

（5）肾精不足。

病因：本证为生长发育障碍。多由于先天不足，脾肾亏虚所致。

主证：形体瘦削，神疲乏力，气短多汗，夜寐不宁，易惊多惕，头颅骨软，前囟开而径大，发稀色淡而枯，出齿晚，坐、立、言、行迟缓，头颅方大，前额突出，胸廓前突，脊背隆起，肋骨串珠，腹部膨大，下肢弯曲，舌淡苔白，脉缓无力。

本证多见于佝偻病，以及慢性营养不良的婴幼儿。

病机：

肾精不足 —→ 五脏不坚 ⎧ 肾精不足 —→ 生长发育迟缓，毛发枯稀，骨骼发育畸形
⎪ 脾气不足 —→ 形体瘦削，神疲乏力，肌肉松弛
⎨ 心气不足 —→ 夜寐不宁，易惊多惕
⎪ 肝气不足 —→ 筋脉迟缓，活动迟钝
⎩ 肺气不足 —→ 气短多汗，肌表不固

治则：补肾益脾为主。

常用药物：

补肾——附子，仙灵脾，菟丝子，女贞子，肉苁蓉，补骨脂。

益脾——党参，茯苓，白术，山药。

方剂：补益脾肾散（《上海中医学院验方》）。

[组成] 珍珠母15 g，孩儿参9 g（可用太子参代），苍术6 g，熟地黄9 g，五味子6 g，女贞子6 g，共研为末。6个月者每次服0.3 g，7～12个月者0.6 g，1～3岁者0.9 g，每日服3次，连服2个月。

多汗者，可加黄芪6 g，白芍3 g。形寒肢冷者，加仙灵脾9 g，附子3 g。消化不良者，加白术3 g。

综上所述，肾阳虚是五种证候的共同病理学基础，故它们的共同表现为一般肾阳虚的证候。但它们之间有其不同的表现特点：肾气不固的特点滑精早泄，小便失禁。肾不纳气的特点为气短喘促，呼多吸少。肾虚水泛的特点为尿少浮肿，甚或心悸气短，倚息不得卧。肾虚泄泻的特点为五更泄泻，食不消化。肾精不足的特点为生长发育迟缓，气血虚弱。

（三）肾病对他脏的影响及其机理

1. 肾病传心

肾阳不足，命门火衰，日久则可损及心阳，导致心阳虚弱，临床表现除见肾阳虚证候外，及见心悸气短，胸翳心痛等症状。

肾水（肾阴）与心火应相交济。若肾水不足，不能上滋心阴，就会导致心阴不足，心阳独亢，即出现心肾不交的证候。临床上除见肾阴虚的证候外，还兼见心悸心烦、失眠多梦等症状。

2. 肾病传肝

肾水可涵肝木，若肾水不足，则水不涵木，就会肝失滋养，产生肝阴不足，肝阳亢旺。临床上除见肾阴虚证候外，还兼见头昏目眩、视物模糊、手足麻木、性急易怒等肝阴不足的症状。

3. 肾病传脾

脾属土，肾属水，正常时，土能制水。若肾阳虚衰，脾失温煦，导致脾阳不足，脾虚失运，水湿泛滥；或者土虚中寒，胃不能腐熟水谷，脾不能运化水谷。临床上除能见肾阳虚证候外，还见食欲不振，食后腹胀，五更泄泻等症状。

4. 肾病传肺

肺属金，肾属水，金水相生。肺为水之上源，肾水又能上润肺金。若肾水亏虚，一则水不润金，二则虚火上炎灼肺，二者均可导致肺阴不足。临床上除见肾阴虚证候外，还可见干咳无痰，或痰少而黏，甚至痰中带血，声音嘶哑等症状。

肺为气之主，肾为气之根，肺主呼气，肾主吸气。若肾气虚衰，则肾不纳气，出现呼多吸少的呼吸困难，或气喘。（图6－8）

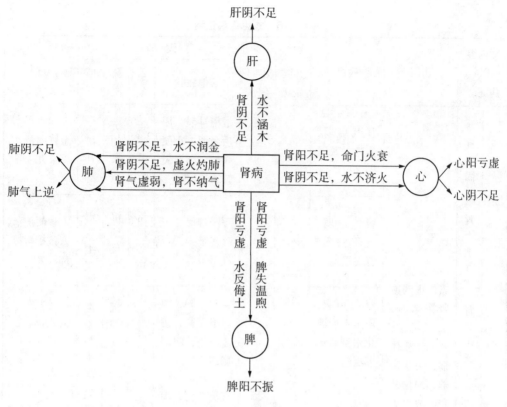

图 6 - 8　肾病传变

（四）肾病证治要点

（1）中医学的肾包括泌尿、生殖、血液、内分泌、骨骼系统和中枢神经系统等方面，故这些系统的疾病，可能与中医的肾有关。

（2）肾病均呈虚证。肾病一般分为阴虚和阳虚两类。治疗原则是"补其不足""宜补而不可泻"。阴虚者忌辛燥苦寒，宜甘润壮水之剂，注意补阴制阳，使虚火降而阳归于阴，即所谓"壮水之主，以制阳光"。阳虚者忌凉润辛散，宜甘温益气之品，注意补阳制阴，使沉阴散，即所谓"益火之源，以消阴翳"。若阴阳俱虚，宜阴阳双补。

（3）肾阴虚，往往导致相火偏旺，治疗应以滋阴为主，佐以清降相火。肾阳虚，往往导致阴寒内盛，治疗应以温阳为主，佐以填精益髓之品。

（4）肾阳虚，由于其影响的生理功能不同，故有不同的临床证候，应按其临床表现特点进行辨证施治。

常见肾病证治见表 6 - 16。

表6-16　常见肾病证治

内容 病证		病因	病机	证候					治则	方剂
				共同症状	不同症状	其他症状	舌象	脉象		
肾虚	肾气不固	素体虚弱或肾阳素虚，久病不愈，或年老体弱，失于调养，损伤及肾，或先天不足	肾气虚弱，失其封藏固摄之权	腰膝酸软、耳鸣耳聋、精神萎靡	畏寒肢冷、面色苍白	滑精早泄，尿后余沥，小便频数，小便失禁，遗尿	舌淡苔白	沉细尺弱	固摄肾气	金锁固精丸，缩泉丸
	肾不纳气		肾气虚弱，气不归元，肾失摄纳			呼吸喘促呼多吸少气不得续	舌淡苔白	沉细尺弱	温肾纳气	人参胡桃汤，人参蛤蚧散，都气丸
	肾虚水泛		肾阳虚衰，阳虚不能温化水液，水邪泛滥			全身浮肿，腰以下尤甚，按之下陷，腹部胀满，尿少	舌淡胖苔白	沉细尺弱	温阳利水	真武汤，济生肾气丸
	肾精泄泻		肾阳虚弱，命门火衰，脾失温煦，脾虚失运			五更泄泻，泻前腹痛，泻后则缓，大便溏薄，或完谷不化	舌淡胖苔白	沉细尺弱	温肾健脾止泻	四神丸
	肾精不足		肾精不足，五脏不坚，生长发育迟微			生长发育迟缓，形体瘦削，神疲乏力，筋脉松弛，活动迟钝，气短多汗	舌淡苔白	沉细尺弱	补肾益脾	补益脾肾散
肾阴不足		久病伤及肾阴，或房事过度，或急性热病后期，耗损阴液，或脏腑阴虚日久伤及肾阴	阴液不足，精血不滋，髓海空虚，阴不制阳			午后潮热，手足心热，夜间盗汗，发脱齿摇，头昏健忘，口燥咽干，遗精	舌红或绛，少苔或无苔	细数	滋补肾阴	六味地黄丸或左归饮

第二节　腑病证治

一、小肠病证治

（一）小肠的生理与病理

小肠上接于胃，下通大肠。它的主要生理功能是受盛胃中的水谷（饮食），主消化吸收和分清别浊（"清"指饮食消化后的精华部分，"浊"指消化后的糟粕部分）。

胃中水谷进入小肠后，由小肠进一步消化，使清者通过脾到肺再转输到身体各个部分，成为组织器官功能活动的物质基础；浊者或下注大肠，或渗入膀胱，形成大小便而排出体外。《诸病源候论》说："水入小肠，下于胞（膀胱），行于阴（尿道），为溲便也。"这就是指小肠参与小便的生成。所以小肠有病时，除了影响消化吸收功能外，还会出现小便的异常，临床上有用清利小便的方法来清泄小肠之热，这就是根据小肠与小便的关系制定的治疗法则。

小肠与心成表里关系，所以在病理上，它们之间有密切联系。临床上，心火亢旺，下移小肠，可出现尿少、尿赤、尿血、尿热及尿痛等症状；若小肠有热，亦可循经脉上入于心，而出现心烦、口渴、口舌糜烂等症状。此即《备急千金要方》所说："口中生疮，名曰小肠实热也。"在治疗上，有用利小便的方法，来治疗心火亢旺，使心火下移小肠，经小便而外泄。

小肠病生理功能　
- 受盛化物
  - 受盛　经胃初步消化的食糜
  - 化物　对食糜进一步消化，化为精微和糟粕
- 分清别浊
  - 清者 ——→ 转脾归肺 ——→ 营养全身
  - 浊者
    - 注入大肠 ——→ 粪便
    - 渗入膀胱 ——→ 小便

小肠的病理表现
- 清化吸收障碍
- 分清别浊失调
——→ 大小便异常

（二）小肠的辨证论治

小肠的病证多表现为小肠本身病变，其次表现为泌尿系统的一部分病变。

虚证：

小肠虚寒：

病因：本证常因素体虚弱，饮食不节，或过食生冷所致。

主证：少腹隐痛，痛处喜按，得温则舒，肠鸣溏泻，食欲不振，小便频数，舌淡苔薄白，脉沉细。

本证可见于婴幼儿腹泻、小肠炎、结肠炎等疾病。

病机：

$$
小肠虚寒
\begin{cases}
中阳不足，失于温煦，小肠阳虚 \longrightarrow 少腹隐痛，喜按，得温则舒 \\
水湿不化而趋下 \longrightarrow 大便溏泄，腹中肠鸣
\end{cases}
$$

治则：温通散寒。

常用药物：肉豆蔻，川椒，桂枝，干姜，补骨脂，炒白芍，延胡索，青皮，茯苓，甘草。

方剂：吴茱萸汤（《伤寒论》）。

[组成] 吴茱萸9 g，党参15 g，生姜18 g，大枣4枚。水煎服。

[功用] 温中散寒，降逆止呕。

歌诀：吴茱萸汤人参枣，重用生姜温里好；阳明寒呕少阴利，厥阴头痛皆能保。

[方解] 方中吴茱萸辛温大热，温肝暖胃，散寒降浊为主药。生姜辛散寒邪，温胃止呕，为辅药。党参、大枣健脾益气，甘缓止痛，共为佐使药。诸药合用，有温中散寒，降逆止呕之功。本方除用以治疗小肠虚寒的腹痛泄泻外，还可用来治疗神经性头痛、美尼尔氏综合征属于肝胃虚寒者，溃疡病或妊娠呕吐属于脾胃虚寒者。

主证	病机	用方	药物	作用
少腹隐痛				
得温则舒	脾阳不足		吴茱萸	温胃散寒，降逆止痛
肠鸣溏泄	小肠阳虚	吴萸汤	生姜	温中止呕
食欲不振	肠失温煦		党参	健脾益气
呕吐涎沫			大枣	

实证：

1. 小肠实热

病因：本证多由于心火亢旺，移热于小肠所致。

主证：心胸烦热，小便短赤，尿频尿急，尿道灼痛，甚或尿血，少腹胀痛，舌质红，舌苔黄，脉滑数。兼见口舌糜烂之证。

本证可见于泌尿系统感染性疾病，如肾盂肾炎、膀胱炎、尿道炎或前列腺炎等。

病机：

$$
心火下移 \longrightarrow 小肠实热
\begin{cases}
心经火热 \longrightarrow 口舌糜烂，心胸烦热。 \\
小肠泌别清浊失职 \longrightarrow 小便短赤，尿频尿急，尿痛尿血。
\end{cases}
$$

治则：清热利尿，导热下行。

常用药物：车前草、木通、滑石、淡竹叶、甘草梢、栀子、海金砂、萹蓄、瞿麦。

方剂：导赤散（生地、木通、淡竹叶、甘草梢）、猪苓汤（《伤寒论》）。

猪苓汤。

[组成] 猪苓 15 g，茯苓 15 g，泽泻 12 g，滑石 15 g，阿胶（烊化）9 g，水煎服。

[功用] 滋阴，清热，利尿。

歌诀：猪苓苓泽滑阿胶，小便尿血涩痛疗，心烦不眠尿不利，清滋利水法昭昭。

[方解] 方中猪苓、茯苓、泽泻渗湿利水，为主药。配以滑石清热通淋，阿胶滋阴润燥。本方对于尿血、小便涩痛之证，能收清热滋阴止血，利水渗湿之效。临床上，可用于急性泌尿系感染属于水热互结、热伤阴液者。若热甚者，可加蒲公英、瞿麦、萹蓄；尿血者，加小蓟炭、白茅根、血余炭等。

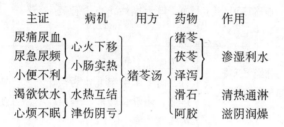

2. 小肠气痛

病因：本证多由下焦有寒，寒凝气滞所致。因肝脉循阴器（外生殖器），寒邪侵犯肝经，故本证又名"寒滞肝脉"。

主证：少腹急痛，连及腰背，向下牵引睾丸疼痛，或阴囊、腹股沟疝气偏坠、疼痛，腹胀，肠鸣，舌苔白，脉沉弦，或弦紧。

本证常见于腹股沟疝。

病机：

寒犯肝经 ⟶ 下焦寒凝气滞 ┫ 寒性主收、主痛 ⟶ 少腹急痛，阴囊、疝气坠痛
气机阻滞 ⟶ 腑气不通 ⟶ 腹胀肠鸣
阴寒内盛 ⟶ 苔白，脉沉弦或紧

治则：暖肝散寒，理气止痛。

常用药物：橘核、乌药、川楝子、小茴香、青皮、枳壳、香附、延胡索、木香。

方剂：暖肝煎（小茴香、肉桂、乌药、沉香、当归、枸杞、茯苓、生姜），橘核丸（橘核、海藻、昆布、海带、延胡索、川楝子、桃仁、厚朴、木香、枳实、木通、桂心）。

（三）小肠病证治要点

小肠病证，多与其他脏腑有关。如小肠寒证多与脾寒有关；小肠实热，多由于心火下移所致；小肠气痛，则由寒滞肝脉引起，故治疗时应联系互参。（表6-17）

表6-17 常见小肠病证治

内容 病证	病因	病机	证候			治则	方剂
			症状	舌象	脉象		
小肠虚寒	素体虚弱、饮食不节、过食生冷	脾肾阳虚、命门火衰、小肠失其温煦	少腹隐痛,痛处喜按,得温则舒,肠鸣溏泻,小便数	舌淡胖嫩、苔白	沉细	温里散寒	吴茱萸汤
小肠实热	过食辛辣、过服温补药物,或六淫内郁化火	心火炽盛,心移热于小肠	小便赤涩,尿频尿急,尿道刺痛,尿血,口舌糜烂,心烦	舌红苔黄	滑数	清心泄热	导赤散或猪苓汤
小肠气痛	寒邪侵袭	肝经受寒、气滞血凝、不通则痛	少腹隐痛,连及腰背,向下牵引睾丸疼痛,阴囊、腹股沟疝气坠痛	舌淡、苔白	沉弦或弦紧	暖肝散寒理气止痛	暖肝煎或橘核丸

二、胆病证治

(一) 胆的生理与病理

胆附于肝,与肝相连,位于胁下。它的生理功能是贮存精汁(胆汁),帮助消化,故又称它为"中精之腑"。胆的一部分功能基本上与现代医学的胆相似。胆汁味苦色黄,故胆病多见口苦,呕吐苦水,以及胆汁外溢的一身面目发黄等症状。

此外,胆气与人的精神情志活动有一定关系,故有"胆主决断"的说法。可见中医学中胆的概念,也并不完全与现代医学中的胆相同。因胆气与精神活动有关,故临床上有些胆病,可见多愁多虑、善恐易惊、失眠多梦等精神症状,这些症状也常从胆来治疗。

胆的生理功能 { 贮存胆汁和排泄胆汁,帮助消化
             { 主决断,具有判断事务作出决定的作用,参与精神情志活动

胆的病理表现 { 胆汁贮存失职 → 消化不良 → 食欲不振
             {   → 胆汁外溢 → 黄疸
             { 精神活动异常 → 善恐易惊,失眠多梦,多愁多虑

（二）胆病辨证论治

胆郁痰扰证：

病因：本证多由情志不遂，导致胆郁气滞，气郁化火，炼津成痰，痰浊上扰所致。

主证：头昏目眩，恶心呕吐，烦躁不寐，易惊善恐，胸胁胀闷，舌苔白腻，脉弦滑。

本证可见于慢性胃炎、慢性肝胆疾病及神经官能症等病。

病机：

$$
情志不遂
\begin{cases}
胆郁气滞 \\
气郁化火 \\
炼津成痰 \\
痰浊上扰
\end{cases}
\begin{array}{l}
清窍受蒙 \longrightarrow 头昏目眩 \\
\\
胆气不宁 \longrightarrow 烦躁不寐，易惊不安 \\
胆热犯胃 \longrightarrow 胃气上逆 \longrightarrow 恶心呕吐，胸腹胀闷
\end{array}
$$

治则：利胆除痰，理气和胃。

常用药物：陈皮、半夏、竹茹、枳实、茯苓、吴茱萸。

方剂：温胆汤（陈皮、法夏、茯苓、枳实、竹茹、甘草）。

三、胃病证治

（一）胃的生理病理

胃位于膈下，上接食管，下通小肠，上口为贲门，即上脘；下口为幽门，即下脘；上下脘之间为中脘，三个部分统称胃脘。

胃的生理功能为：主受纳、腐熟水谷，胃气宜降，以降为顺。水谷为胃气腐熟后，下传于小肠，其精微物质则由脾到肺运化至全身，以营养人体。由于人体后天营养的充足与否，主要取决于脾胃的共同作用，所以合称脾胃为"后天之本"。在病理条件下，反映了临床的胃病，主要是消化系统的病症。

$$
胃的生理功能
\begin{cases}
接受和盛纳水谷，腐熟（消化）水谷 \\
胃气下降，水谷下行，便于消化、吸收、排泄
\end{cases}
$$

$$
胃的病理变化
\begin{cases}
受纳和腐熟水谷功能失调 \longrightarrow 胃脘疼痛、食欲减退、厌食 \\
胃气上逆 \longrightarrow 嗳气呃逆、恶心呕吐 \\
胃热或胃火伤津 \longrightarrow 口干喜饮、消食易饥，或饥不欲食、舌干少津
\end{cases}
$$

（二）胃病辨证论治

虚证：

1. 胃阳虚

病因：本证多因脾胃素弱，加之过食生冷，或外寒直中胃腑，损伤胃阳，以致阴寒内生所致。临床上，多与脾阳虚弱同时出现。

主证：胃脘疼痛，轻则绵绵不已，重则拘急剧痛，痛处喜按，受寒则重，得温则舒，呃逆呕吐，泛吐清水，食欲减退，面白少华，四肢欠温，口淡不渴，舌淡苔白，脉弱。

本证可见于慢性胃炎、溃疡病或胃神经官能症等疾病。

病机：

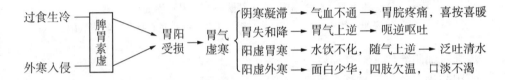

治则：温胃散寒，行气止痛。

常用药物：

散胃寒：高良姜、川椒、吴茱萸、干姜、荜拔、胡椒、肉桂、丁香、小茴香。

方剂：

（1）香砂六君子汤（《名医方论》）。

[组成] 木香6 g，砂仁6 g，党参15 g，茯苓15 g，白术15 g，陈皮6 g，半夏9 g，炙甘草3 g，水煎服。

[功用] 行气止痛，降逆化痰，健脾益气。

歌诀：香砂六君有四君，四君参术与苓草，益以陈夏各六君，再加香砂便成方。

[方解] 方中党参、茯苓、白术、甘草健脾益气；陈皮、半夏降逆化痰；木香、砂仁行气止痛。诸药合用，则有健脾益气，降逆化痰，行气止痛的功效。

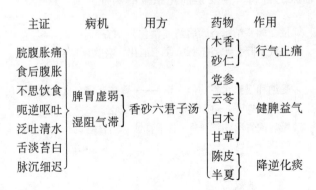

（2）良附丸（《良方集腋》）。

[**组成**]　高良姜9g，香附9g，水煎服。

[**功用**]　温中散寒，行气止痛。

歌诀：良附良姜与香附，温中行气兼止痛，肝郁气滞胃虚寒，胃痛呕恶此方宗。

[**方解**]　本方是治肝郁气滞而胃寒痛的常用方剂。一般多与其他药物合方使用。临床上，多用以治疗溃疡病、慢性胃炎、胃肠功能紊乱，属于胃寒痛者。方中高良姜温胃散寒，香附疏肝理气，两药合用，则有温胃散寒，行气止痛功效。若胃寒重者，高良姜量大于香附；若气郁重者，香附量可大于高良姜。在用量上，主要是根据寒凝与气滞的主次与轻重而灵活地掌握。此外，如呕吐者，可加丁香、半夏、吴茱萸、茯苓以温中降逆止呕；夹食滞者，可加山楂、鸡内金、神曲、枳实以消食导滞；吐酸者，可加海螵蛸、煅瓦楞子以制酸；气虚者，可加黄芪、党参等补气之品。

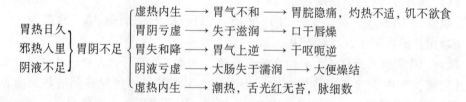

2. 胃阴虚

病因：本证常由胃热日久，耗伤胃阴，或邪热入里，热伤胃津所致。此外，脾胃虚弱，脾运失司，不能化生精微，阴液之源不足，亦可导致本证。

主证：胃脘隐痛，灼热不适，口干唇燥，饥不欲食，干呕呃逆，大便燥结，潮热低热，舌质光红，无苔乏津，脉细数。

本证可见于急性热病后期、慢性胃炎、溃疡病、胃神经官能症、糖尿病、消化不良等病。

病机：

$$
\left.\begin{array}{r}胃热日久\\邪热入里\\阴液不足\end{array}\right\}胃阴不足\left\{\begin{array}{l}虚热内生 \longrightarrow 胃气不和 \longrightarrow 胃脘隐痛，灼热不适，饥不欲食\\胃阴亏虚 \longrightarrow 失于滋润 \longrightarrow 口干唇燥\\胃失和降 \longrightarrow 胃气上逆 \longrightarrow 干呕呃逆\\阴液亏虚 \longrightarrow 大肠失于濡润 \longrightarrow 大便燥结\\虚热内生 \longrightarrow 潮热，舌光红无苔，脉细数\end{array}\right.
$$

治则：滋养胃阴。

常用药物：养胃阴药物，如北沙参、麦冬、生地黄、石斛、天花粉、玉竹。

方剂：麦门冬汤（麦冬、粳米、半夏、党参、大枣、甘草），益胃汤（沙参、麦冬、生地黄、玉竹、冰糖）。

以上两方同治阴虚津乏之证，同样选用养阴生津药物为主，皆具有养阴生津的作用。但麦门冬汤证以火气上逆，咽喉不利为主证，其病变部位虽在肺，而其本却在胃，故仍用益胃生津、补脾益肺之品，方中兼用小量辛温的半夏以降逆下气，且能开胃行津，是其配伍独特之处；益胃汤证以口燥咽干，唇燥，舌红无苔乏津为主证，适用于热病后期，津液受伤之时，用药纯以津伤着眼，故其滋养胃阴的作用比麦门冬汤为佳。

实证：

1. 胃火炽盛

病因：①平素嗜食辛辣，火热内蕴；②饮食不节，过食厚味，内生郁热；③情志化火，如肝气郁结，郁久化火，肝火犯胃；④热邪入里，伤及胃腑。

主证：胃脘疼痛，有灼热感，痛处拒按，胃中嘈杂，吞酸呕吐，口干口臭，渴喜冷饮，消食易饥，牙龈肿痛，溃烂出血，尿黄便结，舌质红，苔黄厚，干燥少津，脉洪大或滑数。

本证可见于某些感染病的极期，急、慢性胃炎、糖尿病、口腔炎、口腔溃疡、牙周炎、甲状腺功能亢进等疾病。

病机：

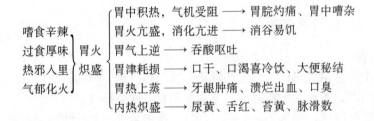

治则：清胃泻火。

常用药物：

清胃火：生石膏、知母、栀子、黄连、大黄、竹叶、芦根、大青叶。

方剂：

（1）清胃散（《兰室秘藏》）。

[组成] 当归6 g，黄连9 g，生地黄15 g，牡丹皮9 g，升麻3 g，水煎服。

[功用] 清胃泻火，凉血养阴。

歌诀：清胃散用升麻连，当归生地牡丹研，或益石膏平胃热，口疮吐衄与牙炎。

[方解] 方中黄连苦寒清胃之火，为主药。生地黄、牡丹皮养阴清热、凉血止血，为辅药。当归和血，为佐药。升麻散火解毒，引药入胃经。诸药配合，则有泻胃火，凉血热之功。临床应用，随症加减。若见便秘者，可加大黄导热下行；牙龈或口腔糜烂者，可加栀子、金银花、连翘等清热解毒的药物；口渴甚者，可加沙参、麦冬、玄参、天花粉、知母等养阴生津止渴之品。

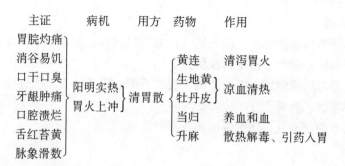

（2）玉女煎（《景岳全书》）。

[组成] 生石膏 30 g，熟地黄 15 g，麦冬 15 g，知母 9 g，牛膝 9 g，水煎服。

[功用] 清胃滋阴。

歌诀：玉女清胃石膏知，熟地麦冬牛膝施，阴虚胃火相煎病，烦热牙痛失血宜。

[方解] 本方为治胃火盛、肾阴亏之证。方中生石膏清胃泄热，为主药。熟地黄滋养肾水，为辅药。知母苦润，助石膏以清胃泄热，麦冬甘润，助熟地以养阴滋液，均为佐药。牛膝滋肾益阴，导热下行，为使药。本方亦用于热病气血两燔，肾阴已亏，此时可去牛膝，熟地黄改生地黄，并加玄参。牙龈肿痛者，可酌加玄参滋阴泻火，露蜂房止痛。吐血衄血者，可酌加紫珠草、旱莲草、白茅根等，以凉血止血。若见胃阴不足之证较明显，可加入石斛、沙参以养胃阴，生津液。

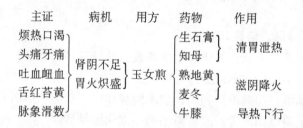

胃火炽盛与胃阴不足都有胃热的表现，但胃火炽盛为实火，胃阴不足为虚火，一为实热证，一为虚热证，临床上应注意鉴别。（表 6-18）

表 6-18　胃火炽盛与胃阴不足鉴别

病证	八纲辨证	共同表现	不同表现	治则	方剂
胃火炽盛	里实热证	胃脘嘈杂、口干唇燥、大便秘结、形体消瘦、舌红脉数	多食善饥，渴喜冷饮，牙龈肿痛，溃烂出血，呕血便血，舌黄燥脉滑	清胃泻火	清胃散
胃阴不足	里虚热证		食欲不振，渴不欲饮，潮热低热，甚则盗汗，舌苔少或无苔，脉细	滋养胃阴	益胃汤

2. 食滞胃脘

病因：本证多由暴饮暴食，损伤胃气；或胃气素虚，饮食不节，或吃不易消化食物，致使胃失和降，宿食停滞于胃脘所致。

主证：脘腹饱胀或疼痛，呕吐酸腐，嗳气吞酸，不思饮食，大便溏泄或秘结，矢气酸臭，舌苔厚腻，脉滑。

本证可见于消化不良、伤食等疾病。

病机：

饮食不节 —→ 胃气受损 —→ 宿食滞胃
- 气机受阻 —→ 脘腹胀痛，不思饮食
- 浊气上逆 —→ 呕吐酸腐，嗳气吞酸
- 食积化热 —→ 大便秘结
- 食浊下趋 —→ 腹泻、矢气酸臭

治则：消食导滞。

常用药物：

开胃消食：焦山楂、炒谷芽、炒麦芽、焦神曲、鸡内金。

导滞：炒枳实、炒枳壳、炒槟榔、炒莱菔子、大黄。

方剂：保和丸（山楂、神曲、莱菔子、茯苓、陈皮、半夏、连翘），枳实导滞丸（《内外伤辨惑论》）。

枳实导滞丸。

[组成] 大黄9g，白术9g，枳实9g，神曲9g，茯苓9g，黄芩9g，黄连3g，泽泻6g，水煎服。

[功用] 消积导滞，清热利湿。

歌诀：枳实导滞用大黄，芩连曲术茯苓襄，泽泻蒸饼糊丸服，湿热积滞服之良。

[方解] 此方为泻心汤加利湿行气药组成。方中枳实消积导滞；大黄荡涤实积；黄芩、黄连清热燥湿；神曲消食和胃；白术健脾和中；茯苓、泽泻利湿止泻。本方常用于急性肠炎属于湿热积滞者，或食滞不消、大便秘结者。

主证	病机	用方	药物	作用
胸脘痞满			枳实	消积导滞
腹痛下痢			大黄	荡涤实积
里急后重			黄连	清热燥湿
或大便秘结	食积内阻 生湿蕴热	枳实导滞丸	黄芩	
小便黄赤			神曲	消食和胃
舌红苔黄腻			白术	健脾和中
脉象沉实			茯苓 泽泻	利湿止泻

（三）胃病证治要点

（1）胃的生理特点，是胃气宜降，以和降为顺，故胃受病时，多发生燥热的症状，以及胃气上逆的呕吐、呃逆等症状。胃经入上齿，绕口唇，故胃热循经上行，可致齿龈肿痛等症状。

（2）胃病多热证、实证，故有"实则阳明"的说法。

（3）胃的寒证、虚证多与脾的寒证、虚证同时存在，故在治疗时应两者兼顾，采用温中散寒，和胃降逆，健脾益气的法则。（表6－19）

表6－19　常见胃病证治

内容 病证	病因	病机	证候			治则	方剂
			症状	舌象	脉象		
胃阳虚	胃气素弱、过食生冷、外寒直中	胃阳受损、阳虚中寒	胃脘疼痛，痛有定时，痛处喜按，得温则舒，泛吐清水，面白肢冷	舌质淡白舌苔白润	弱	温里散寒	香砂六君子汤或良附丸
胃阴虚	胃火炽盛、损耗胃津，或邪热入里，热伤胃阴	胃阴亏损、虚热内扰、胃失和降	胃腔隐痛，口干唇燥，饥不欲食，干呕呃逆，大便干结，潮热低热	舌质红，乏津	细数	滋养胃阴	麦门冬汤或益胃汤
胃火炽盛	过食辛辣厚味；肝火犯胃；热邪入里伤胃	胃火熏灼、腐熟太过、胃失和降	胃脘灼痛，痛处拒按，渴喜冷饮，口干口臭，消谷易饥，齿龈肿痛，尿黄便结	舌质红，苔黄厚少津	洪大或滑数	清胃泻火	清胃散或玉女煎
食滞胃脘	暴饮暴食，损伤胃气或胃气素虚，饮食不节	宿食停滞、腐熟无能	脘腹饱胀，嗳腐吞酸，不思饮食，大便溏泄，或秘结，矢气酸臭	舌苔厚腻	滑	消食导滞	保和丸或枳实导滞丸

四、大肠病证治

（一）大肠的生理与病理

大肠包括结肠和直肠，结肠上接阑门与小肠相接，下接直肠，开口于肛门。

大肠的主要生理功能为接受小肠下传的食物残渣，吸收其中剩余的水分和养分后，使糟粕变成粪便，然后经肛门排出体外。故大肠有以下的生理功能：

$$大肠的生理功能 \begin{cases} 传送糟粕 \\ 吸收水分 \end{cases}$$

大肠的病理变化，主要是传导功能失常。根据其寒热、虚实，则有以下的具体病理变化：

$$大肠的病理表现 \begin{cases} 虚寒 \longrightarrow 不能吸收水液 \longrightarrow 水湿停留 \longrightarrow 大便溏泄 \\ 实热 \longrightarrow 消耗水液过多 \longrightarrow 津液亏损 \longrightarrow 大便秘结 \end{cases}$$

由于大肠有以上的病理变化，故前人有"大肠主大便"的说法。

（二）大肠病辨证论治

虚证：

1. 大肠虚寒

病因：本证多因素体虚弱，饮食不节，或过食生冷，导致肠胃阳虚而引起。

主证：久泻久痢，滑泄不禁，腹痛肠鸣，喜暖喜按，神疲乏力，四肢不温，自汗气短，食欲减退，肛门脱出，舌淡苔白，脉虚无力。

本证可见于慢性痢疾、慢性肠炎、肠结核，或过敏性肠炎等疾病。

病机：

$$\begin{matrix} 饮食不节 \\ 过食生冷 \end{matrix} 肠胃阳虚 \begin{cases} 中气下陷 \longrightarrow 久泻久痢、滑泄不禁、肛门脱出 \\ 温煦失职 \longrightarrow 腹痛肠鸣、喜暖喜按、四肢不温 \\ 脾胃气虚 \longrightarrow 食欲减退、神疲乏力、自汗气短、舌淡脉虚 \end{cases}$$

治则：温中散寒，益气升提，涩肠固脱。

常用药物：

温中散寒：附子、干姜、肉豆蔻、肉桂等。

益气升提：柴胡、升麻、黄芪等。

涩肠固脱：灶心土、赤石脂、诃子、乌梅、五味子、椿根皮、金樱子等。

方剂：

（1）温中散寒用理中汤（党参、干姜、白术、炙甘草），方中可加附子。

（2）益气升提用补中益气汤（党参、黄芪、白术、柴胡、升麻、当归、陈皮、炙甘草），方中可加枳壳。

（3）涩肠固脱用真人养脏汤（党参、白术、白芍、当归、肉桂、木香、肉豆蔻、罂粟壳、诃子、炙甘草）。

本证多为气虚、中气下陷和阳虚并见，因而在治疗上，既要益气升提、涩肠固脱，又须温中散寒。但要分清主次。其次要注意有无食滞与湿热夹杂，若有夹杂，则勿过用固涩之品，否则闭门留寇之弊。

2. 大肠津亏

病因：本证多由于汗、吐、下，肠道津液耗伤，以致大肠津液亏耗，或燥热伤津所致。常见于老年人，或妇女产后，或热病后期。

主证：大便干燥秘结，甚则如羊粪，难以解出，往往数日 1 次，可兼见口干咽燥，舌红少津，或苔黄燥，脉细。

本证多见于现代医学的习惯性便秘。

病机：

$$
大肠津亏
\begin{cases}
肠失润养 \longrightarrow 便秘难解、甚则如羊粪 \\
津液亏虚 \longrightarrow 口干咽燥、舌红少津、脉细
\end{cases}
$$

治则：润肠通便，滋阴增液。

常用药物：

润肠通便——火麻仁、杏仁、郁李仁、白蜜、肉苁蓉等。

滋阴增液——玄参、麦冬、生地黄等。

方剂：增液汤（生地黄、玄参、麦冬）或麻子仁丸。

麻子仁丸（《伤寒论》）。

[**组成**] 火麻仁 15 g，杏仁 9 g，白芍 9 g，枳实 4 g，厚朴 4 g，大黄 9 g，水煎服。

[**功用**] 润肠通便。

歌诀：麻子仁丸治便难，枳朴大黄杏勺缯，肠燥津枯成便秘，润肠通便病自还。

[**方解**] 本方为小承气汤加火麻仁、杏仁、白芍组成。方中火麻仁润肠通便为主药。杏仁降气润肠为辅药。白芍养阴和里，厚朴、枳实、大黄清热通便，为佐药。诸药合用，具有润肠通便、清热导滞的作用。本方特点是泻而不峻，润而不腻，临床上用以治疗大便秘结难出、肠燥便秘，或习惯性便秘。

主证	病机	用方	药物	作用
大便干燥			火麻仁	润肠通便
难于解出			杏仁	降气调肠
口干咽燥	热伤津液	麻子仁丸	白芍	养阴和里
舌红少津	便结不通		枳实	
脉细			厚朴	清热通便
			大黄	

实证：

1. 大肠湿热

病因：本证多见于夏秋之际，湿热外盛，暑湿热毒之邪乘虚内犯，或饮食不节，过食辛辣，或进食不洁之物，损伤肠胃，湿热蕴结，下注大肠，损伤气血而发病。

主证：发热，腹痛泄泻，肛门灼热，或见下痢黏液脓血，里急后重，小便短赤，舌红苔黄腻，脉滑数。

本证可见于急性细菌性痢疾、阿米巴痢疾、急性肠炎等疾病。

病机：

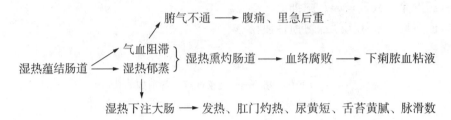

治则：清热利湿。

常用药物：

清湿热——黄连、黄柏、秦皮、白头翁、马齿苋、槐花、鱼腥草等。

方剂：

（1）葛根芩连汤（《伤寒论》）。

[组成] 葛根15 g，黄芩9 g，黄连6 g，炙甘草6 g，水煎服。

[功用] 解表清里。

歌诀：葛根黄芩黄连汤，甘草四味共煎尝，湿热下痢热渴汗，清热止痢效力强。

[方解] 方中重用葛根，解肌清热，升阳生津，使表解里和，为主药。黄芩、黄连清热燥湿、解毒止痢，为辅佐药。甘草调和诸药。四药合用，具有解肌清热、解毒止痢的功效。对于急性肠炎，可加金银花、车前子、泽泻之类以加强清热利湿、解毒。对于急性菌痢，可加金银花、白头翁、木香、枳壳之类以调气清热。

主证	病机	用方	药物	作用
身热下利 肛门灼热 胸脘灼热 口干口渴 舌红苔腻	湿热蕴结肠道	葛根芩连汤	葛根	解肌清热 升阳生津
			黄芩 黄连	清热燥湿止痢
			甘草	甘缓和中 调和诸药

（2）白头翁汤（《伤寒论》）。

[组成] 白头翁9 g，秦皮9 g，黄柏9 g，黄连6 g，水煎服。

[功用] 清热去湿，解毒止痢。

歌诀：白头翁汤治热痢，黄连黄柏与秦皮，再入阿胶与甘草，血虚菌痢效甚奇。

[方解] 方中白头翁清血分之热毒，善治热毒痢疾，为主药。黄连、黄柏、秦皮清热解毒，燥湿止痢，均为辅佐药。诸药合用，则有清热祛湿，解毒治痢之效。在临床运用之时，若见恶寒发热表证，可加金银花、连翘、荆芥、葛根；里急后重腹痛较

剧者，可加木香、槟榔、白芍等以行气缓急止痛；赤痢为主者，可加牡丹皮、赤芍、地榆以凉血活血。

主证	病机	用方	药物	作用
腹痛阵发 里急后重 便下脓血 肛门灼热 舌红苔腻	大肠湿热	白头翁汤	白头翁	清热解毒凉血
			黄柏 黄连	清热解毒燥湿
			秦皮	清热涩肠止痢

2. 大肠气滞

病因：本证多由于肝气郁结，气机阻滞所致。

主证：腹部胀痛，走窜不定，肠鸣阵发，少转矢气，排气则舒，或腹痛即欲大便，排便不爽，舌苔白，脉沉弦。

本证可见于肠痉挛、肠麻痹、胃肠神经官能症等疾病。

病机：

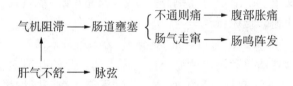

治则：行气消滞。

常用药物：

行气宽肠：乌药、香附、广木香、大腹皮等。

方剂：加味乌药汤（《济阴纲目》）。

[组成]　乌药12 g，砂仁6 g，木香6 g，延胡索9 g，香附12 g，甘草3 g，水煎服。

[功用]　行气止痛。

歌诀：加味乌药用缩砂，木香延胡索甘草加，疏肝理气许香附，大肠气滞服之佳。

[方解]　方中乌药、延胡索调气止痛为主药，辅以香附、木香疏肝理气，使肝气条达，气机疏泄，则腑气自通。砂仁芳香醒脾，甘草甘缓和中。诸药配合，则有行气止痛的功效。

主证	病机	用方	药物	作用
腹部胀痛 走窜不定 肠鸣阵发 矢气少转 脉弦	肝气郁结 气机阻滞 肠道壅塞	加味乌药汤	乌药 延胡索	行气止痛
			香附 木香	疏肝理气
			砂仁	芳香醒脾
			甘草	甘缓和中

3. 肠风便血

病因：本证常由于饮食不节，过食厚味、辛辣，燥热内生，下迫大肠；或脏腑本虚，外伤风湿，内蕴热毒，热迫血行而成本证。

主证：时时便血，多在粪前，血色鲜红，四射如溅，偶见肛门脱出。舌红苔黄微腻，脉滑数。

本证可见于痔疮、肛裂等疾病。

病机：

$$\left.\begin{array}{l}燥热下迫\\湿热毒邪\end{array}\right\}郁结大肠 \longrightarrow 肠络受损 \longrightarrow 便血$$

治则：清肠止血，疏风下气。

常用药物：

清热止血：槐花、地榆、黄芩、黄柏、侧柏叶、荆芥炭、金银花等。

方剂：槐花散（《本事方》）。

[组成] 槐花9g，侧柏炭9g，荆芥炭6g，枳壳6g，水煎服。

[功用] 清热止血，疏风行气。

歌诀：槐花散用治肠风，侧伯黑荆枳壳充，为末等份米汤送，清肠止血有奇功。

[方解] 方中槐花清热利湿、凉血止血，为主药。侧柏叶凉血止血，荆芥穗理血疏风，为辅药。枳壳下气宽肠，为佐使药。药炒黑能入血，以增强止血祛风的功效。若大肠热盛，可加黄芩、黄连、黄柏以清泄肠热；便血多者，可加地榆以清肠止血。本方常用以治疗痔疮出血、直肠息肉出血，或其他原因所引起的便血。

主证	病机	用方	药物	作用
时时便血 先血后便 先便后血 便中夹血 血色鲜红	风热（或湿热）滞肠 热伤肠络	槐花散	槐花 柏叶炭 荆芥穗 枳壳	清肠利湿，凉血止血 凉血止血 疏风理血 宽肠行气

4. 大肠瘀热（肠痈）

病因：本证多由饮食不洁，或暴饮暴食，或过食生冷、油腻，损伤肠胃；或食后急剧奔走，使肠道传化失常，导致气滞血凝而成。

主证：右下腹痛，痛处拒按，脘闷腹胀，大便秘结，发热，呕吐，舌苔黄腻，脉弦滑数。

本证可见于现代医学的阑尾炎。

病机：

$$
大肠瘀热
\begin{cases}
蕴结阑门 \longrightarrow 右下腹痛，痛处拒按 \\
胃气不降 \longrightarrow 脘闷腹胀，大便秘结 \\
胃气上逆 \longrightarrow 呕吐 \\
里热炽盛 \longrightarrow 发热，苔黄腻，脉滑数
\end{cases}
$$

治则：清热解毒，行气活血。

常用药物：

清热解毒：金银花、连翘、蒲公英、紫花地丁、败酱草等。

行气活血：延胡索、川楝子、木香、赤芍、桃仁、红花、三棱、莪术、乳香、没药等。

方剂：大黄牡丹汤（《金匮要略》）。

[组成] 大黄9 g（后下），牡丹皮9 g，桃仁9 g，冬瓜仁15 g，芒硝9 g（冲服）。所述药味水煎服。

[功用] 清热化瘀，散结消肿。

歌诀：金匮大黄牡丹汤，芒硝瓜子及桃仁，肠痈初起少腹痛，泄热攻瘀效如神。

[方解] 方中大黄清热泻火，凉血解毒，牡丹皮凉血祛瘀，共为主药。芒硝软坚散结，助大黄清热解毒，泻下通便；桃仁助牡丹皮活血祛瘀，共为辅药。冬瓜仁排脓散结，为佐药。诸药配合，具有清热解毒、泻下逐瘀、散结消肿的功效。本方常用以治疗急性阑尾炎，应用时应随证加减。若高热腹痛较剧，可加黄连、金银花、连翘；大便不爽，舌质红或绛，少苔或无苔，脉细数，有此伤阴之象者，宜去芒硝，加生地、玄参以养阴清热；左下腹出现肿块者，宜加赤芍、紫花地丁、蒲公英、当归尾等以加强活血化瘀、清热解毒的作用；脓已成者，可加薏苡仁、败酱草、白花蛇舌草等。本方亦可用于子宫附件炎、盆腔炎而兼便秘属湿热类型者。

主证	病机	用方	药物	作用
右下腹痛 痛处拒按 恶心呕吐 发热便秘 小便短赤	热毒滞肠 瘀血内停 血热互结	大黄牡丹汤	大黄 芒硝	清热泻下，破瘀散结
			牡丹皮	凉血活血
			桃仁	祛瘀行滞
			冬瓜仁	消肿排脓

（三）大肠病证治要点

大肠主传导糟粕。若体虚津亏或热灼津液，肠失滋润，则见大便燥结难下；若湿热蕴结大肠，可致传导失职，而发生痢疾、腹泻、甚或便血。治宜清肠解毒，古人谓六腑以通为用。（表6-20）

表6-20 常见大肠病证治

内容 病证	病因	病机	证候			治则	方剂
			症状	舌象	脉象		
大肠虚寒	素体虚弱 饮食不节 过食生冷	肠胃受损 阳虚里寒	久泻久痢，滑泄不禁，腹痛喜暖、喜按，食欲减退，肛门脱出	舌淡白、苔白	虚弱	温中散寒、益气升提、涩肠固脱	理中汤、补中益气汤、真人养脏汤
大肠津亏	汗、吐、下太过伤津或燥热伤津	大肠津液亏耗，燥屎内结	大便燥结、难以解出、口干咽燥	舌红少津、苔黄燥	细数	滋阴增液、润肠通便	增液汤或麻子仁丸
大肠湿热	暑湿热毒之邪乘虚内犯，湿热内蕴，下注大肠	湿热蕴结、下注大肠、损伤气血	发热，腹痛腹泻或下痢黏液脓血，里急后重	舌红、苔黄腻	滑数	清热利湿	葛根芩连汤或白头翁汤
大肠气滞	七情内伤、精神刺激	肝气郁结，胃肠气滞	腹部阵痛、走窜不定、肠鸣阵发	舌淡红、苔白	沉弦	理气消滞	加味乌药汤
肠风便血	饮食不节、过食厚味、辛辣或外伤风湿	燥热内生，下迫大肠；外伤风湿，内蕴热毒，肠络受损	时时便血、多在粪前、血色鲜红、四射如溅	舌红、苔黄微腻	滑数	祛风清热、利湿止血	槐花散
大肠瘀热	饮食不节、暴饮暴食、过食生冷、油腻	胃肠受损、传化失常、气滞血凝	右下腹痛、痛处拒按、脘闷腹胀、大便秘结、发热呕吐	舌红、苔黄腻	滑数有力	清热解毒、行气活血	大黄牡丹汤

五、膀胱病证治

（一）膀胱的生理与病理

膀胱位于下腹部，为人体调节水液代谢的器官之一。它的生理功能，主要是贮存和排泄尿液。膀胱之所以能排尿，要靠肾的气化作用。当肾的气化功能减退时，则出现排尿困难，甚至尿液潴留。肾气虚弱，不能固摄时，又会出现小便淋漓不尽，甚至小便失禁。因而，膀胱的病理，也就是小便的异常。

$$膀胱的生理功能\begin{cases}贮存小便 \\ 排泄小便\longleftarrow 肾的气化作用\end{cases}$$

$$膀胱的病理表现\begin{cases}气化失常\begin{cases}小便不利 \\ 癃闭\end{cases} \\ 封藏失职\begin{cases}小便频多 \\ 小便失禁\end{cases}\end{cases}$$

（二）膀胱病辨证论治

膀胱的病证，有虚有实，虚证多为肾气亏虚，实证多属湿热下注。

虚证：

膀胱虚寒：

病因：本证多由于肾气不足，下焦阳虚，膀胱气化失常所致。

主证：尿清而频，或淋漓不尽，或尿后余沥，或甚则遗尿，小便失禁，伴有少腹冷，舌淡，苔白润，脉沉细无力。

本证可见于慢性尿路疾病、神经性尿频、前列腺肥大或尿失禁等病。

病机：

肾阳虚弱 —→ 命门火衰 —→ 膀胱虚寒 —→ 封藏失职 —→ 尿频、遗尿、尿失禁
　　　　　　　　　　　　　　　　↘ 少腹冷

治则：温阳固肾，恢复气化。

方剂：附桂八味丸（附子、肉桂、熟地黄、山茱萸、山药、牡丹皮、茯苓、泽泻），加益智仁、金樱子、桑螵蛸、煅龙骨。

实证：

膀胱湿热：

病因：本证常由于外感湿热之邪，或脾胃湿热下注，蕴结于膀胱而成。

主证：尿频、尿急、尿痛，尿道有灼热感，或小便困难，或排尿中断，尿色黄而

混浊，或下脓血，或下砂石，少腹胀满，或腰部绞痛，舌苔黄腻，脉滑数。

本证可见于泌尿系感染和结石、急性膀胱炎、急性前列腺炎等疾病。

病机：

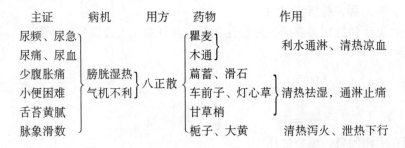

                            气机受阻 ——→ 尿频、尿急、尿痛，小便困难或中断

湿热蕴结膀胱   湿热下注 ——→ 尿色黄浊或脓尿

                            热伤血络 ——→ 尿血

                            热煎湿聚胶凝 ——→ 砂石

治则：清热祛湿，利尿通淋。

常用药物：

清热利湿——猪苓、泽泻、滑石、石苇、金钱草、海金沙、草薢。

方剂：八正散（《太平惠民和剂局方》）。

[组成] 木通6 g，车前子9 g，萹蓄9 g，瞿麦9 g，滑石12 g，栀子9 g，大黄9 g，甘草梢6 g，水煎服。服时可加灯心草。

[功用] 清热泻火，利水通淋。

歌诀：八正木通滑石研，大黄萹蓄与车前，草梢瞿麦兼栀子，湿热诸淋此方先。

[方解] 方中瞿麦利水通淋、清热凉血，木通利尿通淋，萹蓄、车前子、滑石、灯心草清热祛湿、利尿通淋为主药。辅以栀子、大黄清热泻火、泄热下行；甘草梢调和诸药，且能缓解尿道涩痛为佐使药。诸药合用，具有清热泻火、利水通淋之功。本方是治热淋、砂淋的一个常用方剂。对于急性泌尿系感染，如急性肾盂肾炎、急性膀胱炎等均有较好疗效。若选加金银花、紫花地丁、白花蛇舌草、黄芩、柴胡、青蒿等药，则疗效更佳。如本方用于治疗泌尿道结石，则须加入金钱草、鸡内金等长于治疗结石的药物。

主证	病机	用方	药物	作用
尿频、尿急			瞿麦	利水通淋、清热凉血
尿痛、尿血			木通	
少腹胀痛	膀胱湿热	八正散	萹蓄、滑石	清热祛湿，通淋止痛
小便困难	气机不利		车前子、灯心草	
舌苔黄腻			甘草梢	
脉象滑数			栀子、大黄	清热泻火、泄热下行

（三）膀胱病证治要点

膀胱与肾相表里。肾阳蒸化使水液下渗膀胱，膀胱由肾阳的帮助，通过自身的气化作用而排出小便。因此，在病理上，肾阳不足，固摄无力，则影响膀胱气化，而出现尿频、尿排出困难等症状，治疗则以温阳固肾，恢复膀胱气化功能。如若湿热蕴结于膀胱，则有尿频、尿急、尿痛等症状，治疗则以清热利湿，利尿通淋之法。（表6-21）

表6-21　常见膀胱病证治

内容 病证	病因	病机	证候			治则	方剂
			症状	舌象	脉象		
膀胱虚寒	先天不足、年老体弱、肾脏受损	肾气不足、下焦阳虚、膀胱气化失常	尿清而频、尿后余沥、遗尿、小便失禁、少腹冷感	舌淡、苔白	沉细无力	固摄肾气、温通膀胱	附桂八味丸＋缩泉丸
膀胱湿热	外感湿热之邪、脾胃湿热下注	湿热蕴结膀胱、气机受阻、热伤血络	尿频、尿急、尿痛，小便困难，小便中断，小便浑浊或有脓血、砂石	舌红、苔黄腻	滑数	清热利湿	八正散

第三节　脏腑同病证治

五脏六腑各有其生理特点。但他们之间通过经络相互连接，故其生理功能既相互联系，又相互制约，构成一个有机的整体，维持人体的正常生命活动。

在病理情况下，病变的脏腑所形成的病证，也会相互影响。任何一脏发生病变，常常累及他脏同时生病。因此，临床上常见两脏或两个以上脏腑相继或同时患病。但是，由于脏与脏之间的生克制胜关系较脏与腑的表里关系密切，故脏与脏同病较脏与腑同病较为多见。在治疗上，有时须分清标本主次，有时须双方兼顾，应根据具体情况灵活运用。两脏同病证候分类的基础，就是每脏的证候分类，若熟悉了以上介绍的每脏的辨证论治，以及各脏之间的传变关系，脏腑同病就不难掌握。

一、常见的脏腑同病证治

（一）心肺气虚

病因：本证可由久咳伤肺、肺气虚弱，致使心脉内宗气不足，久则心气亦虚；但亦可由于心气不足，其宗气耗散，以致肺气日衰。肺气虚弱，不能宣降，水津不布，容易生痰聚饮；心气虚弱，不能运血，容易产生血瘀。因此，临床上多见本虚标实的证候。

主证：久咳不已，咯痰清稀，心悸气短，面色㿠白，或甚则口唇青紫，气喘面肿，舌淡苔白，脉细弱。

本证可见于慢性肺源性心脏病、肺气肿、慢性支气管炎，以及某些器质性心脏病。

治则：补益心肺

方剂：保元汤（《博爱心鉴》）。

[组成] 黄芪15 g，党参15 g，肉桂3 g（焗），生姜2片，炙甘草6 g，水煎服。

[功用] 补气温阳。

歌诀：保元补气兼温阳，肉桂姜芪炙甘草参，男妇虚劳幼科痘，心肺气虚皆可能。

[方解] 方中黄芪益气固表；党参大补元气，炙甘草补中益气，助卫充营；肉桂温肾助阳；生姜温中散寒。临床运用可随证加减，若见心阳虚，则肉桂改为桂枝以温通心阳；形寒而浮肿，肉桂改为附子，并加茯苓、白术以温阳利水；心悸甚者，可加生龙骨、生牡蛎；痰多者，加陈皮、半夏、茯苓；气喘者，加紫苏子、葶苈子以降气平喘。

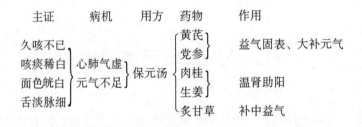

（二）心脾两虚

病因：本证是心血虚与脾气虚的证候同时并见。其病因多由于病后失调、慢性失血、思虑过度耗伤心血，脾失所养而致脾气虚弱；或饮食不节损伤脾气，脾失健运，生血无源而致心血亏虚。这两种情况皆可形成心脾两虚之证。

主证：面色苍白，心悸健忘，失眠多梦，食欲不振，腹胀便溏，倦怠乏力，月经色淡量多，崩漏或经少；舌质淡嫩，苔白，脉细弱。

本证可见于某些贫血、器质性心脏病、神经官能症、血小板减少性紫癜、月经不调、功能性子宫出血等疾病。

治则：补益心脾。

方剂：归脾汤（党参、黄芪、白术、茯神、当归、酸枣仁、木香、远志、龙眼肉、生姜、大枣、炙甘草）。

（三）心肾不交

病因：本证是心肾阴虚的证候同时并见。其病因为多思妄想，心阴暗耗，或恣情纵欲，耗损肾阴，以致水火不能相济，心肾不能相交。

主证：虚烦失眠，心悸健忘，腰膝酸软，头晕耳鸣，多梦遗精，潮热盗汗，口燥咽干，小便短赤，舌红嫩无苔，脉细数。

本证可见于神经官能症和某些久病虚弱证。

治则：交通心肾，或滋肾养心。

方剂：

（1）六味地黄汤（熟地黄、山茱萸、山药、牡丹皮、茯苓、泽泻），方中可加莲子心、五味子、酸枣仁、柏子仁等药。

（2）黄连阿胶汤（《伤寒论》）。

[组成] 黄连6g，阿胶9g（熔化），白芍9g，黄芩9g，鸡子黄1枚。黄芩、黄连、白芍用水煎，汤成去渣，内阿胶熔化，再将鸡子黄加入，搅匀服。

[功用] 养阴清热。

歌诀：黄连阿胶鸡子黄，黄芩白芍合成方，水亏火炽烦不卧，养阴清热自然康。

[方解] 方中黄连、黄芩清泻心火之有余，白芍、阿胶滋肾阴之不足，鸡子黄则滋肾阴，养心安神两相兼顾，诸药合用，使水不亏火不炽，则心烦不眠等症可解。若兼见遗精者，则加莲须、金樱子、芡实等固涩精关，并加知母、黄柏以泻肾火。

主证	病机	用方	药物	作用
心中烦热			黄连	
夜寐不安	热入少阴		黄芩	清泻心火
口干咽燥	灼烁真阴	黄连阿胶汤	白芍	
舌红无苔	水亏火炽		阿胶	滋补肾阴
脉虚细数			鸡子黄	滋阴，养心安神

（3）交泰丸（《韩氏医通》）。

[组成] 肉桂3g，黄连18g。

[功用] 交通心肾。

歌诀：心肾不交交泰丸，一份桂心六份连，心悸不眠心阳亢，心肾交时自可眠。

[方解] 本方以黄连泻心火，制偏亢的心阳；反佐以少量辛热的肉桂，以导心火下交于肾，使心肾相交，则心烦不眠之证可愈。方中可加玄参、生地黄等滋阴清热药，以增强其疗效。若本方作汤剂煎服，黄连可适当减量。

主证	病机	用方	药物	作用
心悸健忘				
腰膝酸软				
多梦遗精	水亏火旺		黄连	清心泻火
潮热盗汗	心肾不交	交泰丸	肉桂	引火归元
舌红无苔				
脉象细数				

（四）肺脾两虚

病因：本证是肺气虚和脾气虚的证候同时并见。其病因多由久咳肺虚，损及脾气；或由饮食不节，损伤脾气，脾失健运，化源不足，肺失所养，导致肺气虚。

主证：久咳不已，气短乏力，咳吐白痰，倦怠乏力，食欲减退，腹胀便溏，甚则面足浮肿，舌质淡胖，边有齿印，苔白滑，脉细弱。

本证可见于慢性支气管炎、肺气肿、肺结核等疾病。

治则：补脾益肺。

方剂：参苓白术散（党参、茯苓、白术、扁豆、陈皮、山药、薏苡仁、砂仁、桔梗、莲子、炙甘草），若兼见面足浮肿者，可加黄芪、冬瓜皮、泽泻等药以益气利水。

（五）肝脾不和

病因：本证为肝失疏泄和脾失健运所表现症候。多由于肝气郁结，疏泄失常，气机不调，影响脾气，运化失常所致。

主证：胸胁胀痛，精神抑郁，或性情急躁，善太息，脘腹胀满，食欲不振，大便溏，矢气频转，疲倦乏力，舌质淡，苔薄白，脉弦。

本证可见于慢性肝炎、慢性肠炎及胃肠神经官能症等。

治则：疏肝健脾。

方剂：逍遥散（柴胡、当归、白芍、茯苓、白术、生姜、薄荷、炙甘草）。

（六）肝胃不和

病因：本证多由于肝气郁结，疏泄失常，影响胃的功能，使胃失和降所致。

主证：胃脘胀痛，连及双胁，嗳气吞酸，或胁肋胀痛，厌食呕恶，脘腹胀满，舌质淡红，苔薄黄，脉弦。

本证可见于慢性胃炎、溃疡病、慢性肝炎、慢性胆囊炎、胃神经官能症等疾病。

治则：疏肝和胃。

方剂：左金丸合四逆散

（1）左金丸（《丹溪心法》）。

[组成] 黄连 9 g，吴茱萸 1.5 g，水煎服。

[功用] 平肝泻火，和胃止呕。

歌诀：左金丸用川黄连，少佐吴萸呕逆痊，苦降辛开除逆气，泻肝和胃此方先。

[方解] 方中黄连苦寒泻火，降逆止呕，为主药。少佐吴茱萸辛温以开郁散结止痛，下气降逆，两药合用，则有平肝泻火，和胃止呕。本方常用于胃炎而见上述症状者，可酌加救必应、蚕沙等，

主证	病机	用方	药物	作用
胃痛连胁	肝气郁结			
呕吐吞酸	郁久化热		黄连	清热泻火、降逆止呕
口苦口干	肝热犯胃	左金丸		
舌红苔黄	肝胃不和		吴茱萸	开郁散结、下气降逆
脉象弦数				

（2）四逆散（《伤寒论》）。

[组成]　柴胡6 g，白芍9 g，枳实6 g，甘草6 g，水煎服。

[功用]　疏肝理气，和血调脾。

歌诀：四逆散用柴胡芍，枳实甘草四味药，肝胃不和痛证好，疏肝泄热功效卓。

[方解]　方中以柴胡疏达肝气，枳实行气消痞，白芍、甘草平肝缓急，和中止痛，以调和肝胃。肝胃既和，则诸证可解。本方在《伤寒论》中用以治疗热邪入里，阳气内郁，不能外达四肢，而引起的四肢厥逆。后世医家逐渐扩大其应用范围，对于肝气郁结所致的一些病证，都可以本方做基础加减化裁。气郁较重者，可加郁金、陈皮、香附；胃痛者，可加佛手、救必应、川楝子等。

主证	病机	用方	药物	作用
胃脘疼痛	肝胃不和、气机阻滞		柴胡	疏肝解郁
痛处连胁		四逆散	枳实	行气消痞
手足厥冷	热邪入里，阳气内郁		白芍	
脉弦			甘草	平肝缓急、和中止痛

（七）肝火犯肺

病因：本证多由于肝气郁结，郁久化火，上逆犯肺，肺失肃降所致。

主证：面红目赤，烦热口苦，头昏头痛，性急易怒，胸胁窜痛，咳嗽阵作，甚则咯血，舌红苔黄，脉弦数。

本证可见于大叶性肺炎、支气管肺炎、急性或慢性支气管炎、支气管扩张等疾病。

治则：清肝泻肺。

方剂：黛蛤散合泻白散。

（1）黛蛤散（《验方》）。

[组成]　青黛18 g，海蛤壳180 g（现多用成药散剂，每次6 g，包煎）。

[功用]　清热化痰。

歌诀：黛蛤散中有青黛，再加蛤壳共成方，清热化痰兼泻火，肝火犯肺服之康。

[方解]　方中青黛清肝泻火，海蛤壳化痰清热，两药配伍，对肝火犯肺引起的咳嗽气喘、痰粘而黄者有效。临证时可与清肺热之剂合用。

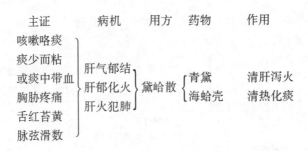

（2）泻白散（桑白皮、地骨皮、粳米、甘草）。

上两方合用之时，可酌加沙参、麦冬以生津养肺；栀子、黄芩以清火降逆，使火气下行，则肺气得以宣降。如痰中带血，可加仙鹤草、白及、白茅根、藕节炭以生津止血。如血量较多，从口涌出，血色鲜红，为血热妄行之象，可加用犀角地黄汤（犀角、牡丹皮、赤芍、生地黄）。

（八）肺肾阴虚

病因：本证为肺阴虚和肾阴虚两证同时并见。其病因可由久咳耗伤肺阴，阴液不足，进而损耗肾阴，因而肾阴亦虚所致，这一传变过程叫作"金不生水"；或由于肾阴亏损，不能滋养肺阴，加之虚火上炎，肺阴受灼，使肺阴亦虚所致，这一传变过程称为"水不润金"。两种情况的最终结果都可导致肺肾阴虚。

主证：形体瘦削，两颧潮红，骨蒸潮热，虚烦不眠，夜间盗汗，口燥咽干，咳嗽痰少，甚则声音嘶哑，短气乏力，痰中带血，腰膝酸软，遗精，舌红少苔，脉细数。

本证可见于活动性肺结核、慢性支气管炎、迁延性肺炎、支气管扩张等病。

治则：滋补肺肾，养阴清热。

方剂：麦味地黄汤（六味地黄汤加麦冬、五味子组成）。

临床运用本方时，可随症加减。若见痰热，咯痰黏黄者，则可选加黄芩、浙贝母、瓜蒌皮、天竺黄等以清热化痰；骨蒸潮热者，加银柴胡、鳖甲、青蒿、知母、地骨皮等以退虚热；盗汗者，加煅牡蛎、糯稻根、浮小麦、黄芪等以益气敛汗；遗精者，加煅龙骨、莲须、芡实、金樱子、知母、黄柏、龟板等以泻相火固精关。

（九）肝肾阴虚

病因：本证为肝阴虚和肾阴虚两证同时并见。肝藏血，肾藏精，精血互生，肝肾同源，故肝阴不足，肾阴亦亏损；肾阴亏损，肝阴亦不足，两者最终均导致肝肾阴虚。

主证：头昏目眩，视物模糊，手足麻木，性急易怒，胸胁胀痛，腰膝酸软，耳鸣耳聋，男子遗精，女子月经不调，潮热盗汗，口燥咽干，舌红无苔，脉弦细数。

本证可见于高血压病，慢性无黄疸型肝炎，神经衰弱，以及某些慢性消耗性疾病。

治则：滋补肝肾。

方剂：杞菊地黄汤（六味地黄丸加枸杞子、菊花组成），一贯煎（沙参、麦冬、生地黄、当归、枸杞子、川楝子）。

（十）脾肾阳虚

病因：本证为脾阳虚和肾阳虚两证同时并见。其病因多由于肾阳虚衰，不能温煦脾阳；或脾阳久虚，累及肾阳所致。两者均可引起脾肾阳虚。一般以肾阳虚衰，不能温煦脾阳而导致脾肾阳虚较为多见。

主证：面色苍白，畏寒肢冷，少气懒言，体倦乏力，腰膝酸软，食欲不振，大便溏泄或五更泄泻，或面浮肢肿，甚则出现腹水，舌质淡胖，边有齿印，舌苔白滑，脉沉细尺弱。

本证可见于慢性肾炎，慢性肠炎，肠结核，以及一些慢性消耗性疾病的后期阶段。

治则：温补脾肾。

方剂：真武汤（熟附子、白芍、茯苓、白术、生姜）本方是适应于水肿的患者。附桂理中汤（熟附子、肉桂、党参、白术、干姜、炙甘草）。四神丸（补骨脂、肉豆蔻、吴茱萸、五味子）。

以上几方可以单用或合用，适用于腹泻或五更泄泻的患者。

二、脏腑同病证治要点

（1）脏腑功能是相互协调的，它们共同保证人体生理活动的正常进行。脏腑之间的正常关系，一旦遭到破坏，就会出现脏腑同病。如心肾不交，就是心肾两脏在功能上不能相互制约所致；心肺气虚、心脾两虚、肺脾两虚、肝肾阴虚、脾肾阳虚、肺肾阴虚等，就是脏与脏之间相互滋生、相互为用的关系遭到破坏；而肝胃不和、肝脾不和、肝火犯肺都是因肝失疏泄，肝气横逆，侵害他脏所致。

（2）肾为先天之本，内藏五脏六腑之精，故肾与其他脏腑关系最为密切。如肾阴虚可导致肝阴不足；不能制约心阳可导致心阳偏亢；肾阳不能温煦脾阳可导致脾阳不振，亦可引起心阳虚弱等。

（3）脾胃为后天之本，脏腑四肢依赖它的吸收运化水谷精微以维持正常生理活动。故脾胃有病，气血化源不足，可引起全身衰弱。如脾胃虚弱，运化精微功能失常，可导致面色萎黄无华，肌肉瘦削，四肢乏力，以及其他脏腑功能衰退；此外，若运化水湿功能失常，可导致水湿停聚而产生痰饮、水肿、水臌等证。因此，临床上特别注意脾胃的功能。

第七章　热性病证治

第一节　六经辨证

　　六经辨证是《伤寒论》对外感热性病在发生发展过程中，所反映出来的证侯进行分类归纳的一种辨证方法。这一辨证方法是把外感病的各种临床表现概括为太阳病、阳明病、少阳病、太阴病、少阴病、厥阴病，用以说明外感病的病理变化、病变部位，病变性质，正邪盛衰、病势趋向，以及六类病证之间的传变关系。太阳病、阳明病、少阳病为三阳病，它们的病证是以六腑病变为基础；而太阴病、少阴病、厥阴病为三阴病，它们的病证则是以五脏病变为基础。

　　六经辨证从病变部位分为：太阳病主表，阳明病主里，少阳病主半表半里，而太阴病、少阴病、厥阴病统属于里。从病变的性质和邪正的关系分：三阳病多热，三阴病多寒；三阳病多实，三阴病多虚。凡抗病力强、病势亢奋的为三阳病，抗病力弱、病势虚衰的为三阴病，在治疗原则上，三阳病重在祛邪，三阴病重在扶正。由此可见，所谓六经辨证，既概括了伤寒病发展过程中的六个不同阶段及其病理变化，同时，也是病邪先后侵犯六条经脉的病理反映。六经受外邪侵犯而发生病变，在一定的情况下，亦能影响它所属的脏腑，出现了脏腑的证侯。例如太阳病证不解，若影响到太阳膀胱腑，就会出现膀胱腑证，因而又有经证和腑证的不同。但是，六经辨证之中，除太阳病、阳明病有经证和腑证的区别外，其余病证均属经腑同病，则无经证与腑证之分。

　　六经辨证各有它的必见证侯，其发展有它的规律。若从原有一经的证侯传变为另一经的证侯，即称为"传经"，一般是太阳→少阳→阳明→太阴→少阴→厥阴。如按此规律传经称"顺传"。但亦有无按此规律传经的，亦如太阳经病即传阳明经名为"越经传"。亦有不经过三阳直接出现三阴的证侯，叫作"直中"。六经病证既可单独出现，亦可有二经或三经病证同时出现，此称为"合病"。亦有一经证未罢，另一经病证又出现，形成两经并病，此称为"并病"。

一、太阳病证治

　　太阳经脉循行于背后，主一身之表。若风寒之邪入侵，正邪斗争于表，使在表的营卫失和，便产生太阳病证。太阳病证，又分经证和腑证两类型。

（一）太阳病经证证治

太阳经证，是伤寒病初期风寒之邪侵袭肌表所出现的症候，可以说是伤寒病的表证阶段。本证可见于某些感冒、急性传染病的早期阶段。

病因病理：

$$风寒之邪 \xrightarrow{侵袭} 肌表 \longrightarrow \begin{cases} 表气受伤 \\ 卫阳受郁 \end{cases} \longrightarrow 营卫失和$$

主证：恶寒发热，头项强痛，舌苔薄白，脉浮。

$$证候分析 \begin{cases} 卫阳被郁，失于温煦 \rightarrow 恶寒 \\ 正邪相争，阳气被郁 \rightarrow 发热 \\ 邪伤太阳，经气不利 \rightarrow 头项强痛 \\ 正气卫外，寒邪束表 \rightarrow 脉浮 \end{cases}$$

由于风、寒之邪有所偏盛，人体素质有所差异，因而太阳经证中，又有太阳中风及太阳伤寒两类不同的证候。

（1）太阳病中风证证治。

太阳中风证是风邪偏盛，其临床特点为表虚有汗，故又称为表虚证。

主证：发热、汗出、恶风、头痛、脉浮缓。

$$证候分析 \begin{cases} \left.\begin{array}{l} 风性开泄，腠理疏松 \\ 卫失护外，营阴不能内守 \end{array}\right\} 汗出 \\ 卫阳不固，汗出肌疏 \rightarrow 恶风 \\ 风犯太阳，经气不利 \rightarrow 头痛 \\ 风邪袭表，正邪相争 \rightarrow 发热、脉浮 \end{cases}$$

治则：辛温解肌，调和营卫。

方剂：桂枝汤（桂枝、白芍、生姜、大枣、炙甘草），若兼见颈项强痛者，可加葛根（即桂枝加葛根汤），体虚烦渴者，可加党参。

（2）太阳病伤寒证证治。

太阳伤寒证是寒邪偏胜，其临床特点为"表家无汗"，故又称为表实证。

主证：恶寒、发热、无汗、头痛身痛，或见气喘、脉浮紧。

$$证候分析 \begin{cases} 寒邪束表，卫阳被郁 \rightarrow 恶寒 \\ 邪正相争，卫阳被郁 \rightarrow 发热 \\ 寒主收引，闭塞皮毛 \rightarrow 无汗 \\ 寒性凝滞，经气痹阻 \rightarrow 头痛身痛 \\ 皮毛闭塞，肺气不宣 \rightarrow 气喘 \\ 寒邪在表，邪气盛实 \rightarrow 脉浮紧 \end{cases}$$

治则：辛温发汗，宣肺平喘。

方剂：麻黄汤（麻黄、桂枝、杏仁、炙甘草）。

上述两证，主要鉴别在于有汗与无汗，脉浮或紧。

$$太阳病\begin{cases}中风——自汗，脉浮缓（表虚证）\\ 伤寒——无汗，脉浮紧（表实证）\end{cases}$$

（二）太阳病腑证证治

所谓太阳腑证，就是邪伤膀胱所出现的证候。太阳腑证往往是由于太阳经证，影响膀胱所致。若影响膀胱腑气，使其气化功能失调，则出现太阳蓄水证。此外，邪不从表解而随经内传于腑，与血搏结，积在下焦少腹部位，便成蓄血之证。

1. 蓄水证证治

病因病理：

$$\left.\begin{array}{r}太阳经证未解\\ 机体正气虚弱\end{array}\right\}表邪乘虚入里 \to 膀胱受损 \to 气化功能失职 \to 水液代谢障碍 \to 膀胱蓄水证$$

主证：发热汗出，心烦口渴，或渴欲饮水，水入即吐，小便不利，苔白而干，脉浮。

$$证候分析\begin{cases}太阳中风\to 发热、汗出、脉浮\\ 气化失职、津液不能化生，不能输布\to 口渴，苔干\\ 水饮内停、水热互结\to 心烦\\ 饮则助水、水邪上逆\to 水入即吐\\ 气化失职、水液停滞\to 小便不利\end{cases}$$

治则：化气利水。

方剂：五苓散（《伤寒论》）。

[组成] 猪苓 15 g，茯苓 15 g，白术 9 g，泽泻 12 g，桂枝 6 g，水煎服。

[功用] 化气利水，健脾祛湿。

歌诀：五苓散里茯苓施，猪苓泽泻术桂枝，水蓄膀胱气不化，脾伤湿胜宜服之。

[方解] 方中茯苓、猪苓甘淡渗湿，通利小便为主药；桂枝辛温，温化膀胱而利小便，疏风发散而驱表邪，为辅药；泽泻甘寒淡渗，助二苓以利水，白术苦温健脾燥湿，均为佐使药。诸药配合，则有化气利水，健脾祛湿之功。临床上常用本方治疗由于各种原因引起水肿、小便不利。若水肿较甚可酌加桑白皮、陈皮、大腹皮等化气利水的药物，以增强利尿消肿的功效。某些黄疸型肝炎而属于湿热黄疸范畴者，以本方加绵茵陈治疗，收到一定的疗效。急性肠炎，证见泄泻水样，粪便稀烂，烦渴而小便不利者，亦可用本方治疗。

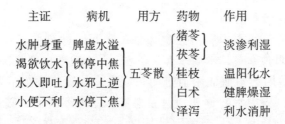

2. 蓄血证证治

病因病理：

病邪随经入里化热→热邪与瘀血结于下焦→膀胱蓄血证。

主证：少腹拘急或硬满，小便自利，精神如狂，或甚则发狂，舌有瘀点，脉沉而涩。

证候分析 { 热与血结于下焦，经脉不通→少腹拘急或硬满
血热扰心→如狂发狂
膀胱受损→小便自利
瘀血内结→舌有瘀点，脉沉而涩

本证未见血尿，反而小便自利，故虽名膀胱蓄血证，实际瘀血并非在膀胱，而在下焦。

治则：泻热化瘀。

方剂：

（1）桃仁承气汤（《伤寒论》）。

[组成] 桃仁12 g，大黄4 g，桂枝6 g，炙甘草6 g，芒硝6 g（溶化），水煎服。

[功用] 破血逐瘀。

歌诀：桃仁承气五般施，甘草硝黄并桂枝，少腹满痛因蓄血，发热如狂应顺之。

[方解] 本方用于蓄血证，热重瘀血轻者。方中桃仁活血祛瘀，大黄泻热祛瘀为主药；辅以桂枝温通血脉，以开血热之凝结；芒硝泻热软坚，为佐药；炙甘草益气和中，调和诸药，为佐使药，合用具有泻热祛瘀之功。临床上常用本方治疗跌打损伤，血热妄行而致吐血呈紫红色者；月经不调，先期作痛者，或血瘀经闭；产后恶露不下，少腹作痛，胎盘残留子宫，引起出血不止。本方加黄芩、黄连、木香，治疗暴发型痢疾有一定效果。本方与牡丹皮汤（当归尾、牡丹皮、赤芍、川牛膝、三棱、莪术、肉桂、延胡索、香附、甘草）合并加减使用治疗宫外孕，获得良效。对胸、腰椎骨折初期使用本方治疗亦收到一定的疗效。

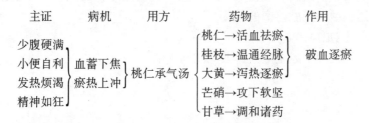

（2）抵当汤（《伤寒论》）。

[**组成**] 桃仁9 g，水蛭9 g，虻虫9 g，大黄9 g，水煎服。

歌诀：抵当汤用桃红黄，水蛭虻虫共合方，蓄血胞宫少腹痛，破坚非此莫相当。

[**方解**] 本方适用于蓄血证瘀血重而热轻者。其行瘀逐血的药力较桃仁承气汤强，为祛瘀的峻剂。方中水蛭逐恶血，破血癥；虻虫逐瘀血，破血积；桃仁破血行瘀；大黄荡涤热邪，导瘀下行。诸药合用则有猛峻攻逐瘀血之功。本方亦可用于治疗妇人血瘀经闭的实证，且时有发热者。不论是蓄血或经闭，都必须邪气固结，体质强实者才可用之。若患者身体虚弱，应先于补血养血药中稍加活血药治之，切勿随便使用本方。孕妇忌服。

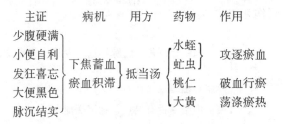

（三）太阳病兼证证治

1. 太阳中风兼证证治

太阳中风兼证是在太阳中风主证的基础上，兼见其他有关的症状。最常见的有以下两种：

（1）太阳中风经输不利

主证：除见太阳中风的主症外，兼见项背强几几（音"殊殊"，即项背拘急，俯仰顾盼不能自如），汗出恶风，脉浮缓。

病机：

$$\left.\begin{array}{l}\text{风邪侵入太阳，经气不利}\\ \text{津液不能上达，太阳经脉失于濡养}\end{array}\right\}\text{项背强几几}$$

治则：解肌祛风。

方剂：桂枝加葛根汤（即桂枝汤加葛根）。

方中加以葛根，因其气轻浮，升阳发表，疏通经脉，能鼓舞胃气上行以升津液，滋润经脉，达到缓解经脉痉挛的作用。

（2）肺气上逆作喘

主证：除见太阳中风主症外，兼见胸满气喘。

病机：

喘的原因 { 喘家中风——外感引动宿疾而致喘
　　　　　 误下致喘——邪气陷于胸中，肺气不利而致喘

治则：解肌驱风，宣肺平喘。

方剂：桂枝加厚朴杏子汤（即桂枝汤加厚朴、杏仁）。

桂枝汤中加厚朴下气消痰，杏仁宣肺降气，以达到既解表驱邪，又化痰降气平喘。

2. 太阳伤寒兼证证治

太阳伤寒兼证，是在太阳伤寒主证的基础上，兼见其他有关的症状。

（1）太阳伤寒经输不利

主证：除见太阳伤寒主证外，兼见项背强几几。无汗，恶寒，脉浮紧。

病机：

　　　　风寒侵入太阳，经气不利
　　　　津液不能上达，太阳经脉失于濡养，经脉拘挛 } 项背强几几

治则：发汗解表，疏通经脉。

方剂：葛根汤（《伤寒论》）。

[**组成**] 桂枝9g，白芍9g，生姜9g，大枣4枚，麻黄9g，葛根9g，甘草6g，水煎服。

[**功用**] 解肌发汗。

歌诀：葛根汤内麻黄裹，二味加入桂枝汤，轻可去实因无汗，有汗加葛无麻黄。

[**方解**] 本方是由桂枝汤再加葛根、麻黄组成。桂枝汤辛温解肌，调和营卫；再加甘辛而平之葛根，以鼓舞胃气，生津解肌，既可助桂枝汤驱散表邪，又可恢复津液，因而项背强几自可解除；加以麻黄增强本方发汗的作用。

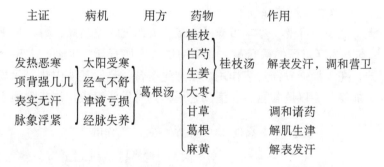

太阳中风与伤寒的经输不利鉴别见表7-1。

表7-1　太阳中风与伤寒的经输不利鉴别

太阳病兼证	共同表现	不同表现	治则	方剂
太阳中风经输不利	项背强几几	汗出恶风脉浮缓	解肌祛风	桂枝加葛根汤
太阳伤寒经输不利		无汗恶寒脉浮紧	发汗散寒	葛根汤

（2）外寒内饮。

主证：除有太阳伤寒主症外，并见干呕咳喘，咯痰清白而稀。

病机：

伤寒表不解 ⎰内外合邪→肺失宣降→咳喘咯痰
内有痰饮 ⎱水气上逆→干呕

治则：发汗散寒、蠲除水饮。

方剂：小青龙汤（麻黄、桂枝、干姜、细辛、五味子、白芍、半夏、甘草）。

（3）外寒内热。

主证：除有太阳伤寒主症外，兼见烦躁不安。

病机：

正邪相争于表 $\xrightarrow{\text{不得汗解}}$ 邪热郁里 ⟶ 烦躁不安

治则：发汗清热。

方剂：大青龙汤（《伤寒论》）。

[组成] 麻黄12 g，桂枝6 g，杏仁6 g，生石膏24 g，生姜6 g，大枣4枚，炙甘草6 g，水煎服。

[功用] 发汗解表，清热除烦。

歌诀：大青龙汤桂麻黄，杏草石膏姜枣藏，太阳无汗兼烦躁，解表清里此方良。

[方解] 本方为麻黄汤加重麻黄、甘草用量，再加石膏、生姜、大枣所组成。加重麻黄的目的，在于加强发汗解表作用。增加生石膏，是取其清内热，除烦躁。倍甘草以和中气，加姜、枣以调和营卫。诸药合用，则有发汗解表，清热除烦之功。

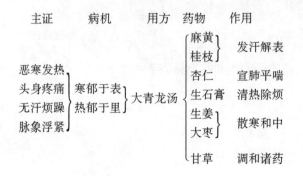

外寒内饮与外寒内热鉴别见表 7 - 2。

表 7 - 2　外寒内饮与外寒内热鉴别

太阳病兼证	共同表现	不同表现	治则	方剂
外寒内饮	恶寒发热 无汗身痛 脉象浮紧	干呕，咳喘，咯痰清稀 （饮停咳喘）	解表蠲饮	小青龙汤
外寒内热		烦躁不安（热闷烦躁）	解表清热	大青龙汤

（四）太阳病证治要点

（1）太阳病多属外感热性病的初起阶段，故外感或急性传染病早期多见太阳病的证候。其主要为恶寒，头痛，身痛，脉浮。辨证时，还要区别表实，表虚，分别采用不同的治疗方法。如无汗恶寒重为表实，用麻黄汤；如有汗恶寒轻（或恶风）为表虚，用桂枝汤。

（2）太阳腑证为太阳变证病型，其中蓄水、蓄血的症候。不仅见于外感热病，若一般杂病只要有相似的脉证，均可按蓄水和蓄血的治法进行治疗。

（3）太阳病若治疗不当，较易出现变证，因此治疗时，要注意患者体质特点，切勿过于发汗，更勿随便攻下。

（4）仲景《伤寒论》中提及"太阳病，发热而渴，不恶寒者，为温病，若发汗已，身灼热者，名风温"，若见此证，可按风温病证治之。

二、阳明病证治

阳明经属胃和大肠。阳明病证，为正邪斗争激烈，阳热亢盛所表现的证候。多因太阳病证不解，表邪传里，化热化燥所致；或由于误治伤津，胃肠燥热，大便硬结而成。其主要证候为"四大证"——身大热，口大渴，汗大出，脉洪大。阳明病证，有经证和腑证的分别。

（一）阳明经证证治

阳明经证，为邪热据于阳明经，热势弥漫全身，但尚未及腑，即热邪还未与肠中糟粕互结，或肠中仍未有燥屎干结的证候。

病因病理：

$$\left.\begin{array}{l}\text{太阳病误治} \longrightarrow \text{伤津化热} \\ \text{阳明内热} \xrightarrow{\text{复感风寒}} \text{引动内热}\end{array}\right\}\text{胃肠实热炽盛}$$

主证：身大热，不恶寒，反恶热，汗大出，口大渴，心烦不宁，或见手足厥冷，舌红苔黄燥，脉洪大而数。

证候分析 {
热郁阳明，热势弥漫→身大热，舌红
内热炽盛，迫津外越→汗大出
热盛灼津，汗出伤津→口大渴，苔黄燥
阳明热盛，心神受扰→心烦不宁
热闭于内，阳不外达→手足厥冷
阳热亢盛，热盛血涌→脉洪大而数
}

治则：清热生津

方剂：白虎汤（《伤寒论》）。

[组成] 生石膏30 g（先煎），知母9 g，粳米15 g，炙甘草3 g，水煎服。

[功用] 清热生津。

歌诀：白虎膏知草米行，辛寒清热且生津，热渴汗出脉洪数，气分热盛此能清。

[方解] 方中生石膏甘寒，清气泻热为主药；知母苦寒，清热滋阴，有加强生石膏的清热作用，又能生津止渴，为辅药。甘草、粳米辅助胃气，有益胃护津之功，二者共为佐使药。诸药配合，有清热除烦，生津止渴的功效。临床上常用本方治疗流感，乙型脑炎，流行性脑膜炎和其他急性传染病，属于气分热盛者。

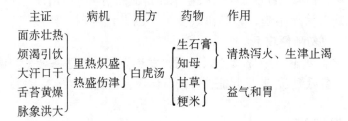

（二）阳明腑证证治

阳明腑证，为热邪郁积于胃肠，耗伤津液，热邪与肠道糟粕或燥屎结成胃肠实热之证。

病因病理：

胃热＋肠道糟粕→燥屎内结于肠道

主证：日晡潮热，大便秘结，腹满硬痛，痛处拒按，烦躁谵语，甚则神志不清，舌苔黄燥或焦黑起刺，脉沉实有力。

证候分析 {
阳明气旺，与邪相争→日晡潮热
热盛津亏，燥屎内结→大便秘结
大便秘结，腑气不通→腹满硬痛，拒按
热邪上扰，心神受损→烦躁谵语，神志不清
阳明热盛，燥热内结→舌苔黄燥或焦黑，脉沉实
}

治则：峻下热结。

方剂：

（1）大承气汤（《伤寒论》）。

［组成］大黄12 g（后下），厚朴9 g，枳实9 g，芒硝9 g（冲），水煎服。

［功用］通里泄热。

歌诀：大承气汤用芒硝，枳实大黄厚朴调，急下存阴功偏擅，攻里荡涤力颇饶。

［方解］方中大黄苦寒泄热通便，荡涤肠胃为主药；芒硝咸寒泻热，润燥软坚，为辅药；枳实破结消痞，厚朴宽中除满，均为佐使药。四药合用，则有峻下热结之功。

（2）小承气汤（《伤寒论》）。

［组成］大黄9 g（后下），厚朴6 g，枳实6 g，水煎服。

［功用］泄热攻下。

歌诀：小承气汤有大黄，枳实厚朴一齐藏，泄热攻下次大承，痞满兼实服之康。

［方解］方中大黄苦寒泄热通便，荡涤肠胃为主药；枳实散结消痞，厚朴宽中除满。本方主证为痞、满、实而不燥坚，故不用润燥软坚的芒硝，恐防损伤下焦肝肾的阴血。

（3）调胃承气汤（《伤寒论》）。

［组成］大黄12 g（后下），芒硝12 g（冲），炙甘草6 g，水煎服。

［功用］软坚通便，清热泻火。

歌诀：调胃承气硝黄草，甘缓微和将胃保，不用朴实伤上焦，中焦燥实服之好。

［方解］方中大黄苦寒泄热，荡涤肠胃。芒硝咸寒润燥软坚；炙甘草甘温以保胃气，不使其受伤。因本方主证仅见燥实不大便，而无痞满现象，故去掉枳实、厚朴，恐伤上焦阳气。

临床上若痞、满、燥、实四症俱存者，则用大承气汤，急予通腑泄热，以免热极伤津，此法名为"急下存阴"；若仅见痞、满、实三症，而燥症未见，即肠中燥屎尚未燥坚，则用小承气汤；若痞、满、燥、实四症都较轻，可用药性比较和平的调胃承气汤，以和中调胃，通下而不伤正。目前有用以上三方治疗单纯性肠梗阻、急性胆囊炎、急性阑尾炎而见有便秘、苔黄、脉实者。

三种承气汤的证治鉴别见表7-3。

表7-3　三种承气汤的证治鉴别

方名	药物及功用	方剂组成	方剂功用	病理	主治
大承气汤	大黄——泻实 厚朴——除满 枳实——消痞 芒硝——润燥 甘草——和中	大黄、厚朴 枳实、芒硝	峻下热结	痞满 燥实	阳明腑实证，热结旁流，热厥，抽搐，发狂，里实热证
小承气汤		大黄、厚朴 枳实	清热泻火 宽中行气	痞满实	阳明病，谵语，潮热，大便不通，胸腹痞满，舌苔老黄，脉滑数
调胃承气汤		大黄、芒硝 甘草	缓下热结 调胃和中	燥实	阳明病胃肠燥热，发热，口渴，心烦，谵语，便秘，腹满拒按，舌苔黄，脉滑数

（三）阳明兼证证治

1. 阳明湿热发黄证治

病因病机：

$$\left.\begin{array}{l}无汗 \longrightarrow 热不得外泄 \\ 小便不利 \longrightarrow 湿不得下泄\end{array}\right\}湿热互结\left\{\begin{array}{l}郁结脾胃 \\ 熏蒸肝胆\end{array}\right\}发黄（阳黄）$$

主证：面目身黄、颜色鲜明如橘子色、尿色黄赤、大便秘结、发热口渴、烦闷腹胀、舌质红、苔黄腻、脉滑数有力。

$$证候分析\left\{\begin{array}{l}肝胆湿热\rightarrow面目身黄，颜色鲜明 \\ 胃热炽盛\rightarrow发热口渴，尿黄便结 \\ 湿热中阻\rightarrow烦闷腹胀，舌苔黄腻\end{array}\right.$$

治则：清热利湿。

方剂：茵陈蒿汤（绵茵陈、栀子、大黄）。

2. 阳明蓄血证证治

病因病机：

$$\left.\begin{array}{l}胃肠热邪 \\ 胃肠瘀血\end{array}\right\}相结 \longrightarrow 蓄血证$$

主证：阳明病患者，大便虽硬却反易解下，色黑而亮，其人善忘。

$$证候分析\left\{\begin{array}{l}燥屎得瘀血之润\rightarrow大便反易解下 \\ 瘀血久留色变黑\rightarrow色黑而亮 \\ 新血不生，神明失养\rightarrow善忘\end{array}\right.$$

治则：破瘀泄热。

方剂：抵当汤（桃仁、水蛭、虻虫、大黄）。

（四）阳明病证治要点

（1）阳明病为里实热证，其病变部位在肠胃，故为肠胃实热之证，辨证时应抓住这一关键。

（2）阳明病有经证与腑证之分，其关键鉴别点在于"是否肠胃已有燥屎内结"。若热势弥漫，还未与糟粕结成燥屎者，则属经证，治宜清热生津之法，以清其里热；若热已与肠中糟粕互结而成燥屎者，则属腑证，治宜泻下之法，以泻下燥屎。

（3）热邪入腑，最易耗灼津液，燥屎更甚，若辨证明确，应及时采用攻下之法，以期达到"急下存阴"之效。但是，在运用攻下药之时，要根据痞、满、燥、实等情况之不同，而分别选用三种承气汤，药中即止，以免耗伤正气。

（4）阳明病多为外感热性病的极期阶段。故某些急性传染病的高热期，均可按阳明病辨证施治。此外，阳明腑证属里实结滞，腑气不通之证，故凡病机、主症与其相似之证，如某些急腹症亦可按阳明腑证而采用通腑泻下的方法治疗。

三、少阳病证治

（一）少阳病本证证治

少阳病证，是热邪郁于足少阳胆经，病位在胸胁。它是半表半里的病变。即外邪侵犯人体，在由表入里，由浅入深的过程中，出现正邪相持，病邪既不能完全入里，正气又不能驱邪完全出表，而界于表里之间的病变。

病因病理：

$$\left.\begin{array}{l}太阳病传变\\邪气直袭少阳\end{array}\right\}少阳病$$

主证：寒热往来，胸胁苦满，心烦喜呕，默默不欲食，口苦，咽干，目眩，苔白滑，脉弦。

证候分析：

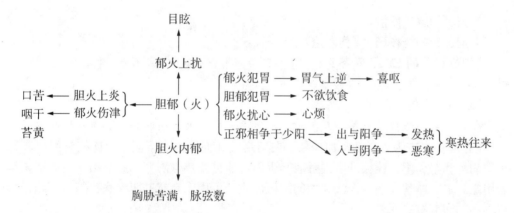

治则：和解少阳或清泄少阳。

方剂：

（1）小柴胡汤（柴胡、黄芩、党参、半夏、生姜、大枣、炙甘草）。

（2）蒿芩清胆汤（《重订通俗伤寒论》）。

[组成] 青蒿 9 g，竹茹 9 g，半夏 9 g，赤茯苓 9 g，黄芩 9 g，枳壳 6 g，陈皮 6 g，碧玉散（六一散加青黛）9 g，水煎服。

[功用] 清胆利湿，和胃化痰。

歌诀：胆热蒿芩清胆汤，陈皮半夏竹茹襄，赤苓枳壳兼碧玉，湿热轻宣此方良。

[方解] 方中青蒿清透少阳，黄芩苦降清泄，以解胆热为主药。竹茹、半夏，清

热化痰，配合陈皮、枳壳和胃降逆化痰，茯苓、碧玉散清热利湿，导热下行。

主证	病机	用方	药物	作用
寒热往来 胸胁苦满 口苦咽干	少阳热盛		青蒿 黄芩 竹茹	清泄胆热
心烦喜呕 头晕目眩		蒿芩清胆汤	碧玉散 茯苓	清热利湿
不欲饮食 舌苔黄腻 脉弦数	痰湿内阻		陈皮 半夏 枳壳	和胃降逆 化痰止呕

（二）少阳病兼证证治

少阳介于表里之间，故每多外兼太阳表证，或内兼阳明或少阴里证。

1. 兼太阳表证证治

主证：发热微恶寒，肢节烦疼，微呕，心下支结（胃脘不适），胸胁满闷。

证候分析 { 太阳表证不解→发热微恶寒，肢节烦疼
少阳之气不和→胸胁满闷，微呕，心下支结

治则：和解兼发散。

方剂：柴胡桂枝汤（《伤寒论》）。

[组成] 柴胡12 g，黄芩9 g，党参15 g，半夏9 g，甘草6 g，生姜9 g，大枣4枚，桂枝9 g，白芍9 g，水煎服。

[功用] 和解少阳兼辛温解表。

歌诀：柴胡桂枝汤有芩，夏姜甘枣与芍参，少阳太阳同时病，和解发散此方寻。

[方解] 本方为小柴胡汤加桂枝、白芍组成（亦即由小柴胡汤合桂枝汤而组成）。小柴胡汤和解少阳，桂枝汤辛温解表。少阳病兼见发热微恶寒，肢节烦疼，表证未解者用之。本方体现和法与汗法并用的配伍形式，可用于素有肝胆疾病，胆气郁结，胆胃不和，而兼有表证者。

2. 兼阳明腑证证治

主证：往来寒热，胸胁苦满，心烦呕恶，心下痞硬或心下满痛，大便干结或下利不畅，舌苔黄，脉弦有力。

证候分析 { 邪在少阳→往来寒热，胸胁苦满，心烦呕恶，脉弦
阳明腑实→心下痞硬，大便干结或下利不畅，舌苔黄

治则：和解通里。

方剂：大柴胡汤（《金匮要略》）。

[组成] 柴胡9 g，黄芩9 g，半夏9 g，生姜9 g，大枣4枚，大黄9 g（后下），

枳实 6 g，白芍 9 g，水煎服。

［**功用**］和解少阳，泻下热结。

歌诀：大柴胡汤用大黄，枳芩夏芍枣生姜，寒热往来心下满，少阳阳明下之良。

［**方解**］方中柴胡、黄芩和解清热，半夏、生姜、大枣和胃降逆止呕；大黄、枳实攻里祛结，通便泄热；白芍柔肝敛阴，缓急止痛。诸药合用，在少阳未解，阳明又未大实的情况下，既能和解少阳之邪，又能微去阳明之实，起到表里双解的功效。

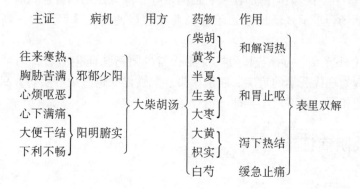

3. 兼太阴病证证治

主证：胸胁满痛，口苦心烦，不欲饮食，腹胀便溏，舌苔白，脉弦迟无力。

证候分析 { 少阳病——胸胁满痛，口苦心烦，不欲饮食，脉弦
太阴病——腹胀便溏，舌苔白，脉迟无力

治则：和解少阳，温运脾阳。

方剂：柴胡桂枝干姜汤（《伤寒论》）。

［**组成**］柴胡 12 g，桂枝 12 g，天花粉 15 g，黄芩 9 g，干姜 9 g，煅牡蛎 24 g，炙甘草 6 g，水煎服。

［**功用**］和解少阳，温补太阴。

歌诀：柴胡桂枝干姜汤，栝蒌芩牡草成方，少阳太阴共同病，和解温阳服此康。

［**方解**］方中柴胡、黄芩和解少阳，清泻邪热；天花粉、煅牡蛎止渴生津，开结去痰。桂枝、干姜、炙甘草温阳化饮。方中可加党参、白术以增强健脾止泻之功。

主证	病机	用方	药物	作用
胸胁满痛 口苦心烦 不欲饮食 腹胀便溏 舌苔色白 脉弦迟弱	少阳太阴合病	柴胡桂枝干姜汤	柴胡 黄芩	和解少阳、清泄邪热
			天花粉	止渴生津
			煅牡蛎	开结去痰
			桂枝 干姜 炙甘草	温运脾阳

（三）少阳病证治要点

（1）少阳病不像表证，又不像里热证，介于二者之间，属于"半表半里"证。外感热性病见有"寒热往来，胸胁苦满，脉弦"的症状，可作为少阳病诊断，从而采用小柴胡汤治疗。

（2）少阳病兼证及变证较多，均可用小柴胡汤加减治疗。例如，少阳病兼见发热微恶寒肢节烦疼用小柴胡汤加桂枝、白芍治疗；兼见热结肠胃症状时，则用大柴胡汤（即小柴胡汤合小承气汤加减）治疗；兼见腹胀便溏，脉迟无力，则用柴胡桂枝干姜汤治疗。

（3）不论外感或杂病，若其病机及症状与少阳病脉证相似者，均可按少阳病证进行诊治。例如现代医学的疟疾、胆道感染、急性泌尿道感染等疾病，只要其临床表现与少阳病证相同，都可用小柴胡汤治疗。

四、太阴病证治

（一）太阴病证证治

太阴病是中焦气衰阳虚，寒湿不化，脾胃功能减退的病证，为里虚寒证的开始阶段。

病因病理：

$$\left.\begin{array}{l}\text{三阳病误治传变}\\\text{外寒直中}\end{array}\right\}\rightarrow \text{脾阳受损}\rightarrow \text{运化失常}\rightarrow \text{寒湿内生}$$

主证：脘腹满闷，腹痛时发，喜按喜暖，大便溏薄，食少呕吐，口淡不渴，舌淡苔白，脉沉迟缓。

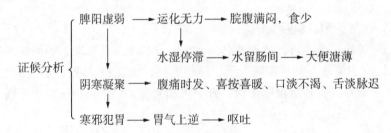

治则：温中散寒。

方剂：理中汤（党参、白术、干姜、炙甘草）。若见形寒肢冷寒象较甚者，可加熟附子，肉桂。

（二）太阴病证治要点

（1）太阴与阳明相表里，同属"中土"，一脏一腑，相互影响，故在临床上有些症状在二者都可出现，容易混淆，辨证时必须仔细区别。例如太阴病、阳明病均有腹胀满痛，但太阴病腹胀满痛属脾虚寒证，脾阳不能健运，故腹满时减，其痛隐隐，喜按喜暖。大便溏泄，舌淡苔白，脉沉迟无力；而阳明病腹胀满痛属里实热证，阳明为燥屎内结，故腹胀满痛为持续性，其痛剧烈，痛处拒按，大便秘结不通，舌红苔黄厚，脉沉实有力。两者一虚一实，完全不同，虚寒证病在太阴，实热证病在阳明，故前人有"实则阳明，虚则太阴"的说法。

（2）不论外感内伤杂病，若其病机及症状与太阴病脉证相似者，均可按太阴病证进行诊治。

五、少阴病证治

少阴病是外感热病到了正气衰退的虚证期，为心肾功能衰退的阳虚里寒证。少阴属心肾（手少阴心经，足少阴肾经），但心为火热之脏，属阳；肾为寒水之脏，属阴。因此，邪犯少阴，可以从阴化寒，产生寒化证；也可以从阳化热，产生热化证。此外，少阴肾与膀胱相表里，一为水脏，一为水腑，皆为参与人体水液代谢的重要器官，故在少阴病证中，往往有水液停留与水湿泛滥的病理变化。

（一）少阴病寒化证证治

病因病理：

$$
\left.\begin{array}{l}
\text{太阳失治，邪气由太阳传入少阴} \\
\text{肾阳素虚，寒邪直中少阴} \\
\text{太阴失治，进一步发展成少阴证}
\end{array}\right\}
\text{从阴化寒} \rightarrow
\left.\begin{array}{l}
\text{心肾} \\
\text{阳气} \\
\text{虚衰}
\end{array}\right\}
\rightarrow \text{阴寒内盛}
\left\{\begin{array}{l}
\text{阳虚阴盛} \\
\text{阴盛格阳} \\
\text{阳虚水泛}
\end{array}\right.
$$

1. 阳虚里寒证证治

主证：无热恶寒，四肢厥冷，但欲寐，下利清谷或自利而渴，欲吐不吐，心烦，小便清长，舌淡苔白，脉微细。

$$
\text{证候分析}
\left\{\begin{array}{l}
\text{阳气衰微、不能外达} \rightarrow \text{恶寒（形寒）肢厥} \\
\text{心肾阳虚、精神失养} \rightarrow \text{欲寐} \\
\text{命门火衰、脾失健运} \rightarrow \text{下利清谷或自利} \\
\text{阳虚不能气化津液} \rightarrow \text{口渴} \\
\text{阴寒内盛、胃寒上逆} \rightarrow \text{欲吐心烦（胃中不安）} \\
\text{肾阳虚衰、气化失司} \rightarrow \text{小便清长}
\end{array}\right.
$$

治则：温阳散寒。

方剂：四逆汤（熟附子、干姜、炙甘草）。

2. 阴盛格阳证证治

主证：四肢厥逆，下利清谷，身反不恶寒而恶热，面赤咽痛，脉微欲绝。

证候分析 {
  阳气虚衰、阴寒更盛→四肢厥冷、脉微欲绝
  命门火衰、脾失健运→下利清谷
} 真寒

{
  格阳于外→身反不恶寒而恶热
  阳浮于上→面赤咽痛
} 假热

治则：回阳救逆。

方剂：通脉四逆汤（本方即四逆汤倍用干姜，熟附子 15 g，干姜 18 g，炙甘草 6 g）。

白通汤（即四逆汤去甘草，加葱白），功用为通阳复脉，葱白通行阳气，温散寒邪。

3. 阳虚水泛证证治

主证：头目眩晕，心下悸，肢体筋肉跳动，或振摇站立不稳，小便不利，浮肿，腹痛下利，肩背酸困沉重，面色黧黑，舌苔白滑，脉沉紧。

证候分析——少阴阳虚 {
  气化失职 ——— 小便不利
  水邪泛滥 {
    上冒清阳 ——— 头晕目眩
    水气凌心 ——— 心下悸
    上犯肩背 ——— 肩背酸困沉重
    走于肠间 ——— 腹痛下利
  }
  筋失温养 ——— 肢体筋肉跳动，振摇站不稳
} 里寒水停 {
  面色黧黑
  舌苔白滑
  脉象沉紧
}

治则：温阳利水。

方剂：真武汤（熟附子、茯苓、白术、白芍、生姜）。

（二）少阴病热化证证治

病因病理：

误治传变→邪入少阴→从阳化热→心肾阴虚→阴虚阳亢 {
  阴虚内热
  阴虚水热互结
}

1. 阴虚内热证证治

主证：心烦不得眠，口燥咽干，小便短黄，舌质红绛少苔，脉细数。

证候分析：

肾阴亏损 {
  不能上济心阴→心火亢旺 {
    扰乱心神→心烦不眠
    下移小肠→小便短黄
  }
  阴虚阳亢→虚火上炎→口燥咽干、舌红绛
} 虚热内生

治则：滋阴降火，交通心肾。

方剂：黄连阿胶汤（黄连、阿胶、黄芩、白芍、鸡子黄）。

2. 阴虚水停证证治

主证：小便不利，渴欲饮水，咳嗽，呕吐，心烦不得眠，舌质红，脉细数。

$$证候分析\begin{cases}阴虚内热\\水热互结\end{cases}\begin{cases}水气不化→小便不利，口中作渴\\水邪犯肺→咳嗽\\水气犯胃→呕吐\\津液不化→渴欲饮水\\虚热扰心→心烦不眠，舌红，脉细数\end{cases}$$

治则：滋阴利水。

方剂：猪苓汤（猪苓、茯苓、泽泻、滑石、阿胶）。

（三）少阴病证治要点

（1）少阴病属于里虚寒证，其为三阴之枢纽，病变累及全身，故证候多而较严重，且有寒化与热化的区别。太阴病亦属里虚寒证，其为三阴之首，病变仅限于中焦，一般证候比较单纯，这是它与少阴病主要不同之处。

（2）少阴病的寒化证，当其发展到严重或垂危阶段的时候，由于人体生理的变化，可出现一些假热的现象，临证时必须结合病机，脉象，舌苔及主证进行全面分析，才能透过现象抓住本质，不致为假象所迷惑而发生误诊和误治。

（3）少阴病若兼有阳明里实之证，此时要抓住时机，及时采用攻下存阴之法治疗，否则阳亢无制，而有阴液耗竭的危局发生。

六、厥阴病证治

肝属厥阴之脏，故厥阴病的病变主要在肝。它是六经传变至最后的阶段，亦为阴证的极期阶段，故有"二阴交尽，合曰厥阴"的说法。"阴尽阳生"，所以厥阴是阴之尽，阳之始。因而厥阴病的证候比较复杂，不是寒极，就是热极。寒极生热，热极生寒。多表现为寒热错杂，厥热胜复的证候。厥阴病的证候很多，表现亦很复杂，这里只简略介绍如下。

（一）厥逆证证治

厥逆是手足厥冷的证候。正常情况下，十二经相互顺接，交于手足末端，阴阳相贯，如环无端。若阴阳气不相顺接，便会产生厥逆之证。厥阴病，是阴气极盛，阳气未复，阴阳交争的阶段。要是阴阳气不相协调，相互格拒，就易于出现手足厥冷的厥逆证。

1. 寒厥证治
病因病理：

$$阴阳气不相顺接\begin{cases}寒极阳虚→不与阴接\\血虚有寒→气血不畅\end{cases}手足厥冷→寒厥$$

主证：手足厥冷，无热恶寒，舌淡，脉微或细欲绝，若血虚寒郁所致者，则兼见血虚证候。

$$证候分析\begin{cases}真阳耗散,阳虚不与阴接\\血虚有寒,气血不畅\end{cases}阴阳之气不相顺接\rightarrow手足厥冷$$
$$阳气不能敷布外达\rightarrow无热恶寒、舌淡、脉微或细欲绝$$

治则:(1)寒极阳盛——回阳救逆。

(2)血虚寒厥——温经散寒,养血通络。

方剂:(1)寒极阳虚用四逆汤(熟附子、干姜、炙甘草)。

(2)血虚寒厥用当归四逆汤。

[组成]当归9g,桂枝9g,白芍9g,细辛3g,通草6g,大枣4枚,炙甘草6g,水煎服。

[功用]温经散寒,养血通脉。

歌诀:当归四逆芍桂枝,细辛甘枣通草施,温经散寒通血脉,血虚寒厥此方宜。

[方解]方中当归、白芍调养肝血为主药;桂枝、细辛温经散寒为辅药;大枣、炙甘草益中健脾,调理气血为佐药;通草助诸药以通血脉,诸药合用,具有温经散寒,养血通脉之功。本方对于血虚寒滞经络而致的肢体痹痛及妇女月经不调,亦可应用。

主证	病机	用方	药物	作用
面色苍白			当归、白芍	调养肝血
唇甲无华	血虚受寒		桂枝、细辛	温经散寒
手足厥冷	阳气衰微	当归四逆汤	大枣、甘草	益中健脾
舌淡苔白	气血不畅		通草	通畅血脉
脉微欲绝				

2. 热厥证治

病因病理:

$$阴阳气不相顺接\begin{cases}热极阳郁\\不与阴接\end{cases}或\begin{cases}阳盛于内\\格阴于外\end{cases}手足厥冷\rightarrow热厥(真热假寒证)$$

主证:手足厥冷,烦热口渴,小便黄赤,舌红苔黄,脉滑数。亦有见四肢厥冷而阵阵烦热者。

$$证候分析\begin{cases}阳热内盛\begin{cases}热盛伤津\rightarrow烦热口渴、尿黄、舌红、苔黄、脉滑\\阳不外达\rightarrow手足厥冷\end{cases}\\阳气内郁、热象不显\rightarrow四肢厥冷而阵发烦热\end{cases}$$

治则:阳热内盛则清热和阴,阳气内郁则和肝解郁。

方剂:阳热内盛用白虎汤(生石膏、知母、甘草、粳米),阳气内郁用四逆散(柴胡、白芍、枳实、甘草)。

3. 蛔厥证治

病因病理：

阴阳不调 $\left\{\begin{array}{l}\text{阳并于上——上热（胃热）}\\\text{阴并于下——下寒（肠寒）}\end{array}\right\}$ 寒热错杂，蛔虫中阻→蛔厥

主证：手足厥冷，腹痛时作，心烦呕吐，得食而烦，时发时止，食则吐蛔，脉弦。

证候分析 $\left\{\begin{array}{l}\text{虫扰胃腑→胃气上逆 →呕吐}\\\text{蛔虫上逆→吐蛔}\\\text{虫体阻塞→气机不利→腹痛时作}\\\text{虫上扰膈→心烦}\\\text{虫阻胆道→腹痛肢厥}\end{array}\right.$

治则：调和寒热、和胃安蛔。

方剂：乌梅丸（《伤寒论》）。

[组成] 乌梅18 g，干姜6 g，当归9 g，熟附子3 g，细辛1.5g，蜀椒9 g，桂枝3 g，黄柏3 g，黄连3 g，党参9 g，水煎服。

[功用] 安蛔止痛。

歌诀：乌梅丸用细辛桂，党参附子椒姜继，黄连黄柏及当归，温脏安蛔寒厥剂。

[方解] 蛔得酸则静，得辛则伏，得苦则下。方中药物酸苦辛味俱备，作用重在安蛔止痛。乌梅味酸能制止蛔虫蠕动，为主药；细辛、蜀椒味辛能制蛔止痛，且治脏寒；黄连、黄柏味苦能下蛔虫，兼清泄胃及肝胆之热，均为辅药。干姜、桂枝、附子温中散寒；党参、当归补气养血，扶助正气，为佐使药。按整个方的组成分析，是一个寒热并用，补泻兼施的方剂，用于寒热错杂的蛔厥证。服本方疼痛缓解之后，应用驱蛔药，以免复发。

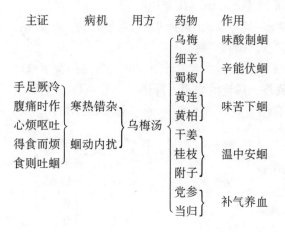

（二）呕吐证证治

1. 虚寒呕吐证治

病因病理：

素体虚寒兼寒饮内停→阴寒之气上逆→虚寒呕吐

主证：干呕，吐涎沫，头痛，舌淡苔白，脉沉弦。

证候分析：

$$浊阴之气上逆 \begin{cases} 肝寒犯胃，胃气上逆→干呕 \\ 肝胃两寒，饮邪不化→吐涎沫 \\ 肝寒犯胃，浊阴上逆→头痛 \end{cases}$$

治则：温里散寒，降逆止呕。

方剂：吴茱萸汤（吴茱萸、党参、生姜、大枣）。

2. 寒热错杂呕吐证治

病因病理：

$$伤寒 \begin{cases} 上热——上焦反现热象 \\ 下寒——本自寒性下利 \end{cases} 寒格 \xrightarrow{复误吐下} \begin{cases} 里气逆虚 \\ 阴寒益甚 \end{cases} 寒格更逆→ \begin{cases} 寒热错杂 \\ 呕吐 \end{cases}$$

主证：呕逆下利，食入即吐，气味酸臭浑浊，脉弦。

$$证候分析 \begin{cases} 胃热上逆→呕逆，食入即吐 \\ 胃中津液受邪热蒸腐→呕吐物气味酸臭浑浊 \\ 下寒/阴寒盛、阳气衰→下利 \end{cases}$$

治则：清上温下，通调上下。

方剂：干姜黄芩黄连人参汤（伤寒论）

[组成] 干姜9 g，黄芩9 g，黄连9 g，党参15 g，水煎服。

[功用] 清上温下，调和寒热。

歌诀：干姜芩连人参汤，方名药物组成方，寒热错杂呕吐证，水煎此方服之康。

[方解] 方中黄芩、黄连清胃热，降逆气，止呕吐；党参、干姜甘温益气，温运脾阳而散寒。诸药合用，则有清上温下，止呕止泻之功。

主证	病机	用方	药物	作用
呕逆下利 食入即吐 吐物酸臭	寒热错杂 胃气上逆	干姜黄芩黄连人参汤	干姜	温中散寒
			黄芩 黄连	清热止呕
			党参	补中益气

（三）下利证证治

病因病理：

厥阴热入大肠→湿与热结→积滞大肠→湿热下利

主证：痢下黏腻脓血，腹痛时发，里急后重，肛门灼热，口渴，脉滑数有力。

证候分析 ⎰ 湿热积滞大肠、血络受损→痢下黏腻脓血
⎱ 湿热阻滞气机、腑气不通→腹痛时发，里急后重
内热炽盛、热盛伤津→口渴

治则：清热利湿。

方剂：白头翁汤（白头翁、秦皮、黄连、黄柏）。

（四）厥阴病证治要点

（1）厥阴病为邪正相争的最后阶段，病情表现错综复杂，多出现上热下寒，寒热胜复的证候。治疗宜调和寒热。

（2）厥阴病的厥逆证有寒热之分，辨证时，要结合主证、舌象、脉象作全面的分析，这样才能透过现象（手足厥冷）抓住疾病的本质，分清寒厥与热厥，做出正确的诊断和治疗。

（3）厥阴病时由于正邪消长，阴阳胜复，所以有"厥""热"交替的证候，假使厥多于热，或厥逆不复，这是病进；若见热多于厥，或厥去热退，这是正气恢复的现象。

六经证治之三阳分类和三阴分类分别见表7－4、7－5。

表7-4　六经证治之三阳分类

三阳分类		病因	病理	证候 症状	证候 舌	证候 脉	鉴别要点	治法	方剂
太阳病	经证 表实	风寒外袭肌表	寒邪束表、卫阳受郁	恶寒发热,头痛身痛,无汗	苔白	浮紧	无汗脉紧	发汗解表	麻黄汤
太阳病	经证 表虚	风寒外袭肌表	卫气受伤、营卫失调	发热恶风,头痛项强,汗出	苔白	浮缓	有汗脉缓	辛温解肌,调和营卫	桂枝汤
太阳病	腑证 蓄水证	太阳经证未解	病邪随经而入膀胱,膀胱气化功能失调	发热汗出,小便不利,心烦口渴,水入即吐	苔白而干	浮数	邪传入气分,小便不利	化气利水	五苓散
太阳病	腑证 蓄血证	太阳经证未解	病邪随经而入里化热,热邪与血结于下焦	少腹拘急或硬满,小便不利,谵语烦渴,如狂发狂	舌有瘀点	沉涩	邪传入血分,小便不利,少腹急结	清热破瘀	桃仁承气汤(轻症) 抵当汤(重症)
阳明病	经证	(1)太阳病误治; (2)素体阳明内热; (3)太阳之邪不解、邪热向里发展	胃肠实热炽盛,邪热弥漫全身,尚未与肠中糟粕互结成燥屎	身热大汗,口渴引饮,恶热喜冷,尿黄而短	苔黄而干,舌质红	洪数	无腹痛,便燥而无燥屎内结证	清热生津	白虎汤
阳明病	腑证		邪热入里与肠中糟粕互结,结成燥屎	日晡潮热,腹满痛硬,烦躁谵语,大便秘结	苔黄而燥或焦黑起刺	沉实	有腹痛胀满,便秘有燥屎内结证	通里泻热	大承气汤
少阳病		(1)外邪入里,处于半表半里; (2)体虚、外邪易直中本经	正邪相争在表里之间,胆气郁结,三焦失枢,胃气不和	往来寒热,胸胁苦满,默默不欲饮食,口苦咽干,目眩	苔白	弦	有半表半里证	和解少阳	小柴胡汤

表 7-5 六经证治之三阴分类

三阴分类	病因	病理	证候 症状	证候 舌	证候 脉	鉴别要点	治法	方剂
太阴病	(1) 三阳病误治传变；(2) 寒邪直中	脾阳失运，寒湿内生	脘腹满闷，腹痛喜按，纳减时呕，大便溏薄	舌苔白滑	沉迟缓	有寒湿证	温运中阳	理中汤
少阴病 寒化证	(1) 误治；(2) 寒邪直中	从阴化寒，心肾阳气虚衰，气血虚弱	无热恶寒，四肢厥冷，神疲欲睡，下利清谷	舌苔白滑	沉微细无力	肢厥脉微	回阳救逆	四逆汤
少阴病 热化证	多由误治而来	从阴化热，心肾阴虚，虚热内生	心烦不寐，口干咽痛，一身手足尽热	舌质红而少津	细数	心烦不寐，咽痛，一身手足热	滋阴降火，交通心肾	黄连阿胶汤
厥阴病	多由少阴病传变	寒极阳郁，不与阴接，阳盛于内，拒阴于外	手足厥冷，无热恶寒（寒厥）	舌淡，苔白	脉微或细欲绝	阳虚阴盛，阳气衰微	回阳救逆	四逆汤
		热极阳郁，不与阴接，阳盛干内，拒阴干外	手足厥冷，烦热口渴，小便短赤，亦有见四肢厥冷而阵阵烦热（热厥）	舌红，苔黄	脉滑数	内热炽盛，阳不外达，真热假寒	清热和阴，和肝解郁	白虎汤 四逆散
		肾阴不足，肝火上冲上扰胃脘，肾阳不足，中虚下寒，寒热错杂	腹痛时作，得食而烦，时发时止，食则吐蛔，四肢脉冷（蛔厥）	舌苔淡黄	沉弦细或弦数	寒热错杂，上热下寒	温脏安蛔，寒热并用	乌梅丸

第二节 卫气营血证治

卫气营血辨证是用于感受温热之邪的热性病辨证方法。它是在伤寒六经辨证的基础上发展起来，补充了六经辨证在临床具体应用上的不足。六经辨证侧重于外感风寒之邪，长于治寒化之证；卫气营血辨证侧重于外感温热之邪（温、热、暑、燥等外邪致病基础上都属温热范畴），长于治热化之证。其中沿用伤寒论的处方很多，但也采用了不少的后世方药，丰富了内容，所以彼此并非对立，而应该发展看问题。若能把伤寒、温病两者融会贯通地来恰当的辨证施治，便能收到良好的效果。

中医学所谓的温病是许多热病的总称，它包括春温、风温、暑温、湿温、伏暑、秋燥、冬温、温毒等。它们除在发病季节、病机及证候上有其特殊性外，在病理传变上则具有共同性。清代叶天士倡言卫气营血，吴鞠通则创立三焦分证之说，两者纵横交织，形成了温病辨证施治的特有体系——温病学说。近代医学家大多赞同以卫气营血作为温病的辨证纲领。

卫气营血是温热病中，根据病情轻重以及病位深浅出现证候的不同，而命名的症候群。它表示病位深浅、预后、分证施治等重要辨证方法。"卫气营血"各种症候群，在一定条件下，可以相互传变。辨证时要加以注意。

人体的最外层（浅层）为卫分，其次为气分，再进而为营分，最深层则为血分。疾病初起，病邪轻浅，外伤卫分，若不及时和妥当治疗，病情可以向里递次传入，即气分、营分、血分。此为病邪由表传里，病势由浅入深，一般表示病情转重。正如叶天士所提出的"卫之后方言气，营之后方言血"的传变顺序。反之，血分证候最为危重。如能得到及时和恰当的治疗，则可递次的向体外传出，而入营分、气分、卫分，此即病邪由里出表，病势由深到浅，是标志病情由重转轻。

在临床实践中，除新感温病外，这种传变过程不是机械地顺次传导，在伏邪温病或新感触发伏气温病时，这种不同的症候群中的症状，可混合出现，也可同时出现，或会有不规则的反复的传变。例如，往往见到病变从卫分进入气分过程中，卫分证候尚未完全消失，气分证候就已明显出现（卫气同病），或气分证候仍然存在，营分证候又同时出现（气营同病）。亦可以出现气血同病（气血两燔）。甚至有时病已传入营分、血分，而卫分、气分的证候仍在（卫气营血同病）。出现这些特殊的病情，是与人体的抵抗力、反应性、病邪性质以及治疗护理等因素有关。将温热病分为卫、气、营、血四个阶段，仅是为了便于分析其证候与传变规律，并不是所有温热病都必要按此规律传变。因此，对于温热之邪所致的卫气营血的证候，既要注意它的一般传变规律，也要充分估计到它们之间有相互交错的特殊性。在临证时，绝不能孤立地、静止地去看待温热病的发生、发展和变化，而应该随机应变，灵活掌握。

温热病的临床经过除有上述的规律性外，还有起病急骤，发热偏盛，易于化燥伤阴及动风出血的特点，故在治疗上须加注意。温热病的治疗大法是：在卫，宜辛凉解表；在气，宜清热生津；入营，宜清营透热；入血，宜凉血散血。故叶天士在《外感温热篇》中指出："在卫汗之可也，到气才可清气，入营犹可透热转气……入血就恐耗血动血，直须凉血散血。"这是对温病在四个不同阶段治疗大法的经验总结。

一、卫分病证治

卫分病证是感染性疾病初期所共有的证候，是机体对致病因素产生全身性防御反应的表现，此阶段内脏器官还没有出现器质性损害和功能的严重障碍。因此，卫分表示病为初起，病势轻浅，是一些急性热病的初期阶段，或八纲辨证的"表证阶段"。本阶段在治疗上宜采用解表法，目的在于使病邪从汗而解，但处理时又当根据卫分的各种临床特点而分别用药。

病因：新感温热之邪，外袭卫分，失其温分肉，充皮肤，肥腠理，护卫体表，抵抗外邪的能力。使卫气失去了生理常态，而转为病理变化的表现。

主证：发热，微恶寒，头痛，咳嗽，无汗或少汗，口渴，舌苔薄白，脉浮数。

病机：温邪伤于肌表，则发热恶寒，头痛；温邪袭肺，则咳嗽，温热之邪伤津则口渴，脉浮主表病，数主热象。

辨证论治：

（一）风热犯卫

证见：发热较重，恶寒轻，头痛，口渴，咳嗽，舌苔薄白，舌边尖红，脉浮数。

病机：

$$
风热袭卫
\begin{cases}
温邪入侵，正气抗邪——发热 \\
卫气不布，肌肤失温——恶寒 \\
邪热伤津——口渴 \\
卫气被郁，肺气失宣——咳嗽 \\
卫气郁遏，腠理不开——无汗或少汗 \\
邪热上扰清阳——头痛
\end{cases}
$$

治则：辛凉解表。

方剂：少汗微咳用桑菊饮（桑叶、菊花、杏仁、连翘、薄荷、桔梗、甘草、芦根）。

（二）暑湿犯卫

证见：发热较高，微恶风寒，头痛身痛，微出汗或无汗，心烦口干，身重困倦，或见咳嗽，苔白腻，舌质红，脉濡数。

病机：

本证多因夏季之时感受暑湿，或复感寒邪，致暑湿与寒邪所遏而发病。

$$暑热炽盛 \begin{cases} 暑为火邪——发热较重，心烦口干，舌红，脉数 \\ 暑多挟湿——身重困倦，无汗，苔白腻，脉濡 \\ 寒邪困表——微恶风寒，无汗 \end{cases}$$

治则：解表清暑

方剂：新加香薷饮（香薷、金银花、鲜扁豆花、厚朴、连翘）。

（三）湿热犯卫

证见：发热不扬，微恶风寒，头痛而重，身重困倦，胸脘满闷，腹胀不饥，面色淡黄，口干不渴或渴而不多饮，小便短赤，舌苔白腻，脉濡缓或浮缓。

病机：本证与夏月之时感受湿温之邪所致。是湿温初起，湿重而热不去，邪虽在表，亦可影响及里，表里同病，但表重于里之证。

$$湿邪 \begin{cases} 郁于肌表、卫气不宣、卫阳被遏——发热不扬，微恶风寒 \\ 阻滞清阳——头痛而重 \\ 湿性重着黏滞——身重困倦 \\ 阻遏上中二焦——胸脘满闷，腹胀不饥 \\ 停滞于内，水津不布——口干不渴或渴不多饮 \\ 兼见表证——苔白腻，脉濡缓或浮缓 \\ 郁久化热——小便短赤 \end{cases}$$

治则：化湿清热。

方剂：三仁汤（《温病条辩》）。

[组成] 杏仁 15 g，薏苡仁 18 g，白蔻仁 6 g，半夏 9 g，通草 6 g，滑石 18 g，淡竹叶 9 g，厚朴 9 g，水煎服。

[功用] 宣畅气机，清热利湿。

歌诀：三仁杏蔻薏苡仁，朴夏白通滑竹群，开上宣中且导下，湿温初起效如神。

[方解] 本方治湿温初起，邪在卫分，湿重于热。方中杏仁开上以通利肺气，薏苡仁导下以渗泄湿热，白蔻仁宣中以行脾化湿，三仁均为主药。半夏、厚朴除湿消痞，行气除满，为辅药。滑石、通草、淡竹叶清热利湿，为佐使药。各药合用使上通下泄，三焦分消，湿热得以宣化通利而解。本方亦可用于肠伤寒的早期，热轻而湿重者。此方亦可用于患者恢复时湿邪未尽，蕴藏于体内，化热而复发之时，则可清理中下二焦之残留湿邪，防止复发。胃肠炎有上述症状，亦可应用本方治疗。

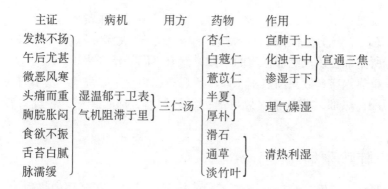

主证	病机	用方	药物	作用
发热不扬 午后尤甚 微恶风寒 头痛而重 胸脘胀闷 食欲不振 舌苔白腻 脉濡缓	湿温郁于卫表 气机阻滞于里	三仁汤	杏仁 白蔻仁 薏苡仁 半夏 厚朴 滑石 通草 淡竹叶	宣肺于上 化浊于中　宣通三焦 渗湿于下 理气燥湿 清热利湿

（四）燥热犯卫

证见：发热，微恶风寒，头痛少汗，咽干鼻燥，咳嗽无痰，舌边尖红，苔薄白乏津，脉浮数。

病机：本证为秋季感受燥邪所致。燥邪易于伤津。

$$燥邪→温燥\begin{cases}束于卫表——发热，微恶寒，头痛少汗，脉浮数\\肺失宣降——咳嗽无痰\\耗伤津液——咽干鼻燥，舌边尖红，苔薄白而干\end{cases}$$

治则：温燥——辛凉润燥。

方剂：桑杏汤（桑叶、杏仁、沙参、浙贝母、梨皮、豆豉、山栀皮）。

（五）逆传心包

如卫分之后，直接出现神昏谵语，舌红绛者，是邪入营分，此为"逆传心包"，表示危重之象，此证将另在营分证治中详细论述。

二、气分病证治

气分病是外感病的化热阶段。其病变范围较广泛，以中焦阳明为主，包括肺、脾、胃、胆、大小肠、膀胱等脏腑，病程亦比较长。此期特点是正邪俱盛，邪正相争激烈。应辨清热邪是否结聚，病变部位、脏腑以及有无卫分、营分相兼的证候。气分病的治则以清热为主。但要注意根据不同情况，作不同的配伍，例如：湿热相兼——结合化湿，热结胃肠——结合通便，热郁于肺——结合宣肺，热毒壅盛——结合解毒。

气分热盛，易于伤津，宜随时注意保存津液，气分病发展，可传入营、血分，应注意观察。

病因：除伏邪温病或新感引动伏邪温病能直现气分证候外，多为温热之邪在卫分郁而未解，传入气分；或某些温邪直犯气分，或营分热邪出于气分。

主证：发热，不恶寒，反恶热，汗出，口渴，烦躁，尿黄便结，舌红，苔黄，脉洪大而数。总之，气分主证是以身大热，汗大出，口大渴，脉洪大的四大症状为特点。但由于所犯部位以及病邪性质的不同，而有不同的特殊表现。

病机：里热炽盛，故只高热不恶寒，反恶热，内热迫津外泄，故有汗出；热扰神明，故有烦躁；热邪灼伤津液，故口渴；里热炽盛，尿黄便结，舌红苔黄，脉洪大而数。

（一）肺热壅盛

证见：高热，咳嗽，气喘，胸痛，痰黄黏稠，口渴，甚至痰中带血，舌红苔黄，脉滑数。

病机：

$$
热壅于肺
\begin{cases}
肺热炽盛，迫津外泄——高热、口渴、舌红苔黄 \\
肺气失宣——咳嗽、气喘、胸痛 \\
痰热互结——痰黄黏稠、脉滑数 \\
肺络受伤——痰中带血
\end{cases}
$$

治则：清肺泄热，化痰平喘。

方剂：

（1）麻杏石甘汤（麻黄、生石膏、杏仁、甘草）。

（2）泻白散（桑白皮、地骨皮、甘草、粳米）。

（3）苇茎汤（苇茎、薏苡仁、冬瓜仁、桃仁）。

（二）热扰胸膈

证见：身热不甚，口渴，烦躁不安，胸膈不安，胸膈灼热如焚，心中懊侬，舌红苔黄，脉数。

病机：

$$
热扰胸膈
\begin{cases}
热邪郁滞胸膈——身热，心中懊侬 \\
热邪伤津——口渴喜饮 \\
邪热熏蒸胸膈——胸膈灼热如焚 \\
膈热扰心——烦躁不安
\end{cases}
$$

治则：清膈除烦。

方剂：栀子豉汤（《伤寒论》）。

[组成] 栀子9g，淡豆豉9g，水煎服。

[功用] 清热除烦。

歌诀：虚烦宜用栀豉汤，栀子淡豉组成方，胸臆失眠邪内扰，宣透郁热膈自安。

[方解] 方中以栀子苦寒清心除烦，为主药，兼作引经使药；淡豆豉辛凉，且具

升散之性，助栀子宣泄胸膈郁热，为辅药。两药合用，具有清热除烦之功。本方应用范围不必局限于伤寒吐下后虚烦，凡温热病邪在气分，见有胸闷不舒，心烦不眠等症，均可应用，但于具体应用时，常在本方基础上加入其他药物，很少单独使用。本方对于急性胆囊炎、急性黄疸型肝炎、急性胃炎、食道炎，出现胸中郁闷，心烦不安的患者，亦可根据病情，配合本方使用。

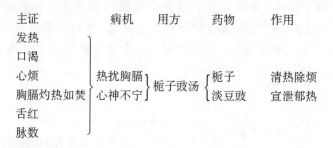

（三）热炽阳明

证见：壮热，大渴，喜冷饮，大汗出，面赤气粗，舌红苔黄燥，脉洪大有力。
病机：

阳明热盛 ┤面赤，大热，舌红
　　　　　迫津外越——大汗 —→ 伤津——大渴，喜冷饮，舌苔黄燥
　　　　　正盛抗邪——脉洪大有力

治则：清热生津。
方剂：白虎汤（生石膏，知母，甘草，粳米）。

（四）热蕴肠道

1. 热结肠腑

证见：发热或日晡潮热，大便燥结，或热结旁流，腹满硬痛，痛处拒按，口渴，或时有烦躁，舌红，苔黄厚而干，脉沉实有力。
病机：

热蕴肠道 ┤里热熏蒸，阳明经气旺于申时——日晡潮热，苔黄厚而干，脉沉实有力
　　　　　肠中积滞与热结—— ┤腹满硬痛，痛处拒按，大便燥结，
　　　　　　　　　　　　　　 热结旁流，泄下黄臭稀水

治则：攻下泄热。
方剂：
（1）调胃承气汤（大黄，芒硝，炙甘草）。
（2）小承气汤（大黄，厚朴，枳实）。
（3）大承气汤（大黄，厚朴，枳实，芒硝）。

（4）增液承气汤（《温病条辨》）。

［**组成**］玄参 15 g，麦冬 15 g，生地黄 15 g，大黄 9 g（后下），芒硝 6 g（冲服），水煎服。

［**功用**］滋阴增液，通便泄热。

歌诀：增液承气大黄硝，玄参生地麦冬招，阴液耗亏大便结，增水行舟燥屎消。

［**方解**］玄参、麦冬、生地黄清热滋阴，益胃润肠，为本方主药；大黄苦寒攻积，泻热通便；芒硝咸寒软坚润燥。此即吴鞠通所说："阳明温病，下之不通……津液不足，无水舟停者，间服增液，再不下者，增液承气汤主之。"实际此方有"增水行舟"之义，是寓泻于补的一种治法。

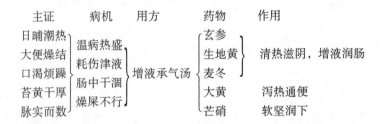

以上承气汤方可随证选用。

2. 肠热下利

证见：身热，下利稀便，臭秽，肛门灼热，口渴，舌苔黄燥，脉数。

病机：

湿热壅滞于肠道 ┤ 邪热内郁，外蒸肌肤，内迫大肠——身热汗出，下利臭秽，肛门灼热
　　　　　　　　└ 热甚伤津——口渴，舌苔黄燥，脉数而滑

治则：清热止利。

方剂：葛根芩连汤加味（葛根、黄芩、黄连、甘草、黄柏、秦皮）。

（五）湿热困脾

证见：身热不扬，午后热甚，汗出而热不解，胸脘痞闷，呕恶纳呆，肢体困重，口渴不多饮，小便短赤，大便溏泄，舌苔黄腻，脉濡数。

病机：

本证一般多是先有脾湿不化，在感受外邪化热之后，入里之邪热与脾湿相合而成。

湿热困脾 ┤
　　　湿遏热伏——身热不扬，汗出而热不解
　　　湿阻气机——胸脘痞闷，呕恶纳呆
　　　湿留体内——肢倦困重
　　　热伤津液——口渴 ┐
　　　湿邪停聚——不多饮 ┘ 渴不多饮
　　　湿热蕴肠——尿赤便溏，苔黄腻，脉濡数

本证有湿重于热，或热重于湿的不同证型，其鉴别要点见表7-6。

表7-6　湿热阻脾证型鉴别

证型	湿重于热	热重于湿
症状	身热不扬 肢重不渴 面色淡黄 舌苔白腻 脉濡缓	发热汗出不解 纳呆口渴 面色黄赤 黄疸尿黄 舌苔黄腻 脉濡而数

治则：湿重于热——芳香化湿为主，佐以清热。热重于湿——苦寒清热为主，佐以渗湿。

方剂：

（1）湿重于热，采用三仁汤（杏仁，白蔻仁，薏苡仁，滑石，半夏，通草，淡竹叶，厚朴）。

（2）热重于湿，采用甘露消毒丹（《温热经纬》）。

[组成] 白蔻仁6 g，藿香6 g，茵陈蒿15 g，滑石18 g，木通6 g，石菖蒲4 g，黄芩9 g，连翘9 g，川贝母6 g，射干9 g，薄荷2 g（后下）。水煎服。或以成药做丸剂，每服9 g，温开水送服。

[功用] 化浊利湿，清热解毒。

歌诀：甘露消毒蔻藿香，茵陈滑石木通菖，芩翘贝母射干薄，暑疫湿温为末尝。

[方解] 方中重用黄芩、滑石、茵陈蒿三药，其中滑石清利湿热而解暑；茵陈蒿清热利湿而退黄；黄芩清热解毒而燥湿；石菖蒲、白蔻仁、藿香、薄荷宣畅气机，开泄湿浊，川贝母、射干清咽散结，木通助滑石、茵陈蒿清热利湿，连翘助黄芩清热解毒散热结。各药合用，使湿化热清，气机畅利，则湿热之证可除。本方亦可治急性黄疸型肝炎、急性胃肠炎、钩端螺旋体病、胆道感染、伤寒、副伤寒等病而热重于湿者。但应随证加减运用。

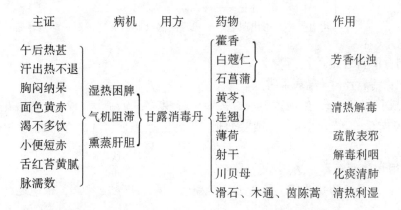

三、营分病证治

营分病是外感热病的邪毒内陷，病情严重阶段。病变传至营分，显示患者正气亏虚、邪气深入，临床上出现津液亏损证候，此期主要影响心、肝二脏，导致神志紊乱，而出现一些中枢神经系统证候。治疗原则，以清营泄热为主。视病情变化，可配合解毒、开窍、化痰、熄风等法治疗。

病因：导致温热之邪入营有四种情况。

（1）由卫分传来。即温热之邪由卫分不经气分而直入于营，这称为"逆传心包"。

（2）由气分传来。即气分之邪不解，邪盛正衰而传入营分。

（3）温热之邪，直入营分。即开始没有经过卫分或气分阶段，而直接见营分证候。

（4）伏邪自营分而发。

主证：高热夜甚，烦躁谵语，心神不宁，口干不甚饮渴，或斑疹隐隐，舌质红绛，无苔或少苔，脉细数。其中夜热，舌绛为辨证的关键。

病机：热在营阴，故发热夜甚，烦躁不安；热入心包，神明受扰，故神昏谵语；热伤营阴，故舌红绛，口干不甚渴饮，脉细数。

辨证施治：

（一）热灼营阴

证见：身热夜甚，心烦躁扰，偶有谵语，斑疹隐隐，口干不渴，舌质红绛，少苔或无苔，脉细数。

病机：

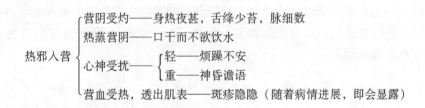

治则：清营透热。

方剂：清营汤（《温病条辨》）。

［组成］犀角1 g，生地黄24 g，玄参9 g，麦冬9 g，丹参12 g，金银花12 g，连翘9 g，黄连6 g，竹叶心4 g（或淡竹叶12 g），水煎服。（犀角用水牛角代，用量宜大。）

［功用］清营解毒，透热养阴。

歌诀：清营汤治热传营，脉数舌绛辨分明。犀地丹玄麦凉血，银翘连竹气亦清。

[方解] 本方是治温热之邪由气分传入营分，热伤营阴者。治法上应在清营解毒之中，配以清气分之品，达到气营两清的目的。亦即《外感温热篇》所说"入营犹可透热转气"的意思。用苦甘咸寒之品，以清营分之热。即用苦寒坚阴降热，甘寒益胃生津，咸寒壮水制火。方中犀角清营凉血，为主药。生地黄、玄参、麦冬清热养阴生津，为辅药，助犀角清热解毒。竹叶心、金银花、连翘清热解毒，并透热于外，使邪热转出气分而解，为佐药。丹参为使药，助犀角以清热凉血，且能活血化瘀，以防血与热结，并有引诸药入心而清热之功。本方可治乙脑，流脑，中暑和某些毒菌引起的败血症而具有高热烦躁、舌绛而干等营分证见者。但宜加入大青叶、板蓝根等清热解毒的药物，疗效更佳。兼见痉厥者，可加羚羊角、钩藤、地龙，以清热熄风，或并服紫雪丹；兼见神昏谵语，舌蹇肢厥，是邪入心包之证，可先服安宫牛黄丸或至宝丹以清心开窍，再议用本方。

应用本方，以舌诊为主要依据。如吴鞠通所说："舌白滑者，不可与也。"因为舌苔白滑，病邪尚在气分，用本方则药过病所，引邪深入；若内挟湿邪，见舌绛而有黄或白腻苔者，误用本方，则助湿恋邪，缠绵难愈，此时宜按湿温治法，勿用本方。

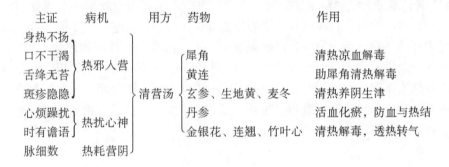

（二）热入心包

证见：高热，神昏谵语，甚则深度昏迷，不省人事，舌蹇，痉厥抽搐，舌质红绛，脉细数。

病机：

本证可由卫分证，不经气分证直接传入营分而形成。心主神明，故热入心包乃以神志不清为主。

```
          ┌ 邪犯心包，心神受困——神昏谵语
          │ 热灼营阴，阴液亏损——舌质红绛，脉细数
营分热盛 ┤ 热阻心窍——舌不灵活，言语不利（舌蹇）
          │ 邪热内困——高热肢厥
          └ 热极生风——抽搐
```

本证亦可由风温逆传，暑邪直中，或湿温痰浊引起，但证候有所不同，应予区别。（表7-7）

中医基础与临床

表 7 - 7　热入心包证候鉴别

病因	热入心包证候
风温逆传	必先有肺经证候如发热、咳嗽、咯痰、胸痛
暑邪直中	一般发病急骤，起病即见神昏

治则：清营泻热，清心开窍

方剂：安宫牛黄丸或清宫汤、紫雪丹、至宝丹等。

（1）安宫牛黄丸（《温病条辨》）。

［组成］牛黄、郁金、犀角、黄芩、黄连、雄黄、山栀子、朱砂各 30 g，冰片、麝香各 8.0 g 及珍珠 15 g 共研为极细末，炼蜜为丸，每丸 3 g，金箔为衣，蜡皮封护。脉虚者人参汤下，脉实者加金银花、薄荷汤下。成人病重体实者，每日服 2 次，每次服 1 丸。小儿每次服半丸。

［功用］清热解毒，豁痰开窍。

歌诀：安宫牛黄开窍方，芩连栀郁雄朱襄，犀角牛黄珠冰射，心包热闭细参详。

［方解］本方为清热解毒豁痰开窍之剂。方中以牛黄清心解毒，豁痰开窍，麝香开窍安神，两味为主药。辅以犀角清心凉血解毒，黄芩、黄连、栀子助牛黄、犀角以泻心包火而清热毒，雄黄助牛黄以豁痰解毒，再以郁金、冰片草木之香，芳香去秽，通窍开闭，助牛黄、麝香内透包络。朱砂、珍珠镇心安神，均为佐使药。近多用本方治疗流行性乙型脑炎、流行性脑脊髓膜炎，中毒性痢疾，尿毒症，脑血管意外，中毒性肺炎等病，属于痰热型昏厥者。也可用清心牛黄丸（《证治准绳》）加郁金、九节菖蒲、竹沥等药煎汤送服以代替之。

```
主证            病机        用方      药物              作用
高热烦躁 ┐                      ┌ 牛黄              清心解毒
神昏谵语 │ 热邪内陷             │ 黄芩、山栀、黄连   清热泻火
痰浊壅塞 │ 热扰心神   安宫牛黄丸│ 犀角、郁金（牛黄） 通心气开窍闭，清热解毒
不省人事 │ 痰壅窍闭             │ 朱砂、珍珠、金箔   镇心安神
舌红脉数 ┘                      │ 麝香、冰片        芳香开窍醒神
舌卷唇焦 ┐ 热极伤阴             └ 雄黄              化痰解毒
痉厥抽搐 ┘ 肝风内动
           热极生风
```

（2）清宫汤（《温病条辨》）。

［组成］犀角 3 g（磨汁冲服），玄参 12 g（不去心），莲子心 3 g，竹叶心 6 g，麦冬 9 g（不去心），连翘 6 g（不去心），水煎服。

［功用］清心热，养心液。

歌诀：清宫能治热入心，温热入营已耗阴，玄参犀角莲子心，麦冬连翘竹叶心。

［方解］方中以犀角清心火而解热毒，余五药均用心，皆有清心泻火凉营作用。玄参善滋阴液，麦冬、竹叶心养胃生津。诸药合用，使心包之邪热得清，耗损之阴津

得复。本方治热入心包之轻症,与清营汤(犀角、生地黄、玄参、竹叶心、金银花、连翘、黄连、丹参、麦冬)治热初入营分有所不同,宜区别应用。若证见深度昏迷、肢厥、抽搐,还应加服安宫牛黄丸、至宝丹、紫雪丹等。方中犀角,因药源缺乏,可用水牛角代替。痰热盛者加竹沥、梨汁,咯痰不清加瓜蒌皮。

清宫汤重点在直接清心包络之热邪,清营汤重点在于把热邪从营分转出气分,即泄热透营转气。

主证	病机	用方	药物	作用
高热不退 神昏谵语 舌不灵活 舌质红绛 脉细数	邪热入心 神明受扰	清宫汤	犀角	清心火
			玄参 麦冬	养阴生津,轻清泄热
			莲子心	交通心肾
			竹叶心 连翘	轻清泄热,透热转气

一般来说,清心作用以安宫牛黄丸与清宫汤较强,开窍作用以至宝丹为佳,清热以紫雪丹最好。临床可根据具体情况,选择应用。若火热偏重的,可用紫雪丹;风邪或秽浊较重的,可用至宝丹;风痰热均重的,可用安宫牛黄丸或清宫汤。在某些特殊重症,两种或三种成药同时使用。

(三)热动肝风证治

证见:高热不退,躁狂不安,头晕胀痛,手足抽搐,颈项强直,甚则角弓反张,舌红或绛,苔黄燥,脉弦数有力。

病机:邪热亢盛,内陷厥阴,引动肝风,风火相煽。

高热、舌红、苔黄、脉数←邪热亢盛 {引动肝风→头晕胀痛,手足抽搐,角弓反张,脉弦数 / 扰乱心神→狂乱不安

治则:清热熄风。

方剂:羚角钩藤汤(羚羊角、钩藤、桑叶、菊花、生地黄、白芍、茯神、川贝母、竹茹、甘草)。加止痉散。

止痉散(《方剂学》,上海中医学院编)。

[组成]蜈蚣、全蝎各等分为末,每服 1.5~3 g。

[功用]祛风止痉。

歌诀:止痉散用蝎蜈蚣,等分为末能祛风,常加清热解毒药,用于肝风有殊功。

[方解]本方止痉力强,主要用于手足抽搐,角弓反张。其抗惊厥作用已为近代实验证实。蜈蚣、全蝎均为虫类药物,有毒,均有较强祛风镇痉作用。

主证	病机	用方	药物	作用
手足抽搐 角弓反张	肝风内动	止痉散	蜈蚣 全蝎	祛风止痉

四、血分病证治

血分是温热入血的深重阶段，它的病位主要在于肝肾。伤肝主要表现两个方面：

（1）动血。热血妄行，肝不藏血而导致出血。

（2）动风。邪热耗血，血不养筋而发生手足麻木，四肢抽搐。伤肾主要表现为阴精、津血耗损而形成伤阴或亡阴之证。

病因：导致热入血分有三种情况。

（1）由气分传来。即病由气分直入血分。

（2）由营分传来。先见营分，而后传入血分。

（3）伏邪自血分而发。

主证：高热夜重，昼静夜燥，谵语发狂，痉挛昏厥，外发斑疹，色呈紫黑，兼见吐、衄及便血和不正常的经血，舌质深绛，脉弱而数。或神倦瘈疭，舌质紫晦，脉虚弱。

病机：邪热入血，迫血从肌腠而出，则现斑疹；热伤血络或热迫血妄行，则有吐、衄及便血和不正常的经血，热邪伤血，筋失所养则抽搐瘈疭，血热盛则舌紫绛。

（一）热盛动血

证见：发热夜甚，燥扰不宁，昏狂谵妄，吐血、衄血、便血，舌质深绛，脉细数。

病机：

$$
热入血分
\begin{cases}
迫血妄行——吐血、衄血、便血等血证 \\
伤阴——高热夜甚，舌绛，脉细数 \\
热扰心神——燥扰不宁，昏狂谵妄
\end{cases}
$$

治则：清热解毒，凉血止血。

方剂：犀角地黄汤（犀角、生地黄、赤芍、牡丹皮）。可根据病情不同加减运用。

（二）热盛发斑

证见：高热夜甚，手足心热，心烦少寐，甚则神昏谵语，皮肤斑疹显露，舌质深绛，脉弦数。

病机：

$$
\begin{matrix}
热毒 \\
炽盛
\end{matrix}
\begin{cases}
阳明热毒，内迫营血，外郁肌表——皮肤斑疹显露 \\
热扰心神——心烦不寐，甚则神昏谵语 \\
血热内炽——舌色深绛 \\
营血耗伤——发热夜重，手足心热
\end{cases}
$$

治则：清热凉血，透络化斑。

方剂：化斑汤（《温病条辨》）。

[组成] 生石膏30 g，知母12 g，粳米15 g，玄参9 g，犀角6 g，甘草9 g，水煎服。

[功用] 清热解毒，凉血化斑。

歌诀：化斑汤用石膏玄，粳米甘犀知母存。或入银丹大青地，温邪斑毒治神昏。

[方解] 方中生石膏、知母、甘草、粳米（白虎汤）清阳明胃经热毒，加犀角、玄参清热解毒，凉血化斑。如再加入金银花、牡丹皮助犀角清热解毒，凉血散瘀，效果更好。

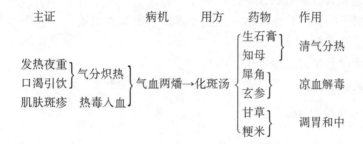

五、卫、气、营、血分病鉴别要点

（1）卫分病发热多兼微恶风寒；气、营、血分病发热多不恶寒，反恶热；营、血分病发热夜间为甚。

（2）卫分病口微渴，气分病口大渴，营、血分病口干反不甚渴饮。

（3）营、血分病多见神昏、谵语、抽搐、斑疹、吐血、衄血、便血之症，卫、气分病一般无此见症。

（4）卫分病舌苔薄白或微黄而脉浮数，气分病舌苔黄燥而脉洪大滑数，营、血分病舌绛少苔或无苔而脉细数。

（5）卫分病治宜辛凉透汗，气分病宜清气泄热，营分病宜透热转气，血分病宜凉血散血。

以上温热病的四个不同发展阶段，在临床上应加以仔细鉴别，尤其要注意卫分与气分，气分与营分之间的鉴别，否则就会发生误治之弊。例如，若病在卫分而误用清气、透营之法，则使病邪深入，即所谓"引贼入室"；病在气分而误用发汗，汗后则有阳亢阴竭的危险，误用清营，则反使邪郁不解或发生阴遏阳伏的病变；病在营分而误用发汗，则会导致伤阴、亡阴，误用清气，则使邪热燔灼。因为营者营血也，血者精血也，营与血关系密切，所以营分与血分证候有相似之处，且常常混合出现，以致有时不易区别，故有人将营血相提并论，在治疗上，采用凉血散血的同时，凡常配合应用清营泄热的治法。

六、伤阴证治

在温热病的过程中，特别是极期或末期阶段，由于某些因素，往往出现伤阴证候。温热病出现阴津亏损，就需要注意养阴生津，因为"存得一分阴津，便有一分生机"，若不加注意保存阴津，热邪便会化燥化火，病邪就易陷入营血，甚至很快引起营血受伤，而导致热极生风或阴虚风动，使病情恶化。

病因：

（1）热邪灼津过甚，发热出汗太过，呕吐、腹泻太过耗津。

（2）医者误汗、误吐、误下。

主证：口干咽燥，唇燥齿枯，皮肤干燥，甚则弹性减退，小便短少，大便干结，舌干少津，脉多细数。

病机：阴津亏损，水津不布，则口干咽燥，舌干少津。筋骨失养，则齿枯肤干。虚热内生，则脉细而数。

（一）肺胃阴伤

证见：干咳无痰，痰少而粘，咳吐白沫，气短而喘，口燥咽干，烦闷口渴，低热或无热，舌红乏津，脉细数。

病机：

$$
\left.\begin{array}{l} \text{低热、脉细数} \\ \text{舌红乏津} \end{array}\right\} \leftarrow \text{虚热内生} \leftarrow \text{津液亏损} \rightarrow \left\{\begin{array}{l} \text{肺津受伤——干咳无痰，或痰少而粘} \\ \text{肺失宣降——气短而喘} \\ \text{胃津受伤——口燥咽干，烦闷口渴} \end{array}\right.
$$

治则：滋养肺胃，生津润燥。

方剂：

（1）益胃汤（沙参、麦冬、玉竹、生地黄、冰糖）。

（2）麦门冬汤（麦冬、党参、半夏、粳米、大枣、甘草）。

上述两方同治阴虚津乏之证，同样选用养阴生津药物为主药，体现养阴生津法则。由于两方所治症状表现各异，其机理及适应证，亦略有不同。益胃汤适用于热病后期，津液受伤之证，以口燥、咽干、舌燥为特点，用药纯从伤津着眼，是典型的益胃生津方剂。麦门冬汤以火气上逆，咽喉不适为主证，病位虽在肺，其本却在胃，故仍用益胃生津，补脾益肺之品；唯方中用辛温之半夏以开胃行津，却是配伍上的独特之处。

（二）肝肾阴虚

1. 肾阴虚损

证见：低热不退，手足心热，口干咽燥，神倦消瘦，耳聋，腰膝酸软，两颧潮红，舌绛而干，脉细数无力。

病机：此属下焦肾阴受损过甚，邪少虚多所出现的证候。温热病治疗不当，或素体阴虚，后期常常出现本证。

$$
\text{邪热久留}\atop\text{耗伤肾阴}\left\{\begin{array}{l}\text{虚热内生——低热不退，手足心热，两颧潮红，舌绛而干，脉细数}\\\text{肾精亏损——耳窍失养——耳聋}\\\text{阴液不足——口干咽燥，消瘦}\end{array}\right.
$$

治则：滋养肾阴。

方剂：

（1）加减复脉汤（《温病条辨》）。

[组成]　炙甘草18 g，生地黄18 g，白芍18 g，麦冬15 g（不去心），阿胶9 g（溶化），火麻仁9 g，水煎服。

[功用]　滋阴退热，养液润燥。

歌诀：加减复脉滋阴强，炙甘草重用视为常，麦地阿芍麻仁襄，温病伤阴服之良。

[方解]　本方是从炙甘草汤去人参、桂枝、生姜、大枣，加白芍而成，其滋阴养液的作用较炙甘草汤强，但益气复脉之力较弱。故气血两亏的心悸，脉结代，以复脉汤为好；久热伤阴的身热面赤，舌红少苔，以本方为优。方中炙甘草甘温，益气补中，使津充阴复为主药，麦冬、生地黄、阿胶、白芍、火麻仁滋阴养液，为辅佐药。若大便溏泄，去火麻仁，加生牡蛎；汗多喘促，去麻仁加煅牡蛎、煅龙骨、五味子、人参等。

主证	病机	用方	药物	作用
低热不退			炙甘草	益气补中，使津充阴复
手足心热			麦冬	
口舌干燥	热邪久留	加减复脉汤	生地黄	
神倦消瘦	阴液亏虚		阿胶	滋阴养液，润燥生津
舌质光红			白芍	
脉细数			火麻仁	

（2）大补阴丸（《丹溪心法》）。

[组成]　知母12 g，黄柏9 g，龟板30 g，熟地黄24 g，水煎服。丸剂则上药研为末，猪脊髓蒸熟，炼蜜为水丸，早晚吞服。现多作汤剂服用。

[功用]　滋阴降火。

歌诀：大补阴丸是妙方，虚火劳热用之良，地黄知柏滋兼降，龟板沉潜制阳亢。

[方解]　本方为滋肾阴，降虚火的方剂。方中用黄柏苦寒泻相火，以坚真阴，知母清滋，上以清润肺热，下以滋润肾阴，两药合用，达到肺肾相滋，故能清源；熟地黄滋补肾阴，龟板育阴潜阳，达到滋水制火，故能培本。再以猪脊髓，既滋补精髓，又制约知、柏苦燥。合用成为滋阴降火，大补肾阴的良方。

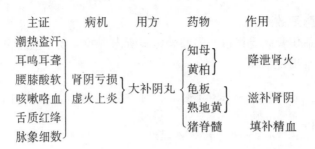

主证　　病机　　用方　　药物　　作用

潮热盗汗
耳鸣耳聋
腰膝酸软　｝肾阴亏损　大补阴丸　知母
咳嗽咯血　｜虚火上炎　　　　　黄柏　｝降泄肾火
舌质红绛　　　　　　　　　　龟板
脉象细数　　　　　　　　　　熟地黄｝滋补肾阴
　　　　　　　　　　　　　　猪脊髓　填补精血

2. 虚风内动

证见：低热不退，口燥咽干，手足蠕动，甚或抽搐，心悸神倦，耳鸣耳聋，腰膝酸软，舌颤，舌绛无苔，脉弦细数。

病机：此为肾阴亏损，水不涵木，肝阴不足，虚风内动之证。

真阴亏损｛肝失所养→阴虚风动——手足蠕动，舌颤
　　　　　肾水不足——耳鸣耳聋，腰膝酸软
　　　　　水不济火→心阴不足——心悸神倦
　　　　　虚热内生——低热不退，舌绛无苔，脉弦细数

邪入下焦、肝肾精血大伤所致的虚风内动，必须与气营两燔，热极生风的实风内动相鉴别，若虚实倒置，治疗就不会恰到好处，甚至会贻误病机。出现风证，大都是危重之病，稍有贻误，每每造成死亡，不可不慎。

一般来说，如属实证，则抽搐或角弓反张都是呈有力的状态，且同时有高热，脉数实有力，多发生在温热病中期气营两燔的时候；如属虚证，则抽搐无力，即所谓"四肢聂聂而动"，角弓反张呈无力状态，时作时止，热势多不很高，脉多细数无力，每发生在病入血分，精血已伤，肝肾阴虚的时候。但更必须注意的是，有时实证瞬间即转为虚证，或虚实夹杂出现，朝夕变化不同，临床上必须善于观察，立法选方择药必须灵活掌握，有时日更数方，决不能像慢性病那样，一方可以服数日。（表7-8）

表7-8　虚风与实风证治鉴别

证候		出现阶段	病机	治疗	
主证	一般见证			原则	方例
虚风 手足抽搐 或 角弓反张 呈无力状态	身热不甚 腰酸耳鸣 舌绛无苔 脉细数无力	血分	阴精亏虚 虚风内动	滋阴 熄风	大定风珠
实风 手足抽搐 或 角弓反张 呈有力转态	高热肢厥 神昏口渴 舌红苔黄 脉数有力	气分 营分	热邪亢盛 引动肝风	清热 熄风	羚角钩藤汤

治则：滋阴潜阳，平肝熄风。

方剂：

（1）三甲复脉汤（《温病条辨》）。

[组成]生牡蛎30 g，鳖甲30 g，龟板30 g，生地黄18 g，白芍18 g，阿胶9 g，麦冬15 g，火麻仁9 g，炙甘草18 g，水煎服。

[功用]滋阴养血，柔肝熄风。

[方解]本方为加减复脉汤加生牡蛎、鳖甲、龟板而成。后三味药起着滋阴潜阳，平肝熄风作用。

（2）大定风珠（《温病条辨》）。

[组成]白芍18 g，阿胶9 g（溶化），生地黄18 g，生龟板12 g，火麻仁9 g，五味子6 g，生牡蛎18 g，麦冬18 g，生鳖甲18 g，鸡子黄2枚，炙甘草12 g，水煎去滓，纳阿胶烊化，再入鸡子黄搅匀，温服。

[功用]滋阴熄风。

歌诀：大定风珠复脉裹，再加三甲味鸡黄，热灼真阴时欲脱，滋阴熄风是妙方。

[方解]方中鸡子黄、阿胶滋阴养液以熄内风，为主药。辅以生地黄、白芍、麦冬滋阴柔肝，龟板、鳖甲、牡蛎育阴潜阳；炙甘草、五味子酸甘化阴，且能安中，火麻仁养阴润燥，均为佐使。诸药合用，则有滋阴养血，潜阳熄风之功。乙脑等热性病末期，液耗阴伤，手足抽搐等证，可以应用本方治疗。

主证	病机	用方	药物	作用
神倦瘛疭 时时欲脱 舌绛苔少 脉气虚弱	热灼真阴 虚风内动	大定风珠	阿胶、鸡子黄	滋阴熄风
			白芍、生地黄、麦冬	滋阴柔肝
			炙甘草、五味子	酸甘化阴
			火麻仁	养阴润燥
			龟板、鳖甲、牡蛎	育阴潜阳

（三）阴虚火旺

证见：低热不退，手足心热，口燥咽干，心烦不寐，舌红，苔黄而干，脉细数。

病机：温热邪气久留，上助心火，下灼真阴，使水亏火旺。

阴虚火旺
- 心火上炎——身热不退，心烦
- 肾阴不足——咽干口燥，手足心热
- 阴不敛阳——不寐

治则：滋阴泻火，安神定志。

方剂：黄连阿胶汤（《伤寒论》，黄连、黄芩、阿胶、白芍、鸡子黄）。

（四）邪热留阴

证见：夜热早凉，热退无汗，经久不已，口干咽燥，舌绛乏津，脉细数。

病机：温热病后期，邪势虽减，但余邪留于阴分不解以致伤阴。

邪热留阴 $\begin{cases} \text{阴虚邪留——夜热早凉，但热退无汗} \\ \text{留热耗阴——口干咽燥，舌绛乏津，脉细数} \end{cases}$

治则：养阴透热。

方剂：青蒿鳖甲汤（《温病条辨》）。

[组成] 青蒿 9 g，鳖甲 15 g，生地黄 12 g，知母 6 g，牡丹皮 9 g，水煎服。

[功用] 养阴清热。

歌诀：青蒿鳖甲知地丹，阴分伏热此方攀，夜热早凉无汗出，养阴透热服之安。

[方解] 邪伏阴分，阴血被邪热灼耗，入夜发热，早晨热退，但无汗。此时不能纯用滋阴，因滋阴易留邪，更不能纯用苦寒透热，因苦寒能化燥伤阴，故需养阴凉血与清热透邪并用，使阴复则足以制火，邪去则热自退。本方立法旨意，在于使深伏阴分之邪透出阳分而解。方中青蒿芳香清热透邪，鳖甲直入阴分，咸寒滋阴以退虚热，共为主药。知母、生地黄助鳖甲以养阴退热，牡丹皮凉血清热，透泄阴分之伏热，共为辅药。本方对小儿夏季热，证见夜热早凉，属阴虚有热者，酌加白薇、荷梗，可以显效。

主证	病机	用方	药物	作用
夜热早凉 热退无汗 } 邪伏阴分 形体瘦弱——阴血亏耗 }		青蒿鳖甲汤 }	青蒿 鳖甲 牡丹皮 生地黄 知母	芳香透邪 滋阴入里搜邪 凉血散血，养阴清热 清热生津润燥

七、常见两分同病证治

卫、气、营、血辨证，是温热病发展过程中四个不同阶段的划分。但是，这四个阶段，在临床上并不是截然分开的。有的是卫分之邪未罢，而气分之邪已盛，或营分之证已出现；亦有气营同病。若邪入营分与血分，则更易牵连，更难以区分。因此，在治疗上，必须抓住重点，分清主次，掌握病机，因势利导，才能取得辨证施治的效果。现将常见的两分同病证治讨论如下。

（一）卫气同病

病因：表邪入里化热，气分的热势已盛，而表证仍未消除所致。

主证：恶寒，身痛，壮热，口渴，心烦，汗出，舌红苔黄，脉滑数。

病机：

卫气同病 { 表邪未解——恶寒、身痛
入里化热——壮热、口渴、心烦、汗出、舌红苔黄、脉滑数

治则：解表清里（表里双解）。

方剂：双解散（《医方集解》）。

[**组成**] 防风 9 g，荆芥 9 g，连翘 12 g，麻黄 6 g，薄荷 6 g，川芎 6 g，当归 6 g，白芍 12 g，白术 15 g，山栀 15 g，黄芩 15 g，生石膏 30 g，桔梗 10 g，甘草 6 g，滑石 15 g，水煎服。

[**功用**] 疏散清热，表里双解。

歌诀：双解用治卫气优，荆芥麻黄栀芍翘；甘桔芎膏滑石归，薄荷芩术力便晓。

[**方解**] 方中防风、荆芥、薄荷、麻黄轻浮升散，疏风解表，使风热之邪从汗出而解；栀子、滑石清热利湿，使里热从二便而泄之于下；黄芩、连翘、桔梗、生石膏清肺泻胃，川芎、当归、白芍养血活血，甘草和中缓急，白术健脾燥温。上下分消，表里同治，发汗不伤表，清下不伤里，达到疏风解表，泄热清里之效。

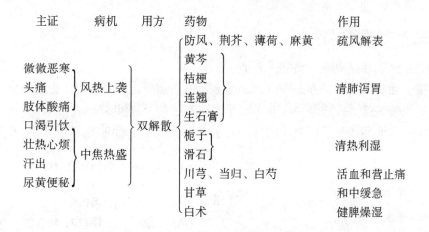

[附] 中焦寒湿兼表

病因：中焦寒湿积滞，复感外邪，外邪引动内停的寒湿，以致脾胃消化健运功能失常，湿浊困阻。

主证：恶寒发热，头痛身痛，胸闷呕恶，腹部胀痛，痛处喜按，泄泻水便，舌苔白腻，脉濡缓。

病机：

{ 外邪袭表——恶寒发热，头痛身痛
寒湿 { 内停中焦——胸闷呕恶，腹部胀痛，苔白腻，脉濡缓
下注大肠——泄泻水便

治则：解表和中，理气化浊

方剂：藿香正气散（藿香，白芷，陈皮，生姜，桔梗，茯苓，紫苏叶，白术，厚朴，半夏曲，大腹皮，大枣，甘草）。

（二）气营两燔

病因：①气分之邪未解，邪已入营。②营分经治疗，透营转气，但仍存在一些营分证候。

主证：营分证候兼见口渴较甚，舌苔黄燥等气分之证。

病机：

$$
气营两燔\begin{cases} 营分热盛——身热夜甚，心烦躁扰，是有谵语，斑疹隐隐，舌绛，脉细数 \\ 气分热盛——口渴较甚，舌苔黄燥 \end{cases}
$$

治则：清气凉营。

方剂：白虎汤（生石膏，知母，甘草，粳米）合清营汤（犀角，生地黄，玄参，竹叶心，麦冬，丹参，黄连，金银花）。

（三）气血两燔

病因：气分邪热未解，而邪入营血。

主证：壮热头痛，目赤心烦，狂躁谵妄，口干咽痛，口渴饮冷，骨节烦痛，或吐血衄血，斑疹显露，舌质红绛，苔黄或黑，或起芒刺，脉洪数。

病机：本证邪热炽盛，充斥内外，故全身表里均呈险恶证候。

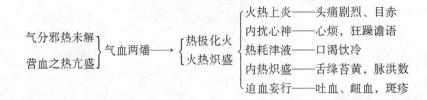

治则：清气凉血，泻火解毒。

方剂：清瘟败毒饮（《疫疹一得》）。

[组成] 生石膏 30 g（先煎），知母 9 g，甘草 6 g，犀角 0.6 g（锉末冲服），生地黄 24 g，牡丹皮 9 g，赤芍 9 g，黄连 6 g，黄芩 9 g，栀子 9 g，玄参 9 g，连翘 12 g，淡竹叶 12 g，桔梗 6 g，水煎服。

[功用] 气血两清，泻火解毒。

歌诀：清瘟败毒地连芩，丹石栀甘竹叶寻，犀角玄翘知芍桔，瘟邪泄毒亦滋阴。

[方解] 本方由白虎汤、犀角地黄汤、黄连解毒汤四方加减而成。本方生石膏、知母清阳明气分之热，且保津；犀角、生地黄、玄参、赤芍等清营凉血解毒；黄连、黄芩、栀子清热解毒，泄上焦心肺之火；连翘、淡竹叶清心除烦；桔梗引药上行，开

宣肺气；甘草清热解毒，调和诸药。诸药合用，气血两清，热毒则去。本方为一大寒清热，泻火解毒之重剂。临床应用于气血两燔，热毒亢盛之重症。本方对流行性脑脊髓膜炎、乙型脑炎、败血症等病，只要证见如上所述者，均可应用。

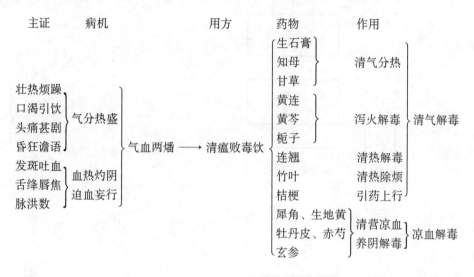

温热病的卫、气、营、血辨证施治，主要的大致可归纳为如上几个方面。但在临床上具体应用时，必须注意，它们是相互联系，不可分割的。此外，亦须明确地认识，温热病在临床上变化极快，且多样化和复杂化，有一日二三变的，瞬间热极化燥化火，瞬间热极生风，或阴分大伤而陷入下焦，损伤肝肾。这些都必须精密地仔细观察。立法选方用药，又当胆大心细，不可姑息。应该指出的是，近年来在温热病用药方面，不断有许多发明创新，展现着光辉的前景，如大青叶、板蓝根、穿心莲、贯众、鱼腥草等，以往仅限用于某些病症，而现今认为它们有很好的抗菌消炎作用，能酌情加入方剂中使用，而不拘卫气营血阶段，值得重视。

外感热性病的转归见图7-1，卫气营血辨证施治小结见表7-9。

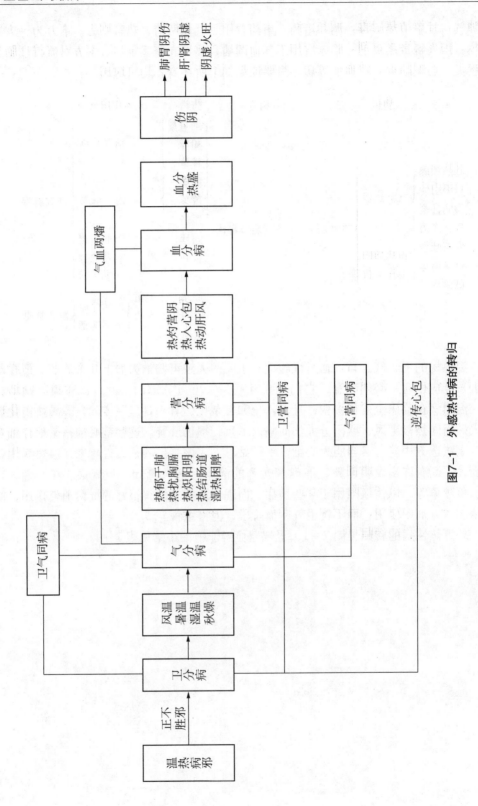

图7-1 外感热性病的转归

表 7-9 卫气营血辨证施治小结

温病分期	八纲辨证	三焦辨证	脏腑辨证	卫气营血辨证		病机	证候	治疗大法	治法与类别
恶风寒期	表实热	上焦	肺	卫分		温邪袭表，肺气失宣	发热，微恶风寒，口微渴，舌边尖红，苔薄白，咳嗽，脉浮数等。	汗法	解表——风温——辛凉 / 暑温——解暑 / 湿温——化湿 / 秋燥——润燥
化热期	里实热	上焦 中焦	肺 胃 肠 脾 胆	气分	肺	肺热壅盛，气机郁闭	身热喘咳，苔黄，口渴等	清法 下法	清肺泄热
					胸膈	热扰胸膈，气失宣降	身热，心烦懊恼不安，苔薄白		清膈除烦
					胃	热炽阳明，正邪相争	壮热口渴，汗出气粗，小便黄赤，苔黄燥，脉洪大		清热生津
					肠	肠道热结，腑气不通	潮热便秘，或热结旁流，下稀臭水，腹满硬痛，苔黄厚干燥，脉沉实等		苦寒攻下
					胆	胆火犯胃，痰湿郁阻	寒热往来，胸胁苦满，口苦咽干，心烦喜呕，不欲饮食，目眩，脉弦数等		清泄少阳
					脾	湿热困脾，气机不利	身热不扬，脘宿泛恶，身重肢倦，苔腻，脉濡缓		清热利湿
入营期	里虚实热	上焦 中焦	心 心包	营分		热灼营阴，心神被扰	身热夜甚，烦扰不寐，时有谵语，斑疹隐隐，口不甚渴，舌质红绛少苔，脉细数等	透热转气	清营透热，开窍醒神
伤阴期	里虚热	下焦	肝 肾	血分		热灼营血，心神扰乱 / 热伏血分，热灼真阴	吐血，衄血或便血，便血，不安，甚或昏狂，手足蠕动，或抽搐，手足麻木，耳聋，舌质红绛，脉细数等	凉血，散血，养阴，生津	滋阴泻火，滋养肝肾，柔肝熄风

第三节 三 焦 证 治

三焦，是上焦、中焦和下焦的合称。三焦辨证亦是应用于温热病的一种辨证方法。三焦各有其所属的脏腑。三焦辨证就是根据三焦所属的脏腑，在温热病发展过程中，先后受邪所出现的病理变化，进行综合、分析、归纳成为上焦、中焦和下焦三大证候群，继而作出温热病的诊断及治疗。病在心、肺为上焦证，见于温热病的初期阶段，相当于邪在卫分，也有属气分，如邪热壅肺；或属营分范围，如邪陷心包；病在脾、胃为中焦证，见于温热病的中期阶段，属于气分范围，但气分病变不局限于这几个脏腑；病在肝、肾为下焦证，见于温热病的后期阶段，与血分的证候有别，症候表现和病理变化不同，前者为邪热久留，耗损肝肾之阴，其证属虚；后者以血热炽盛，迫血妄行，其证属实，或实中有虚。由此可见，三焦辨证的证候，很多是与卫、气、营、血辨证的证候一致的，所以，三焦辨证，实际上是用上、中、下三焦来概括卫、气、营、血证候的另一种温热病的辨证方法。此外，根据湿邪的特点及三焦本身是水湿和气的通路，有学者提出外感湿热病中的三焦辨证，主要是针对温热病来使用的。这一点与卫、气、营、血辨证有所不同。临床运用时，均可与六经辨证和卫、气、营、血辨证相互参照。

一、温热证证治

（一）上焦温热病

上焦病主要包括手太阴肺经和手厥阴心包经的病变。

1. 手太阴肺经证证治

肺合皮毛而统卫气，温热之邪袭肺，外则卫气郁阻，内则肺气不宣。

（1）邪袭肺卫。

主证：发热恶寒，头痛身痛，无汗或少汗，口微渴，咳嗽，苔薄白，脉浮数。

病机：

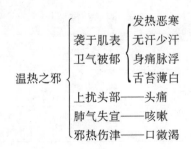

治则：辛凉解表，宣肺止咳。

方剂：桑菊饮（桑叶、菊花、杏仁、连翘、薄荷、芦根、桔梗、甘草）。

（2）邪热壅肺。

主证：发热，汗出，咳嗽气喘，胸胁闷痛，咳吐黄痰，甚或痰中带血，舌红苔黄，脉滑数。

病机：

$$
\text{热邪壅肺}\begin{cases}\left.\begin{array}{l}\text{肺热炽盛}\\\text{迫津外越}\end{array}\right\}\text{发热汗出，舌红苔黄}\\\text{肺气失宣——咳嗽气喘，胸膈闷痛}\\\text{痰热相结——咳吐黄痰，脉滑数}\end{cases}
$$

治则：清肺泻热，化痰止咳。

方剂：麻杏石甘汤（麻黄、杏仁、生石膏、甘草）。

2. 手厥阴心包经证证治

肺经症状，按一般规律，是发展到中焦脾胃，这是温热病的正常发展规律，即所谓"顺传"。但有时亦会突然恶化，传至心包，即所谓"逆传心包"。

主证：高热，神昏谵语，烦躁不安，口渴，尿黄便秘，甚则汗出肢厥，舌质绛红，脉细数。

病机：

$$
\text{热传心包}\begin{cases}\left.\begin{array}{l}\text{热邪内闭}\\\text{迫津外越}\end{array}\right\}\begin{array}{l}\text{高热肢厥、甚则汗出}\\\text{脉数、舌红}\end{array}\\\text{神明受扰——神昏谵语、烦躁不安}\\\text{热盛伤津——口渴、尿黄、便秘}\end{cases}
$$

治则：清心开窍。

方剂：（1）清营汤（犀角、生地黄、玄参、麦冬、丹参、金银花、连翘、黄连、竹叶心）。

（2）安宫牛黄丸（牛黄、郁金、犀角、黄芩、黄连、栀子、朱砂、珍珠、金箔、麝香、冰片、雄黄）。

（二）中焦温热病

中焦病主要是脾胃的病变。胃为阳土主燥，脾为阴土主湿，故邪入中焦，可以燥化，也可湿化。

1. 足阳明胃经证证治

（1）热炽阳明。

主证：发热不恶寒，反恶热，面目俱赤，心烦，汗自出，渴喜冷饮，舌红苔黄，脉洪大而数。

病机：

$$\text{邪入阳明}\begin{cases}\text{热郁阳明——发热不恶寒，反恶热}\\\text{热盛血涌——脉洪大而数}\\\text{热盛伤津——渴喜冷饮}\\\text{热迫津泄——汗自出}\\\left.\begin{array}{l}\text{热盛于内}\\\text{充斥于外}\end{array}\right\}\text{面目俱赤，舌红苔黄}\\\text{热扰心神——心烦}\end{cases}$$

治则：清胃泻火生津。

方剂：白虎汤（生石膏，知母，甘草，粳米）。

（2）热结肠腑。

主证：壮热，或日晡潮热，烦躁谵语，腹满便秘或热结旁流，苔黄干糙，甚则黑起芒刺，脉沉实有力。

病机：

$$\text{热结腑实}\begin{cases}\text{阳明热盛，热向外腾——壮热}\\\text{阳明气旺，与邪相争——日晡潮热}\\\text{热邪上扰，心神受损——烦躁谵语}\\\text{燥屎相结，腑气不通——腹满便秘}\\\text{燥屎不通，粪水下泄——热结旁流}\\\text{阳明热盛，燥热内结——苔黄干糙，脉沉实有力}\end{cases}$$

治则：攻下软坚泄热。

方剂：（1）调胃承气汤（大黄、芒硝、炙甘草）。

（2）大承气汤（大黄，厚朴，枳实，芒硝）。

（3）小承气汤（大黄，芒硝，枳实）。

2. 足太阴脾经证证治

主证：身热不扬，头重如裹，胸脘痞闷，口黏微渴，泛恶欲吐，身重肢倦，腹胀便溏，食欲不振，舌苔黄腻，脉濡数。

病机：

$$\text{湿热困脾}\begin{cases}\text{郁于肌表，阳气被遏——身热不扬}\\\text{上扰头目，阻滞清阳——头重如裹}\\\text{上中二焦，气机受阻——胸脘痞闷，泛恶欲吐，食减腹胀}\\\text{停滞于内，水津不布——口粘微渴}\\\text{湿性重浊，身肢受困——身重肢倦}\\\text{郁而化热，湿热滞肠——大便便溏，苔黄腻，脉濡数}\end{cases}$$

治则：清热利湿。

方剂：三仁汤（杏仁，薏苡仁，白蔻仁，半夏，通草，滑石，淡竹叶，厚朴）。

（三）下焦温热病

下焦病主要包括足少阴肾经及足厥阴肝经的病证。这二经病都是根据温热病后期正气亏虚，津液消耗的情况。

1. 足厥阴肝经证证治

主证：低热不退，心中憺憺，四肢抽搐，手足蠕动，甚则瘛疭，舌绛干少苔，脉弦细数。

病机：

$$
肝阴亏损
\begin{cases}
虚热内生——低热不退、舌绛干少苔、脉弦细数。\\
\left.\begin{array}{l}阴虚水亏\\心失所养\end{array}\right\}心中憺憺\\
阴虚风动——四肢抽搐、手足蠕动、甚则瘛疭
\end{cases}
$$

治则：滋阴熄风。

方剂：大定风珠（阿胶、鸡子黄、白芍、生地黄、麦冬、五味子、火麻仁、龟板、鳖甲、牡蛎、炙甘草）。

2. 足少阴肾经证证治

主证：潮热颧红，手足心热，心烦不寐，腰膝酸软，口燥咽干，舌红绛干，少苔或无苔，脉虚细或结代。

病机：

$$
肾阴亏虚
\begin{cases}
虚热内生——潮热，手足心热，脉细数而虚\\
虚火上炎——颧红，口燥咽干，舌红绛干\\
水不济火——心烦不寐\\
髓减骨弱——腰膝酸软
\end{cases}
$$

治则：滋养肾阴。

方剂：加减复脉汤（《温病条辨》，炙甘草、生地黄、白芍、麦冬、阿胶、麻仁）。

二、湿热证证治

（一）湿热阻肺

湿热阻肺证，是湿热之邪入侵肺卫所出现证候。肺主卫表，故上焦湿热证就是湿邪在表的表湿证。

主证：恶寒，发热轻或不发热，身热不扬，无汗身重痛，头蒙沉重，咳嗽，胸闷，或有肠鸣便泻，舌苔白腻，脉濡缓。

病机：

$$
湿犯上焦
\begin{cases}
湿郁卫表——恶寒 \\
湿固肌表——无汗身重痛 \\
湿蔽清阳——头蒙沉重而痛 \\
湿伤脾胃——不思饮食，肠鸣便泻 \\
湿热郁肺——咳嗽，胸闷
\end{cases}
$$

治则：热象不显者宜温散表湿，热象显著者宜清热化湿。

方剂：

（1）热象不显者用藿朴夏苓汤（《医原》，藿香、半夏、茯苓、杏仁、薏苡仁、白蔻仁、猪苓、泽泻、淡豆豉、厚朴）。

（2）热象显著者宜用甘露消毒丹（茵陈，滑石，石菖蒲，黄芩，木通，川贝母，连翘，射干，薄荷，白蔻仁，藿香）。

（二）中焦湿热

上焦湿热之邪，进一步损害脾胃，则形成中焦湿热证。本证的病理变化以脾胃运化水湿和运化水谷的功能失调为主。

主证：发热，汗出热不解，脘腹闷胀，面色萎黄，纳呆，恶心呕吐，心中烦闷，便溏不爽，尿短色黄，舌苔黄腻，脉濡数。

病机：

$$
湿热困阻
\begin{cases}
湿热阻遏——发热，汗出热不解 \\
湿热熏蒸——面色萎黄 \\
湿热困阻——脘腹胀闷 \\
升降失司——恶心呕吐 \\
湿热下趋——便溏溲黄 \\
湿热扰心——心中烦闷
\end{cases}
$$

治则：宣化湿浊，清热利湿。

方剂：三仁汤（杏仁，滑石，半夏，通草，淡竹叶，厚朴，薏苡仁，白蔻仁）。

（三）下焦湿热

下焦湿热证，多由中焦传来，病位在于膀胱及大肠。因湿邪盛滞难化，故湿热之邪虽传入下焦，但仍可见上、中焦的某些湿热症状。其症状主要反映在大便和小便的变化。

1. 膀胱湿热

主证：小便不利，或尿频、尿急、尿痛，少腹痛，头昏胀痛，脘腹胀闷，大便不爽，舌苔黄腻，脉濡数。

病机：

湿热蕴结于膀胱 { 气化失司，水气不化——小便不利
湿热未尽，上中二焦受阻——头昏胀痛，脘腹胀闷，苔黄腻，脉濡数
湿滞大肠——大便不爽
湿热蕴结——尿频、尿急、尿痛，少腹痛

治则：淡渗利湿。

方剂：茯苓皮汤（《温病条辨》）或八正散（《太平惠民和剂局方》，木通、车前子、萹蓄、瞿麦、滑石、甘草、大黄、栀子、灯心草）。

[组成] 茯苓皮 15 g，薏苡仁 15 g，猪苓 10 g，大腹皮 9 g，白通草 9 g，淡竹叶 6 g，水煎服。

[功用] 淡渗利湿，清热行气。

歌诀：茯苓皮汤生苡仁，腹皮猪苓通草跟，方中再配淡竹叶，清淡渗湿此方珍。

[方解] 方中茯苓皮、大腹皮、薏苡仁行气、健脾、利水；猪苓、通草、淡竹叶清热利水。诸药配合，则有淡渗利湿，清热行气之功。

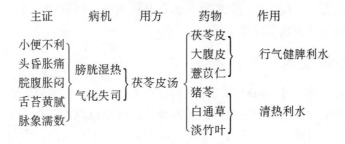

2. 大肠湿热

主证：大便不通，小腹结满，头胀脘闷，小便短赤，舌苔黄腻，脉濡数。

病机：

{ 腑气不通——小腹结满，大便不通
湿阻上中二焦——头胀脘闷
湿郁化热——小便短赤，苔黄腻，脉濡数

治则：导浊行滞。

方剂：宣清导浊汤（《温病条辨》）。

[组成] 猪苓 15 g，茯苓 15 g，寒水石 18 g，蚕沙 12 g，皂荚子 9 g，水煎服。

[功用] 化湿行气，导滞通便。

歌诀：宣清导浊汤茯苓，寒水蚕沙并猪苓，再加皂荚可通便，湿滞大肠服之灵。

[方解] 方中猪苓、茯苓、寒水石清热祛湿；蚕沙化湿导浊；皂荚子燥湿开郁，宣畅气机。诸药合用，则有行气化湿，导滞通便。

```
   主证        病机      用方      药物        作用
大便不通 ┐                    ┌ 猪苓      淡渗利湿
小腹结满 │                    │ 茯苓      健脾利湿
头胀脘闷 ├ 胃肠积滞 ┐         │ 寒水石    清泄郁热
小便短赤 │ 湿热内郁 ├ 宣清导浊汤 ┤ 蚕沙     化湿导浊
舌苔黄腻 │                    │
脉象濡数 ┘                    └ 皂荚子    燥湿开郁，宣畅气机
```

三、三焦证治要点

（一）上焦温病

温热证，邪在手太阴肺，以咳喘为主症，治以宣畅肺卫，宜用桑菊饮或麻杏石干汤；邪入手厥阴心包，以神昏谵语高热肢厥为主症，治以清心开窍，宜用清营汤或安宫牛黄丸。湿温证，邪在肺卫，以恶寒发热，身热不扬，胸闷咳嗽为主症，治以化湿透邪，宜用藿香正气散或藿朴夏苓汤。

（二）中焦温病

温热证，邪在阳明胃，以壮热，口大渴，汗大出，脉洪大或腹胀满痛拒按，大便燥结，脉滑数为主症，治以辛凉透热或苦寒攻下，宜用白虎汤，或承气汤以泻下胃肠实热。湿温证，以身热不扬，汗出热不解，腹脘闷胀，大便溏泻，舌苔黄厚腻，脉濡数为主症，治以清热化湿，宜用甘露消毒丹，或三仁汤。

（三）下焦温病

温热证，邪在厥阴肝，以低热不退而手足抽搐为主症，治以滋阴熄风，宜用大定风珠；邪在少阴肾，以低热不退而手足心热，口燥咽干，心烦不寐，舌红绛无苔为主症，治以滋阴益肾，宜用加减复脉汤。湿热证，邪滞膀胱而以小便不利为主症，治以淡渗利湿，宜用茯苓皮汤；邪滞大肠而以大便不通为主症，治以导浊行滞，宜用宣清导浊汤。

三焦温热病和湿温病证治小结分别见表7-10、7-11。

表7-10 三焦温热病证治小结

证型		病机	主证	治则		方剂
上焦温热病	手太阴肺证	邪袭肺卫	发热恶寒，头痛身痛，发汗或少汗，口微渴，咳嗽，苔薄白，脉浮数	轻清宣透	解表宣肺	桑菊饮
		邪热壅肺	发热汗出，咳嗽气喘，胸痛，咳吐黄痰，舌红苔黄，脉滑数		清热宣肺	麻杏石甘汤
	手厥阴心包证	邪陷心包，蒙闭清窍	高热、神昏谵语，烦躁不安，口渴，尿黄便秘，汗出肢厥，舌绛赤，脉数		清心开窍	清营汤安宫牛黄丸
中焦温热病	足阳明胃证	热炽阳明，阳气亢盛	发热不恶寒，反恶热，面目俱赤，呼吸气粗，汗自出，舌红苔黄，渴喜冷饮，脉洪大而数	清热存津	辛凉清透	白虎汤
		热结肠腑，腑气不利	壮热，或日晡潮热，谵语，腹满便秘或热结旁流，苔黄干燥，或色黑起芒刺，脉沉实有力		攻下软坚	调胃承气汤
	足太阴脾证	湿热郁中，脾不化湿	身热不扬，头重如裹，胸脘痞闷，口黏微渴，泛恶欲吐，便溏，身重肢倦，苔黄腻，脉濡数	化湿透邪	清热利湿	三仁汤
下焦温热病	足厥阴肝证	水不涵木，肝风内动	低热，心中憺憺，四肢抽搐，手足蠕动，舌干绛少苔，脉弦细数	滋水镇潜	滋阴熄风	大定风珠
	足少阴肾证	真阴欲竭，虚阳独亢	潮热颧红，手足心热，心烦不寐，口燥咽干，神疲尿黄，舌红绛而干，少苔或无苔，脉细虚或结代		滋阴益肾	加减复脉汤

表7-11 三焦湿温病证治小结

证型	病机	主证	治则	方剂
上焦湿温病	湿热之邪，入侵肺卫	恶寒发热，无汗，身重痛，头蒙沉重，不思饮食，肠鸣泄泻，干咳，胸闷，苔白腻，脉濡缓	温散表湿，宣化湿热	藿朴夏苓汤甘露消毒丹
中焦湿温病	湿热之邪，损伤脾胃	发热，汗出热不解，脘腹胀闷，面色萎黄，纳呆呕恶，便溏不爽，苔黄腻，脉濡数	清热化湿	三仁汤
下焦湿温病	湿滞膀胱，气化失常	小便不利，头昏胀痛，脘腹胀闷，大便不爽，苔黄腻，脉濡数	淡渗利湿	茯苓皮汤
	湿滞大肠，腑气不通	大便不通，小腹结满，头胀脘闷，舌苔黄腻，脉濡数	导浊行滞	宣清导浊汤

第四节　六经、卫气营血、三焦辨证的相互关系

六经，卫气营血，三焦辨证，均为外感热性病的辨证方法。它们都是中医长期与外感热性病作斗争的过程中总结出来的产物。六经辨证，源于汉代的《伤寒论》，卫气营血和三焦辨证，出自清代的温病学说。要灵活正确地运用这三种辨证方法于外感热性病的临床实践，就必须明白这三种辨证方法之间的相互关系。在临床实践中，我们会遇到这种的情况：在同一个外感热性病患者，有的医生按伤寒六经辨证来施治，另一些医生则按温病卫气营血辨证，或三焦辨证来施治，这就说明了这三种辨证方法之间，既存在着差别，也有着共同之处。在起病的初期阶段，风寒所伤者为太阳病，温热所伤者为邪在卫分，或上焦肺病；在病的中期阶段，寒邪或温邪由表入里，热象逐渐显著（寒邪已化热），皆可转变为阳明病，即邪在气分，或中焦胃腑。太阳病可变为少阳病，甚至阳明病，上焦肺病（卫分）可逆传心包而成热入心包之证。以上是由表入里，邪从热化方面。以上所述，六经，卫气营血及三焦辨证均有相近之处。但治疗时还须注意六经伤寒初起，感受风寒之邪，易于寒化伤阳，邪在肌表而无里热津伤现象，治疗宜辛温发汗解表；而卫气营血及三焦辨证初期即温病多系温热之邪为患，虽邪在肌表，但多有热盛伤津，所以治疗宜辛凉透邪而不宜辛温发汗。至于病在阳明则与邪在气分或中焦胃腑证治均十分相近。但仍要注意若由表入里，邪从寒化，即出现太阴病（虚寒证）；邪从湿化即出现中焦脾病（湿热证）。病至后期，少阴及厥阴病证均以虚寒见证为主，治以温中祛寒之法为主（除少阴病热化证外），而邪由气分传入营分，则以实、热并有伤津见证，而入血分，见证则以虚、热为主并有伤阴情况，三焦辨证中的下焦见证与此亦有相似之处，此时治以清营透热，开窍凉血，滋阴熄风之法。

因此六经，卫气营血及三焦辨证三者在临床应用上虽各有特点，但亦不能单取一种而废置其他，只有理解各种辨证方法的基本精神和特点，以及各种辨证的主要脉证，临床上就可以权衡应用，那么，对外感热性病的辨证施治就不至于无所适从或感到混乱。（图 7 - 2）

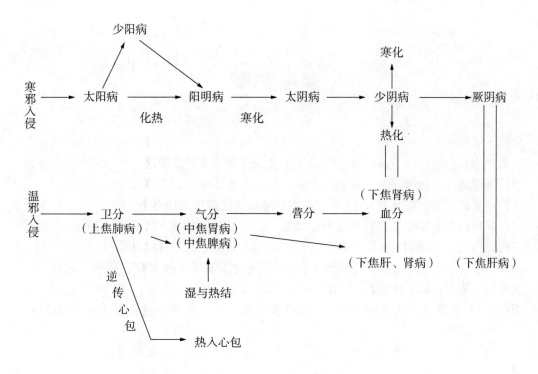

图 7 - 2　六经、卫气营血与三焦辨证关系示意

参考文献

[1] 李家邦. 中医学 [M]. 6 版. 北京：人民卫生出版社，2003.

[2] 高鹏翔. 中医学 [M]. 8 版. 北京：人民卫生出版社，2013.

[3] 许济群. 方剂学 [M]. 上海：上海科学技术出版社，1985.

[4] 林培政，谷晓红. 温病学 [M]. 3 版. 北京：中国中医药出版社，2012.

[5] 张伯礼，薛博瑜. 中医内科学 [M]. 2 版. 北京：人民卫生出版社，2012.

[6] 〔清〕吴瑭. 温病条辨 [M]. 南京中医药大学温病学教研室，整理. 北京：人民卫生出版社，2005.

[7] 〔汉〕张仲景. 伤寒论 [M]. 钱超尘，郝万山，整理. 北京：人民卫生出版社，2005.

结　语

　　中医学通过长时期的医疗实践，积累了丰富的临床经验，逐步形成了一套较为完整的辨证施治理论，主要包括有八纲辨证、病因辨证，气血津液辨证，脏腑辨证，六经辨证，卫气营血辨证和三焦辨证等内容。

　　八纲辨证，是中医辨证的概括性纲领。它能够概括病变的大体属性（阴证或阳证），部位（表证或里证），性质（寒证或热证）和邪正盛衰（虚证或实证）等的综合情况。在临证运用之时，除要掌握每一纲的表现特点之外，还须注意各纲之间的相互联系，相互转化，相互错杂及证候的真假。此外，尚须结合其他的具体辨证方法（如病因、脏腑等辨证方法），才能确定具体的病因、病位、性质和正邪斗争情况，从而作出全面正确的诊断，为治疗提供可靠依据。

　　病因辨证，是根据患者临床表现中某些症状或体征的特点反映出来的病因和病理，概括为证名的一种辨证方法。中医的病因包括有外感六淫（风、寒、暑、湿、燥、火），内伤七情（喜、怒、忧、思、悲、恐、惊），以及饮食、劳倦、痰饮、瘀血、虫积等。六淫辨证有一定季节性的特点。故应用六淫辨证时，须根据气候的季节性和气候的反常变化，结合临床证候表现，找出病因和其辨证的规律。六淫致病，单一邪气引起的虽可出现，但多种邪气结合而致病的较常见。故在临床辨证时，除要熟悉每种病邪性质和特点外，还要善于从复杂的证候中，辨别两种或两种以上邪气致病出现的症状，以便准确地认识病因，从根本上治疗疾病。其中，六淫证治主要是用于外感热性病的辨证施治，其目的是寻求外感热性病的病因及其规律，针对病因进行施治。此外，它还用于一些内伤杂病的辨证施治，故其应用范围较广。痰是一种病因，它可产生许多病证，故有"百病多由痰作祟"的说法。痰病广泛，既指一般咳出之痰，又指所引起某些特殊症状的病因。在临证时，注意根据其所在部位的不同和所表现的不同见症而作出诊断。饮食不节作为病因，常见的是食滞，此证多见于小儿，辨证时须注意病史及其证候表现。

　　气血津液辨证，是以脏腑辨证为基础，结合气、血、津液的生理病理特点而进行辨证的一种辨证方法。在辨证时，要注意气、血、津病变本身之间的相互联系，及它们与脏腑之间的关系。如气虚导致血虚，血虚亦会导致气虚；气虚关系到肺，血虚关系到心。只有这样的全面具体去分析，才能灵活地运用本辨证方法。

　　脏腑辨证，是运用脏腑证候分类法而进行辨证的一种诊断方法。它和八纲辨证、病因辨证，气、血、津液等辨证方法紧密结合在一起，用以分析判断疾病的病因，病位、性质和正邪斗争的具体情况，从而作出比较全面而具体的诊断，较能反映或接近于疾病的本质。在临床辨证时，要注意辨别证候的同时，还须注意掌握各个症状的辨别。若对症状辨别不清，就会影响证候的正确诊断。此外，尚须注意证候之间的区别，如心阴亏虚与心火亢旺，心气虚弱与心阳亏虚等等。

六经辨证，是用于感受寒邪为主的外感热性病的辨证方法，它以六经的名称，概括有关脏腑及其所属脏腑的病理变化，对这类外感热性病的六个不同阶段和六类不同证候的发生、发展和转归进行辨证分析，并阐明了理法方药的有机联系。本辨证方法不仅是外感热性病的辨证基础，亦是许多内伤杂病的辨证方法之一。

卫气营血辨证，是用于感受温热之邪引起的外感热性病的辨证方法。它对温热病的不同脏腑病理变化进行概括的同时，还根据外感温热病的发展过程中，温热之邪对卫气营血发生侵害后所产生的不同表现，以及病位的深浅，病情的轻重，从外而内，从表及里，归纳为四种不同的证候，即温热病的四个不同发展阶段，作为辨证施治的依据。在运用时，除要注意掌握每个阶段的证候特点及其一般传变规律之外，还须注意掌握它们之间相互交错的特殊性。此外，辨清热势的轻重和津液损耗的程度亦很重要。

三焦辨证，亦是用于外感热性病的一种辨证方法。它一方面代表着人体上、中、下三部位病变的所在，另一方面代表着温热病的一般发展过程。即初、中、末期三个不同阶段。三焦辨证一般看成是上焦病较轻，中焦病较重，下焦病严重，亦是病情轻重的三个阶段。但是，临床上也是有特殊的情况，如上焦病逆传心包，病位虽属上焦，而病情已属严重阶段。这点在辨证之时须加注意。此外，亦有提出外感温热病中的三焦辨证，主要是针对湿热来使用。

上述各种辨证方法，在临床运用中，虽有所侧重，但应将它们有机地联系起来，才能对疾病作出全面、准确的诊断。